住院医师规范化培训精品案例教材

总主审：王成增　　总主编：姜　勇

血液病学

本册主编　宋永平　姜中兴　房佰俊

郑州大学出版社

图书在版编目（CIP）数据

血液病学／宋永平，姜中兴，房佰俊主编. -- 郑州：郑州大学出版社，2024.3
住院医师规范化培训精品案例教材／姜勇总主编
ISBN 978-7-5773-0242-3

Ⅰ. ①血… Ⅱ. ①宋…②姜…③房… Ⅲ. ①血液病 - 诊疗 - 职业培训 - 教材
Ⅳ. ①R552

中国国家版本馆 CIP 数据核字（2024）第 059221 号

血液病学

XUEYEBING XUE

项目负责人	孙保营 李海涛		封面设计	苏永生
策 划 编 辑	陈文静		版式设计	苏永生
责 任 编 辑	陈文静		责任监制	李瑞卿
责 任 校 对	陈 思 胡文斌			

出版发行	郑州大学出版社		地 址	郑州市大学路 40 号（450052）
出 版 人	孙保营		网 址	http://www.zzup.cn
经 销	全国新华书店		发行电话	0371-66966070
印 刷	河南大美印刷有限公司			
开 本	850 mm×1 168 mm 1／16			
印 张	16		字 数	465 千字
版 次	2024 年 3 月第 1 版		印 次	2024 年 3 月第 1 次印刷

书 号	ISBN 978-7-5773-0242-3		定 价	65.00 元

编委会名单

总主审　王成增
总主编　姜　勇
编　委　（以姓氏笔画为序）

丁德刚	王　叨	王　悦	王　薇	王义生	王成增
王金合	王伊龙	王秀玲	王怀立	王坤正	车　璐
艾艳秋	卢秀波	田　华	兰　超	邢丽华	邢国兰
朱　涛	朱长举	刘　丹	刘　红	刘升云	刘刚琼
刘会范	刘冰熔	刘淑娅	刘献志	闫东明	许予明
许建中	李　莉	李向楠	李淑英	余祖江	宋东奎
宋永平	宋学勤	张　大	张　磊	张英剑	张国俊
张金盈	张建江	陈志敏	范应中	岳松伟	郎　艳
房佰俊	赵　松	赵　杰	赵占正	赵先兰	姜　勇
姜中兴	贺玉杰	秦贵军	贾　勐	贾延劼	徐　敬
高剑波	高艳霞	郭瑞霞	黄　艳	曹　钰	符　洋
董建增	程敬亮	曾庆磊	窦启峰	魏新亭	

秘　书　王秀玲

作者名单

主　编　宋永平　姜中兴　房佰俊

副主编　王　芳　岳保红　朱尊民　郭树霞　周可树　吴　隼

编　委　（以姓氏笔画为序）

王　冲　（郑州大学第一附属医院）　　　吴　川　（郑州大学第一附属医院）

王　萍　（驻马店市中心医院）　　　　　宋庆林　（焦作市人民医院）

石　琳　（河南省中医院）　　　　　　　陈亚丽　（郑州大学第一附属医院）

田文亮　（郑州大学第一附属医院）　　　林全德　（河南省肿瘤医院）

白炎亮　（河南省人民医院）　　　　　　周　虎　（河南省肿瘤医院）

边志磊　（郑州大学第一附属医院）　　　秦　玲　（河南科技大学第一附属医院）

邢海洲　（郑州大学第一附属医院）　　　袁晓莉　（河南省人民医院）

吕晓东　（河南省肿瘤医院）　　　　　　郭　荣　（郑州大学第一附属医院）

刘　超　（郑州大学第一附属医院）　　　郭荣群　（郑州大学第一附属医院）

刘艳慧　（河南省人民医院）　　　　　　郭淑利　（洛阳市中心医院）

汤　平　（郑州大学第一附属医院）　　　曹伟杰　（郑州大学第一附属医院）

李　威　（郑州大学第一附属医院）　　　魏秀丽　（新乡市第一人民医院）

杨海平　（河南科技大学第一附属医院）

编写秘书　桑丽娜

前　言

　　本教材主要围绕国家和河南省出台的《住院医师规范化培训细则》规定培训目标和核心能力要求，以《住院医师规范化培训细则》规定的相关病种为基础，从临床出发，理论结合实际，以"临床真实案例"为核心，结合临床诊疗规范，强调临床思维培训，培养住院医师在临床遇到问题时全面、科学解决问题的能力，从临床实践中得到锻炼并提高。本教材由郑州大学第一附属医院原副院长宋永平牵头，由河南省多家医院血液病专家与教授参与编写，剖析临床医生看待问题的角度以及解决方法，打造与临床医生近距离对话的平台，从而引导年轻医生思考问题、解决问题，为更好地服务于临床打下坚实的基础。

　　《血液病学》主要囊括血液科常见疾病的诊断、鉴别诊断与治疗，共分为 9 章，包括多个临床真实案例，如"贫血""白血病""淋巴瘤"的经典表现，也有"造血干细胞移植""嵌合抗原受体 T 细胞免疫治疗（CAR-T）"的精益求精，还有更加丰富的数字资源，每一个案例包括病史采集、检验检查报告解读、诊断思路、诊疗经过及指南共识，抽丝剥茧，重点突出清晰的诊疗思路，坚持实用性，完整展现临床案例。此外，本书介绍了血液病实验诊断技术，如外周血细胞分析、骨髓细胞形态学及组织病理检查等。

　　本教材的内容适用于刚走向工作岗位的年轻住院医师，可作为内科、全科专业的规范化培训教材，同时饱含对住院医师的美好愿景，期待更多的医师了解血液病、熟悉血液病。本教材在编写过程中，宋永平教授、姜中兴教授、房佰俊教授给予了极大的支持，每一位编写专家在文字的撰写、图片的筛选、排版等方面耗费了巨大的精力，在此由衷地表示感谢。

　　限于编者的水平与经验，本书中难免存在一些不足之处，诚恳地希望广大读者提出宝贵意见，以便后续不断改进与完善。

编者

2023 年 9 月

◇ 目 录 ◇

1

第四章　浆细胞疾病

第五章　骨髓增殖性疾病

第六章　出血与血栓性疾病

第一章　贫血

案例 1　缺铁性贫血

知识拓展

一、病历资料

（一）门诊接诊

1. 主诉　乏力、头晕2个月,发现血红蛋白减少2 d。

2. 问诊重点　患者,女,28岁,乏力、头晕起病,近2 d加重。乏力、头晕是临床常见症状,常见于血液系统疾病、心脑血管系统疾病、颈椎病、中毒等。该患者为育龄期女性,应重点询问既往的月经量、月经周期、有无妊娠,有无痔疮,既往血常规检验结果,是否诊治、诊治效果等。近2 d是否月经来潮,月经量是否比较多等。应注意观察患者的面容,有无面色苍白等改变。询问伴随症状特点,有无特定系统体征。

3. 问诊内容

（1）诱发因素:有无受凉、劳累等诱发因素。

（2）主要症状:红细胞减少常见于缺铁性贫血、地中海贫血、溶血性贫血、慢性病贫血、骨髓增生异常综合征、急性白血病等血液系统疾病,以及系统性红斑狼疮等结缔组织病。应重点询问起病时间、起病特点及疾病的演变过程等。

（3）伴随症状:有无皮肤黏膜瘀点、瘀斑、牙龈出血、腹痛、黑便、血尿、头痛、意识障碍等出血症状,如阵发性睡眠性血红蛋白尿患者;有无头晕、乏力、胸闷、恶心等贫血症状;有无间断发热、反复感染等白细胞减少相关症状;有无异食癖,有无体位性相关等定位体征。

（4）诊治经过:做过何种检验和检查,结果如何,以利于诊断和下一步检查;是否用药、用何种药,具体剂量、效果如何,以利于迅速选择药物。

（5）既往史:有无肝炎、艾滋病、结核等传染病病史,可以引起继发性再生障碍性贫血。有无系统性红斑狼疮等风湿免疫系统疾病,有无甲状腺功能减退等内分泌系统疾病,均可以引起一系或者多系血细胞减少。有无输血史。

（6）个人史:有无药物、化学和放射性毒物接触史,可以引起再生障碍性贫血、急性白血病等血液系统疾病。

（7）家族史:先天性骨髓造血衰竭性疾病如先天性角化不良、纯红细胞再生障碍性贫血、范科尼(Fanconi)贫血等有家族遗传倾向。

问诊结果

患者为育龄期女性,喜素食,厌油腻,饭后喜饮浓茶,平素月经过多。无脑血管、心脏疾病病史,无风湿免疫系统疾病病史,无甲状腺功能减退等内分泌疾病病史,无肝炎、结核、疟疾、伤寒病史,无药物、化学和放射性毒物接触史,无吸烟、饮酒史。患者于2个月前无明显诱因出现乏力、头晕、食欲减退,自认为是过于劳累所致,未引起重视。后症状逐渐加重,伴活动后心悸、气短,进食后易恶心,注意力难以集中,困倦嗜睡。2 d前至当地医院化验血常规:白细胞3.8×10^9/L,红细胞1.5×10^{12}/L,血红蛋白56 g/L,血小板236×10^9/L。为进一步诊治入院。

4.思维引导　患者青年女性,急性起病,既往体健,无肝病、风湿免疫系统疾病病史,无药物、化学和放射性毒物接触史,乏力、心慌、胸闷、食欲缺乏、贫血考虑血液系统疾病可能性大,需要重点鉴别再生障碍性贫血、急性白血病、慢性病贫血、地中海贫血等血液系统疾病。再生障碍性贫血外周血无原始及幼稚细胞,网织红细胞比例和绝对值下降;骨髓增生程度低下,骨髓小粒空虚,造血细胞减少(巨核细胞明显减少或缺如;红系、粒系细胞均明显减少),脂肪细胞和/或非造血细胞(淋巴细胞、网状细胞、浆细胞、肥大细胞等)比例增高,网硬蛋白不增加。急性白血病患者可以表现为一系的血细胞减少,但外周血原始或幼稚细胞比例往往升高,可伴有肝脾、淋巴结肿大。骨髓增生明显活跃,原始或幼稚细胞比例大于20%等可协助确诊。慢性病贫血多继发于慢性感染(如肺脓肿、肺结核、慢性尿路感染等)、炎症(如类风湿性关节炎、系统性红斑狼疮等结缔组织病,以及严重外伤、烧伤等)和恶性肿瘤(如白血病、骨髓瘤等)的一组贫血,贫血可为小细胞、正细胞、大细胞或低色素性贫血。血清铁降低,总铁结合力也降低,血清铁蛋白增高,血清促红细胞生成素(erythropoietin,EPO)水平降低等。地中海贫血为一类遗传性贫血,是由于珠蛋白基因突变或缺失导致的溶血性贫血,可分为α/β型,我国多见于广西、四川、贵州、湖南等地,北方少见。可通过筛查家族遗传病史及基因检测、特殊的外貌体征以诊断。

(二)体格检查

1.重点检查内容及目的　患者血液系统疾病可能性大,应注意有无淋巴结、肝脾肿大,有无胸骨压痛,全身皮肤黏膜有无瘀点、瘀斑、黄染、皮疹、苍白,有无髓系肉瘤、皮肤浸润等。此外,还应注意有无面部皮肤蝶形红斑、手指畸形等。

体格检查结果

T 36.2 ℃,P 96 次/min,R 17 次/min,BP 108/70 mmHg

重度贫血貌,全身皮肤黏膜无瘀点、瘀斑,双侧颈部、锁骨上下、腋窝、腹股沟未触及肿大淋巴结。胸骨无压痛。双肺呼吸音粗,未闻及干、湿啰音。心率96 次/min,律齐,各瓣膜听诊区未闻及病理性杂音,无心包摩擦音。腹部平软,无压痛及反跳痛,肝脾肋下未触及。双下肢无水肿。未见反甲。

2.思维引导　患者重度贫血貌考虑与血红蛋白减少相关,无肝脾、淋巴结肿大,需进一步行实验室检查(血常规+网织红细胞计数+外周血细胞形态分类、尿常规、凝血功能、血清铁、铁蛋白、叶酸测定、维生素B_{12}测定、EPO测定、传染病、肝功能、肾功能、溶血试验,骨髓穿刺送骨髓涂片,根据初步结果必要时可做染色体、基因检测等)明确诊断。

(三)辅助检查

1.主要内容及目的

(1)血常规+网织红细胞计数+外周血细胞形态分类:明确有无原始及幼稚细胞,了解细胞形态,如红细胞大小、血红蛋白充盈程度等。

(2)肝肾功能、电解质:判断有无肝肾功能的损害、胆红素的高低及内环境紊乱。

(3)凝血功能:协助判断有无凝血异常。

(4)溶血试验:明确有无阵发性睡眠性血红蛋白尿症(PNH)、自身免疫性溶血性贫血等。

(5)甲状腺功能:判断有无甲状腺功能异常引起的贫血。

(6)贫血四项及血清铁五项:判断有无造血原料的缺乏。

(7)骨髓涂片:判断骨髓增生程度,各类及各阶段细胞比例及细胞形态发育有无异常,有无非造血系统细胞浸润等。

(8)流式细胞检测术:明确各系血细胞免疫表型,判断有无发育异常及克隆性增生。

(9)颈部浅表淋巴结彩超:判断有无淋巴结肿大。

(10)腹部彩超:判断肝、脾有无肿大。

(11)心脏彩超:判断有无先天性心脏病、感染性心内膜炎等。

辅助化验及检查结果

(1)血常规+网织红细胞计数+外周血细胞形态分类:白细胞 3.8×10^9/L,红细胞 1.5×10^{12}/L,血红蛋白 56 g/L,平均红细胞体积 65 fL,平均红细胞血红蛋白含量 26 pg,血小板 236×10^9/L。网织红细胞百分数 1.2%,网织红细胞绝对值 67×10^9/L。中性分叶核粒细胞 71%,嗜酸分叶核粒细胞 1%,淋巴细胞 25%。

(2)肝肾功能、电解质:正常。

(3)凝血功能:正常。

(4)溶血试验:正常。

(5)甲状腺功能:正常。

(6)贫血四项及血清铁五项:铁蛋白 2.8 ng/L,叶酸 340 pg/mL,维生素 B_{12} 31 nmol/L,EPO 17 IU/L。血清铁 2.2 μmol/L,不饱和铁结合力 65 μmol/L,总铁结合力 73 μmol/L,转铁蛋白饱和度 8.37%,转铁蛋白 200 ng/dL。

(7)骨髓涂片:①骨髓增生活跃,粒系占 36.50%,红系占 49.00%,粒:红=0.75:1。②粒系比例减低,形态未见明显异常。③红系比例增高,以中晚幼红细胞为主,可见双核、核碎裂,部分幼红细胞体较小,胞质量少,边缘不整齐。成熟红细胞轻度大小不等,部分中心淡染区扩大。④淋巴细胞比例减低,为成熟淋巴细胞。⑤全片共见巨核细胞 69 个,血小板单个、小堆分布,易见。⑥铁染色,外铁(-);内铁:1%。

(8)流式细胞检测术:未见异常细胞免疫表型。

(9)颈部浅表淋巴结彩超:浅表淋巴结未见肿大。

(10)腹部彩超:腹部正常。

(11)心脏彩超:心脏正常。

2.思维引导 患者青年女性,急性起病,血红蛋白减少,平素月经量多,血常规提示小细胞低色素性贫血,铁蛋白降低,骨髓可见红系比例增高,红细胞部分中心淡染区扩大,铁染色示外铁及内铁均减少,彩超及免疫检查指标排除继发性因素,综合考虑符合缺铁性贫血诊断。

(四)初步诊断

分析上述病史、查体、辅助检查结果,支持以下诊断:缺铁性贫血。

二、治疗经过

1.治疗过程

(1)硫酸亚铁胶囊:0.3 g/次,3 次/d,饭后服用。

(2)维生素 C 片:0.1 g/次,3 次/d,饭后服用。

同时妇科门诊就诊查找有无子宫肌瘤等疾病,调理月经。当血红蛋白升至 80 g/L 以上时根据情况做胃肠镜检查。

2.思维引导　患者缺铁性贫血诊断明确,治疗原则是补充足够的铁剂,恢复正常铁储存量,以及去除引起缺铁的病因。对于能口服者,首选口服铁剂治疗,需向患者提前说明,口服铁剂易引起胃肠道恶心、呕吐等副作用,宜在进餐后服用。大便会变成黑色,这是由于铁剂在肠道代谢成三价铁的原因,无须担心。维生素 C 可促进铁剂吸收,宜同时服用,协同疗效。饮食方面宜食用含铁多的食物,如肝、瘦肉、海带、紫菜、木耳、菠菜等,忌浓茶,影响铁剂吸收。

治疗效果

1.症状　2 周后患者乏力症状改善。

2.查体　同前,未见皮肤苍白加重。

3.辅助检查

(1)血常规+网织红细胞:白细胞 4.2×10^9/L,红细胞 2.1×10^{12}/L,血红蛋白 70 g/L,血小板 278×10^9/L,平均红细胞体积 70 fL,平均红细胞血红蛋白含量 28 pg;网织红细胞百分数 2.8%。

(2)凝血功能:正常。

(3)铁蛋白:4.0 μg/L。

(4)血清铁五项:血清铁 5.6 μmol/L,不饱和铁结合力 60 μmol/L,总铁结合力 65 μmol/L,转铁蛋白饱和度 18.37%,转铁蛋白 286 ng/dL。

三、思考与讨论

缺铁性贫血是临床上最常见一种类型贫血,常见于青少年、育龄期女性、婴幼儿。病因主要为铁摄入不足(如偏食、妊娠等需求增加)、吸收障碍(如胃全/次全切除、慢性腹泻等)、丢失过多(痔疮出血、消化道溃疡、女性月经过多等)。临床表现多为 3 个方面:贫血表现(乏力、困倦、头晕、黑矇、耳鸣、心悸等)、组织缺铁表现(可波及多个系统,精神异常、暴躁、易怒、异食癖;体力下降、易感染;口腔炎、口角炎、舌乳头萎缩;指甲缺失光泽、反甲等)、缺铁原发病表现(女性月经过多、消化道溃疡、痔疮出血、肿瘤性疾病的消瘦等)。

实验室检查血常规多累及单系,主要为红细胞减少,白细胞和血小板可正常或减低。贫血为小细胞低色素性,平均红细胞体积小于 80 fL,平均红细胞血红蛋白含量小于 27 pg,平均红细胞血红蛋白浓度小于 32%。外周血细胞形态分析可见红细胞体积小,中心淡染区扩大。网织红细胞正常或轻度增高。铁代谢检查,血清铁低于 8.95 μmol/L、总铁结合力高于 64.44 μmol/L、铁蛋白低于 12 μg/L、转铁蛋白饱和度低于 0.15、血清可溶性转铁蛋白受体(sTfR)高于 26.5 nmol/L。骨髓象可见红系增生活跃或明显活跃,以中晚幼红细胞为主,呈"核老浆幼"现象。

治疗方面主要包括去除病因治疗和对症补铁治疗,口服补铁为主,静脉铁剂易过敏,且副作用较大,仅适用于不能口服者。口服铁剂有效的表现先是外周血网织红细胞增高,高峰在服药后 3 ~ 4 d,血红蛋白浓度上升在 2 周后,一般需要治疗 2 个月左右,血红蛋白浓度恢复正常。铁剂治疗至少需要在贫血纠正后继续 4 ~ 6 个月或使血清铁蛋白恢复到 50 μg/L,补足储存铁,以免复发。

四、练习题

1. 缺铁性贫血的诊断标准是什么?
2. 缺铁性贫血的治疗原则有哪些?
3. 缺铁性贫血停止治疗的标准是什么?

五、推荐阅读

[1] 沈悌,赵永强. 血液病诊断及疗效标准[M]. 4 版. 北京:科学出版社,2018.
[2] 黄才千,仇小强. 儿童缺铁性贫血预防策略研究[J]. 中华疾病控制杂志,2008,12(4):391-394.
[3] JUNSHI C,XIAOFENG Z,XIN Z,et al,Studies on the effectiveness of NaFeEDTA-fortified soy sauce in controlling iron deficiency:a population-based intervention trial[J]. Food and Nutrition Bulletin,2005,26(2):177-186.

（杨海平　郭树霞）

案例 2　自身免疫性溶血性贫血

一、病历资料

（一）门诊接诊

1. 主诉　面色苍白 1 个月,头晕、乏力 1 周。

2. 问诊重点　患者,女,发病前有无诱因,出现面色苍白、头晕、乏力,有无伴随症状,如有无发热、咳嗽、咳痰;有无腹痛、腹泻;有无尿频、尿急、尿痛;有无全身皮肤黄染,巩膜颜色、小便颜色改变等情况;有无恶心、呕吐,既往是否有类似情况出现。病程短,急性起病可能性大,应重点询问主要症状的发展与演变,既往的诊治经过,有无血常规等检验结果,判断是否为贫血、贫血程度,以及治疗效果等。乏力是常见的症状,血液系统疾病和非血液系统疾病均可见,应注意询问主要症状及伴随症状特点、诊治经过及治疗效果等。

3. 问诊内容

(1)诱发因素:有无药物接触史、受凉、劳累、寒冷刺激,幼儿需询问是否服用蚕豆、沿海区域居住史等诱发因素。

(2)主要症状:面色苍白、头晕、乏力这些症状在血液科常见于贫血。贫血可见于各种疾病,应当询问是否有心慌、胸闷、失眠、注意力不集中、体力下降、异食癖等症状,贫血合并溶血时会出现皮肤黏膜及巩膜黄染、浓茶色尿、酱油色尿,应注意询问既往是否有淋巴瘤病史、家族史。贫血在血液系统疾病和非血液系统疾病中均可见到。血液科常见于营养不良性贫血、再生障碍性贫血、急性白血病、骨髓增生异常综合征、急性造血功能停滞等血液系统疾病，以及系统性红斑狼疮、肾性贫血、慢性病贫血等非血液系统疾病。应重点询问起病时间和起病特点，营养不良性贫血常合并有慢性失血、偏食、异食癖等，再生障碍性贫血、骨髓增生异常综合征等可以隐匿慢性起病，在诱发因素影响下急性加重，而急性白血病通常急性起病，应当区分疾病的演变过程，血细胞计数有无进行性下降、能否恢复正常等。

（3）伴随症状：有无皮肤黏膜瘀点瘀斑、牙龈出血、鼻出血、呕血、黑便、血尿、月经量过多、头痛、恶心、呕吐，甚至意识障碍等出血症状，如阵发性睡眠性血红蛋白尿症患者发作时尿液呈酱油或者浓茶色，而血小板减少引起的肉眼血尿多为鲜红色，头痛和意识障碍提示可能伴有脑出血，黑便提示可能有消化道出血；有无头晕、乏力、胸闷等贫血症状；有无间断发热、反复感染等相关症状。

（4）诊治经过：在何处就诊，做过何种检验和检查，结果如何，以利于诊断和下一步检查；是否用药、用何种药，具体剂量、效果如何，以利于迅速选择药物。

（5）既往史：有无肝炎、艾滋病、结核等传染病病史。有无异常出血如痔疮、月经过多等可以引起缺铁性贫血。有无饮食习惯的不合理可以引起巨幼细胞贫血，有无淋巴瘤病史，有无系统性红斑狼疮等风湿免疫系统疾病。

（6）个人史：有无药物、化学和放射性毒物接触史，可以引起再生障碍性贫血、急性白血病等血液系统疾病。

（7）家族史：先天性骨髓造血衰竭性疾病如先天性角化不良、纯红细胞再生障碍性贫血、Fanconi贫血等病史，地中海贫血、遗传性球形红细胞增多症等有家族遗传病史。

问诊结果

患者青年女性，学生，北方人。既往体健，无脑血管、心脏疾病史，无风湿免疫系统疾病病史，无淋巴瘤病史，无甲状腺功能减退等内分泌疾病病史，无肝炎、结核、疟疾、伤寒病史，无药物、化学和放射性毒物接触史，无吸烟、饮酒史。患者于1个月前无明显诱因出现面色苍白，未诊治。1周前出现头晕、乏力，无其他伴随症状，上述症状进行性加重，2 d前至当地卫生院就诊，查血常规示白细胞7.96×10^9/L，红细胞0.5×10^{12}/L，血红蛋白48 g/L，血小板158×10^9/L，平均红细胞体积102 fL，平均红细胞血红蛋白含量33.6 pg，平均红细胞血红蛋白浓度328 g/L。为进一步诊治就诊。发病来，精神差，睡眠差，食欲差，小便色黄，大便正常。体力下降明显，体重无明显改变。个人史、月经史及家族史，无不良饮食习惯，月经规律，无痔疮，无药物、化学和放射性毒物接触史，无食物、药物过敏，家族中无类似疾病。

4. 思维引导　患者青年女性，急性起病，无地中海地区居住史，既往体健，无肝病、风湿免疫系统疾病病史，无化学药物、放射性毒物接触史，家族无同类疾病人群。面色苍白、乏力、血红蛋白减少，考虑血液系统疾病可能性最大，需要重点鉴别溶血性贫血、再生障碍性贫血、急性白血病、骨髓增生异常综合征、阵发性睡眠性血红蛋白尿症、急性造血功能停滞等血液系统疾病。急性白血病患者可以表现为外周血血细胞减少，但外周血原始或幼稚细胞比例往往升高，可伴有肝脾、淋巴结肿大。骨髓增生明显活跃，原始或幼稚细胞比例大于20%。再生障碍性贫血，血常规可以表现为贫血，外周血涂片无原始及幼稚细胞，网织红细胞百分数和绝对值下降；骨髓增生程度低下，骨髓小粒空虚，造血细胞减少（巨核细胞明显减少或缺如；红系、粒系细胞均明显减少），脂肪细胞和/或非造血细胞（淋巴细胞、网状细胞、浆细胞、肥大细胞等）比例增高，网硬蛋白不增加。骨髓增生异常综合征可表现为一系、二系血细胞减少，也可表现为全血细胞减少，网织红细胞计数可以轻度升高，也可以不高甚至降低。骨髓多为增生性骨髓象，也可呈低增生性，一系、二系或三系血细胞发育异常，原始细胞比例可以升高,但小于20%,典型的染色体异常包括+8、-7/del(7q)、del(20q)、-5/del(5q)和-Y等。阵发性睡眠性血红蛋白尿症有血红蛋白尿发作史,外周血红细胞、粒细胞膜上的CD55和CD59表达量明显下降,酸溶血试验(Ham试验)、糖水试验、蛇毒因子溶血试验可以阳性。

(二)体格检查

1. 重点检查内容及目的 患者重度贫血,面色苍白,血液系统疾病可能性大,应注意全身皮肤黏膜颜色,有无瘀点、瘀斑、黄染、皮疹、苍白,有无淋巴结、肝脾大,有无胸骨压痛,有无髓系肉瘤、皮肤浸润等。此外还应注意有无面部皮肤"蝶形"红斑、手指畸形等。

体格检查结果

T 36.5 ℃,P 90 次/min,R 20 次/min,BP 100/65 mmHg

重度贫血貌,全身皮肤黏膜及睑结膜苍白,甲床苍白,巩膜黄染,皮肤黏膜未见出血点及瘀斑。全身浅表淋巴结未触及。胸骨无压痛,双肺呼吸音清,未闻及明显干、湿啰音,心率90 次/min,律齐,心脉率一致,各瓣膜听诊区未闻及杂音,无心包摩擦音。腹部柔软,无压痛及反跳痛,肝脾肋下未触及。双下肢无水肿。

2. 思维引导 患者青年女性,体格检查可见重度贫血貌,巩膜可见黄染,以贫血和小便颜色改变起病,考虑与溶血相关。患者无淋巴结及肝脾肿大,结合患者年龄(偏小)暂不考虑血液系统恶性肿瘤。需进一步行实验室检查(血常规+网织红细胞计数+外周血细胞形态分类、尿常规、凝血功能、传染病、肝功能、肾功能、甲状腺功能、溶血试验、贫血四项,骨髓穿刺送骨髓涂片、免疫分型),根据初步结果必要时做融合基因、染色体核型和/或荧光原位杂交(FISH)、基因突变检测、骨髓活检等,明确诊断。

(三)辅助检查

1. 主要内容及目的

(1)血常规+网织红细胞计数+外周血细胞形态分类:明确贫血程度,红细胞形态、大小,有无原始及幼稚细胞,明确白细胞、中性粒细胞是否增生。

(2)肝肾功能、电解质:判断有无肝肾功能的损害、内环境紊乱,直接、间接胆红素比值的变化情况确定有无溶血及溶血类型。

(3)传染病/肿瘤标志物:重点明确有无乙型病毒性肝炎,排除继发性再生障碍性贫血,排除是否由其他系统肿瘤引起的红细胞减少。

(4)甲状腺功能:判断有无甲状腺功能异常引起的血红蛋白减少。

(5)粪便隐血试验(OB试验):有无隐性失血。

(6)外周血CD55、CD59及Flare试验:明确有无PNH。

(7)骨髓涂片:判断骨髓增生程度,骨髓象特征性的表现为幼红细胞增生性骨髓象,粒/红比例倒置,偶见红细胞轻度巨幼样变。发生再生障碍危象时,骨髓增生低下,全血细胞及网织红细胞减少。

(8)外周血库姆斯(Coombs)试验:判断溶血类型。

(9)彩超及胸部CT:排除相关继发疾病。

辅助化验及检查结果

（1）血常规+网织红细胞计数+外周血细胞形态分类：白细胞 8.0×10^9/L，红细胞 2.99×10^{12}/L，血红蛋白 62 g/L，血小板 138×10^9/L，平均红细胞体积 127 fL，平均红细胞血红蛋白含量 40.1 pg，平均红细胞血红蛋白浓度 330 g/L；网织红细胞百分数 24.35%；外周血细胞分类：中性分叶核粒细胞 12%，中性杆状核粒细胞 61%，淋巴细胞 27%。分类 100 个白细胞可见 3 个晚幼红细胞。

（2）肝肾功能、电解质：总胆红素 65.6 μmol/L，直接胆红素 15.6 μmol/L，间接胆红素 50 μmol/L，天冬氨酸转氨酶 8 U/L，丙氨酸转氨酶 25 U/L；乳酸脱氢酶 547 U/L；血钾 4.5 mmol/L；肌酐 90 μmol/L，血尿素氮 8.1 mmol/L，未测定阴离子 350 μmol/L。

（3）传染病/肿瘤标志物：正常。

（4）甲状腺功能：正常。

（5）Coombs 试验：直接抗人球蛋白试验阳性，间接抗人球蛋白试验阳性。

（6）骨髓涂片：①骨髓增生明显活跃，粒系占 32%，红系占 48%，粒：红=0.67：1。②粒系占 32%，形态未见明显异常。③红系比例明显增高，以中晚幼红细胞为主。成熟红细胞大小不一。④淋巴细胞占 20%，为成熟淋巴细胞。⑤全片见巨核细胞 20 个，血小板成堆分布，易见。

（7）彩超：肝脾大小正常，浅表淋巴结未见肿大。

（8）胸部 CT：未见明显异常。

2.思维引导　患者青年女性，急性起病，面色苍白，头晕，乏力，血红蛋白减少，符合贫血诊断。血清胆红素增高，以间接胆红素升高明显，直接抗人球蛋白试验阳性，间接溶血试验阴性，考虑自身免疫性溶血性贫血。骨髓穿刺结果：骨髓造血功能正常，红系比例增高。外周血形态提示可见幼红细胞，成熟红细胞大小不一，可见少量球形红细胞。综上所述考虑自身免疫性溶血性贫血诊断明确。

（四）初步诊断

分析上述病史、查体、辅助检查结果，支持以下诊断：自身免疫性溶血性贫血。

二、治疗经过

（一）初步治疗

1.治疗过程

（1）对症支持治疗：输注同型洗涤红细胞纠正贫血，改善头晕、乏力；给予改善肝功能，利胆去黄；保护胃黏膜对症处理。

（2）水化、碱化、维持水电解质平衡：碳酸氢钠碱化尿液。

（3）激素应用：泼尼松，起始剂量 1 mg/（kg·d），qd，口服。

（4）应用靶向治疗：利妥昔单抗，第 1、8、15、22 天，剂量 375 mg/（m²·周），连续 4 周。

2.思维引导　患者自身免疫性溶血性贫血诊断明确，对于低（中）危患者治疗首选糖皮质激素，效果不佳可联合利妥昔单抗、环孢素 A 等免疫抑制剂使用，治疗中根据血红蛋白计数输注红细胞，输血时机应根据贫血程度、有无明显症状、发生快慢而定。对于急性溶血性贫血患者，出现严重症状时能排除同种抗体者须立刻输注红细胞。对于慢性贫血患者，血红蛋白在 70 g/L 以上时可不必输血；血红蛋白在 50~70 g/L 时，如有不能耐受的症状，可适当输血；血红蛋白在 50 g/L 以下时应输血。在糖皮质激素应用无效情况下,可采用二线药物或脾切除治疗方案。利妥昔单抗的应用可特异性清除 B 淋巴细胞,其中包括产生红细胞自身抗体的淋巴细胞,在应用过程中应检测 B 淋巴细胞水平可指导控制药物并发症,包括感染、进行性多灶性白质脑病等。也可联用其他的免疫抑制剂,常用的有环磷酰胺、硫唑嘌呤、环孢素 A 等。

治疗效果

1. 症状 4 周后患者血红蛋白恢复正常。

2. 查体 面色红润,皮肤黏膜无黄染,浅表淋巴结未触及,胸骨无压痛,双肺呼吸音清,双侧肺未闻及干、湿啰音,心率 75 次/min,律齐,心脉率一致,各瓣膜听诊区未闻及杂音,无心包摩擦音。腹部柔软,无触痛、压痛及反跳痛,肝脾肋下未触及。双下肢无水肿。

3. 辅助检查

(1)血常规+网织红细胞:白细胞 5.2×10^9/L,红细胞 4.9×10^{12}/L,血红蛋白 115 g/L,血小板 220×10^9/L。平均红细胞体积 90 fL,平均红细胞血红蛋白含量 29 pg,平均红细胞血红蛋白浓度 323 g/L;网织红细胞百分数 1.2%。

(2)凝血功能:正常。

(3)肝功能:总胆红素 6.9 μmol/L,直接胆红素 1.2 μmol/L,间接胆红素 5.7 μmol/L,天冬氨酸转氨酶 57 U/L,丙氨酸转氨酶 35 U/L,乳酸脱氢酶 203 U/L,白蛋白 32 g/L,结合珠蛋白 0.6 g/L。

(二)病情变化

入院后第 3 天,患者出现发热,体温最高 38 ℃,咽痛,浓茶色尿液,体温正常,余无不适,饮食睡眠尚可。查体:贫血貌,结膜苍白,咽部充血,双肺呼吸音清,双肺未闻及干、湿啰音。

患者病情变化的可能原因及应对:发生急性溶血。纠正贫血、抗感染对症治疗,碱化尿液,继续免疫抑制治疗。

辅助化验及检查结果

(1)血常规:白细胞 10.8×10^9/L,红细胞 2.5×10^{12}/L,血红蛋白 75 g/L,血小板 138×10^9/L,平均红细胞体积 100 fL,平均红细胞血红蛋白含量 30 pg,平均红细胞血红蛋白浓度 325 g/L。

(2)血培养:培养 5 d 无细菌生长。

(3)凝血功能:凝血功能正常。

(4)胸部 CT:未见明显异常。

2. 思维引导 患者初诊自身免疫性溶血性贫血,输注洗涤红细胞缓解贫血症状,治疗初期充分碱化尿液,应用激素治疗,根据血红蛋白计数,必要时加用利妥昔单抗。目前治疗 3 d 左右,血常规提示血红蛋白较之前好转。

治疗 2 周后

1. 症状　无发热，轻度乏力。

2. 查体　贫血貌，全身皮肤无出血点，浅表淋巴结未触及，胸骨无压痛，双肺呼吸音清，双肺未闻及干、湿啰音，心率 80 次/min，律齐，心脉率一致，各瓣膜听诊区未闻及杂音，无心包摩擦音。腹部柔软，无触痛、压痛及反跳痛，肝、脾肋下未触及。双下肢无水肿。

3. 辅助检查

(1)血常规+网织红细胞：白细胞 4.5×10^9/L，红细胞 4.0×10^{12}/L，血红蛋白 89 g/L，血小板 250×10^9/L，平均红细胞体积 98 fL，平均红细胞血红蛋白含量 26 pg，平均红细胞血红蛋白浓度 328 g/L；网织红细胞百分数 5.0%。

(2)凝血功能：正常。

(3)肝功能：总胆红素 40.9 μmol/L，直接胆红素 5.2 μmol/L，间接胆红素 35.7 μmol/L，天冬氨酸转氨酶 57 U/L，丙氨酸转氨酶 35 U/L，乳酸脱氢酶 350 U/L，白蛋白 32 g/L。

三、思考与讨论

自身免疫性溶血性贫血(autoimmune hemolytic anemia，AIHA)是免疫功能异常导致 B 细胞功能亢进产生自身 RBC 的抗体，红细胞吸附自身抗体和/或补体，致使红细胞破坏加速、寿命缩短的一组溶血性贫血。国外资料结果显示 AIHA 的年发病率为(0.8～3.0)/10 万。根据自身抗体与红细胞最适反应温度，AIHA 可分为温抗体型(37 ℃，占 60%～80%)、冷抗体型(20 ℃，占 20%～30%)和温冷抗体混合型(约占 5%)。AIHA 分为原发性和继发性。约 50% 的温抗体型 AIHA 为继发性，可继发于造血及淋巴细胞增殖性疾病，如慢性淋巴细胞白血病、非霍奇金淋巴瘤、霍奇金淋巴瘤、卡斯尔曼病、骨髓纤维化、实体瘤、免疫性疾病、感染、药物、原发免疫缺陷病、妊娠以及异基因造血干细胞移植后等。

四、练习题

1. 自身免疫性溶血性贫血的诊断标准是什么？
2. 溶血的临床表现有哪些？
3. 血管内溶血和血管外溶血如何鉴别？

五、推荐阅读

[1]中华人民共和国国家卫生健康委员会.自身免疫性溶血性贫血诊疗指南(2022 年版)[J].全科医学临床与教育,2022,20(5):388-390.

[2]沈悌,赵永强.血液病诊断及疗效标准[M].4 版.北京:科学出版社,2018.

[3]KENNETH K,MARSHALL A,LICHTMAN,et al. Williams Hematology[M].9th ed. McGraw-Hill Education,2015.

(秦　玲　郭树霞)

案例3 阵发性睡眠性血红蛋白尿症

一、病历资料

（一）门诊接诊

1. **主诉** 全身乏力半年余，尿红2 d。

2. **问诊重点** 患者全身乏力，时间较长，为期半年余，目前出现尿红，应重点询问既往的血常规检验结果，有无全血细胞减少，红细胞压积及平均红细胞体积、平均红细胞血红蛋白含量、网织红细胞等，有没有皮肤、巩膜黄染，肝功能检查结果，胆红素有无异常，有没有溶血表现，有没有贫血相关症状，头晕、乏力、心慌等，有无脑血管系统疾病，以及诊治经过、治疗效果等。尿红2 d，注意发作时间，有无缓解或加重因素，有没有腹痛，有没有泌尿系统结石等，有无其他伴随症状。诊疗经过及治疗效果等。

3. **问诊内容**

（1）诱发因素：有无受凉、劳累等诱发因素。

（2）主要症状：阵发性睡眠性血红蛋白尿症（PNH）可以隐匿慢性起病，在诱发因素影响下急性加重。疾病的演变过程，症状有无进行性加重等，血细胞计数有无进行性下降等。尿有无异常，有无酱油色尿等，发作频次。

（3）伴随症状：有无皮肤黏膜瘀点瘀斑、牙龈出血、腹痛、黑便、血尿、头痛、意识障碍等出血症状，如阵发性睡眠性血红蛋白尿症患者发作时尿液呈酱油或者浓茶色，而血小板减少引起的肉眼血尿多为鲜红色，头痛和意识障碍提示可能伴有脑出血，腹痛和黑便提示可能有上消化道出血；有无头晕、乏力、胸闷、恶心等贫血症状；有无黄疸、脾大，有无双下肢水肿等。

（4）诊治经过：做过何种检验和检查，结果如何，以利于诊断和下一步检查；是否用药、用何种药，具体剂量、效果如何，以利于迅速选择药物。

（5）既往史：有无肝炎、艾滋病、结核等传染病病史。有无下肢静脉、深静脉、肠系膜血栓发作病史。有无输血史。

（6）个人史：有无药物、化学和放射性毒物接触史。

（7）家族史：先天性骨髓造血衰竭性疾病如先天性角化不良、纯红细胞再生障碍性贫血、Fanconi贫血等有家族遗传倾向。

问诊结果

患者青年女性，学生，无脑血管、心脏疾病病史，无肝病、风湿免疫系统疾病病史，无甲状腺功能减退等内分泌疾病病史，无结核、疟疾、伤寒病史，无下肢静脉、深静脉、肠系膜静脉血栓发作病史。无药物、化学和放射性毒物接触史，无吸烟、饮酒史。患者于半年前无明显诱因出现全身乏力，剧烈活动后出现胸闷、心慌，无发热、咳嗽、咳痰，无皮肤黏膜瘀点瘀斑、牙龈出血、腹痛、黑便、血尿、头痛、意识障碍等，未诊治。2 d前无明显诱因出现尿红，晨起较重，下午减轻，乏力较前加重，稍微活动后即出现胸闷、心慌等不适，至当地县医院查血常规：白细胞4.88×10^9/L，血红蛋白50 g/L，血小板104×10^9/L。为求进一步诊治至医院。

---

4. **思维引导** 患者青年女性，慢性起病，既往体健，无肝病、风湿免疫系统疾病病史，无药物、化

学和放射性毒物接触史,全身乏力半年余,2 d 前出现尿红,晨轻暮重,血常规提示重度贫血,考虑血液系统疾病可能性最大,需要重点鉴别再生障碍性贫血、骨髓增生异常综合征、阵发性睡眠性血红蛋白尿症、巨幼细胞贫血、溶血性贫血等血液系统疾病。再生障碍性贫血外周血无原始及幼稚细胞,网织红细胞百分数和绝对值下降;骨髓增生程度低下,骨髓小粒空虚,造血细胞减少(巨核细胞明显减少或缺如;红系、粒系细胞均明显减少),脂肪细胞和/或非造血细胞(淋巴细胞、网状细胞、浆细胞、肥大细胞等)比例增高,网硬蛋白不增加。骨髓增生异常综合征可表现为一系、二系血细胞减少,也可表现为全血细胞减少,网织红细胞可以轻度升高,也可以不高甚至降低。骨髓多为增生性骨髓象,也可呈低增生性,一系、二系或三系血细胞发育异常,原始细胞比例可以升高,但小于20%,典型的染色体异常包括+8、-7/del(7q)、del(20q)、-5/del(5q)和-Y 等。阵发性睡眠性血红蛋白尿症有血红蛋白尿发作史,外周血红细胞、粒细胞膜上的 CD55 和 CD59 表达量明显下降,Ham 试验、糖水试验、蛇毒因子溶血试验可以阳性。巨幼细胞贫血多为大细胞性贫血,平均红细胞体积>100 fL,白细胞及血小板也常减少,中性粒细胞核分叶过多,骨髓增生明显活跃,红系呈典型的巨幼红细胞生成,粒细及巨核系也有巨幼型变,巨核细胞有核分叶过多,血小板生成障碍;叶酸和/或维生素 B_{12} 测定降低。缺铁性贫血常为小细胞低色素性贫血,铁三项提示血清铁和/或铁蛋白低,总铁结合力高,有明确缺铁病因,铁剂治疗有效。

(二)体格检查

1. 重点检查内容及目的　患者血液系统疾病可能性大,应注意有无淋巴结、肝脾肿大,有无胸骨压痛,全身皮肤黏膜有无瘀点、瘀斑、黄染、皮疹、苍白。此外还应注意有无面部皮肤蝶形红斑、手指畸形等。

体格检查结果

T 36.3 ℃,P 80 次/min,R 18 次/min,BP 115/75 mmHg

贫血貌,全身皮肤黏膜未见皮疹、出血点、瘀斑等,双侧颈部、锁骨上、锁骨下、腋窝、腹股沟未触及肿大淋巴结,胸骨无压痛,双肺呼吸音粗,未闻及干、湿啰音,心率80 次/min,律齐,各瓣膜听诊区未闻及杂音,无心包摩擦音。腹部柔软,无触痛、压痛及反跳痛,肝脾肋下未触及。双下肢无水肿。

---

2. 思维引导　患者全身乏力考虑与贫血相关,无淋巴结及肝脾肿大,需进一步行实验室检查,血常规+网织红细胞计数+外周血细胞形态分类、尿常规、传染病、肝功能、肾功能、铁三项、叶酸、维生素 B_{12}、结缔组织病全套、甲状腺功能三项、溶血试验、CD55、CD59,骨髓穿刺送骨髓涂片,根据初步结果必要时做融合基因、染色体核型和/或 FISH、基因突变检测、骨髓活检等,明确诊断。

(三)辅助检查

1. 主要内容及目的

(1)血常规+网织红细胞计数+外周血细胞形态分类:明确贫血程度,判断红细胞大小及血红蛋白含量,网织红细胞比例及计数,外周血细胞形态等。

(2)肝肾功能、电解质:判断有无溶血、肝肾功能的损害、内环境紊乱。

(3)传染病:重点明确有无乙型病毒性肝炎。

(4)甲状腺功能:判断有无甲状腺功能异常引起的血细胞减少。

(5)结缔组织病全套:是否有结缔组织病等引起血细胞减少。

(6)凝血功能:协助判断有无出血倾向。

（7）叶酸、维生素 B$_{12}$、铁三项：明确有无造血原料缺乏引起血细胞减少。

（8）尿常规：了解有无尿胆原、尿红细胞、潜血是否阳性等。

（9）溶血试验：明确有无 PNH 及其他溶血性贫血。

（10）骨髓涂片：判断骨髓增生程度，各类及各阶段细胞比例及细胞形态发育有无异常，有无非造血系统细胞浸润等。

（11）流式细胞检测术：明确各系血细胞免疫表型，判断有无发育异常及克隆性增生。

（12）骨髓活检：判断骨髓增生程度，各类及各阶段细胞比例及细胞形态发育有无异常，有无纤维化及严重程度，有无非造血系统细胞浸润等。

（13）染色体核型和/或荧光原位杂交技术：明确有无细胞遗传学异常。

（14）全身浅表淋巴结彩超：判断淋巴结有无肿大。

（15）腹部、泌尿系统彩超：判断肝脾有无肿大，泌尿系统有无结石等。

（16）门静脉系、下腔静脉、下肢静脉彩超：了解有无血栓等。

（17）胸部 CT：判断有无肺部异常。

辅助化验及检查结果

（1）血常规+网织红细胞计数+外周血细胞形态分类：白细胞 3.46×10^9/L，红细胞 1.45×10^{12}/L，血红蛋白45 g/L，血小板94×10^9/L，血细胞比容0.144，平均红细胞体积99.4 fL，平均红细胞血红蛋白含量30.8 pg，网织红细胞百分数5.46%；网织红细胞绝对值79.17×10^9/L。外周血细胞分类：中性粒细胞61%，淋巴细胞36%，单核细胞3%，各系细胞形态正常。

（2）肝肾功能、电解质、传染病、甲状腺功能、结缔组织病全套、凝血功能、铁三项、叶酸、维生素 B$_{12}$：正常。

（3）尿常规：尿胆原阴性，尿红细胞及尿蛋白正常，尿潜血(+)。

（4）溶血试验：正常。

（5）PNH 克隆：红细胞 PNH 克隆大小，Ⅲ型0.65%，Ⅱ型15.86%，Ⅲ型+Ⅱ型16.51%。粒细胞 PNH 克隆大小86.24%。单核细胞 PNH 克隆大小90.03%。

（6）流式细胞检测术：①CD34$^+$CD117$^+$早期髓系细胞(B 门)占0.4%，比例正常，表型正常。②粒细胞占71.6%，比例正常。各阶段粒细胞比例大致正常，CD13$^+$CD11b$^+$成熟粒细胞CD16表达缺失(可能与粒细胞膜表面锚链蛋白缺失有关)，CD13/CD16图形异常。③单核细胞占6.5%，比例增高。主要为成熟单核细胞，但 CD14 表达缺失(可能与单核细胞膜表面锚链蛋白缺失有关)。

（7）骨髓涂片：①骨髓增生明显活跃。②粒系增生活跃，各阶段细胞比值及形态大致正常。③红系增生明显活跃，中晚幼红细胞比值偏高，余阶段细胞比值大致正常。偶见花瓣核、核出芽幼红细胞，成熟红细胞大小不一，可见大红细胞，血红蛋白充盈可。可见嗜多色红细胞。④淋巴细胞比值占12.4%，形态未见明显异常。⑤全片见巨核细胞61个，分类25个，其中幼稚巨核细胞2个，裸核巨核细胞4个，血小板聚集、散在少见。

（8）染色体核型：46,XX[10]。

（9）骨髓活检：骨髓组织增生活跃，粒红系增生，巨核细胞不少。

（10）彩超：门静脉系及肝静脉系血流通畅，下腔静脉未见明显异常，双侧下肢深静脉彩超未见明显异常。肝胆胰脾未见明显异常，双肾输尿管未见异常。全身浅表淋巴结未见肿大。

（11）胸部 CT：未见明显异常。

2.思维引导　患者青年女性，慢性起病，贫血、血小板减少，网织红细胞比例及计数增高，骨髓涂片提示红系细胞增生活跃，红细胞 PNH 克隆大小：Ⅲ型 0.65%，Ⅱ型 15.86%，Ⅲ型＋Ⅱ型 16.51%。粒细胞 PNH 克隆大小 86.24%。单核细胞 PNH 克隆大小 90.03%。流式细胞术提示 CD13$^+$CD11b$^+$成熟粒细胞 CD16 表达缺失（可能与粒细胞膜表面锚链蛋白缺失有关），CD13/CD16 图形异常。单核细胞占 6.5%，比例增高。主要为成熟单核细胞，但 CD14 表达缺失（可能与单核细胞膜表面锚链蛋白缺失有关）。综上所述，考虑阵发性睡眠性血红蛋白尿症诊断明确。

（四）初步诊断

分析上述病史、查体、辅助检查结果，支持以下诊断：阵发性睡眠性血红蛋白尿症（PNH）。

二、治疗经过

（一）初步治疗

1.治疗过程

（1）糖皮质激素治疗：泼尼松 60 mg/d，溶血减轻后逐渐减量。同时口服维生素 E、叶酸、碳酸氢钠片等。

（2）成分血输注：必要时输注机采血小板、悬浮红细胞等。

（3）控制感染：出现感染时抗感染治疗。

2.思维引导　患者阵发性睡眠性血红蛋白尿症诊断明确，治疗原则是避免诱发加重溶血因素（感染等），控制溶血急性或慢性发作。以骨髓造血衰竭为主要临床表现时可雄激素联合免疫抑制剂治疗为主，同时注意预防并发症。补体抑制剂之前的时代，糖皮质激素是控制溶血慢性发作和急性加重最有效的药物。目前仍可作为控制 PNH 急性血管内溶血的首选药物。溶血减轻后逐渐减量并在 2～3 个月内停用，部分可耐受者也可最低剂量（<15 mg/d）维持治疗。原则上尽量避免糖皮质激素长期应用，注意监测不良反应，监测血压血糖、预防骨质疏松及胃黏膜保护等。PNH 进展为严重骨髓衰竭或恶性克隆演变；PNH 伴严重危及生命的血栓栓塞事件或依库珠单抗（eculizumab）治疗不能控制的慢性溶血导致的严重输血依赖或致残性血栓栓塞事件，有合适同胞匹配的供者，可考虑异基因造血干细胞移植治疗。

治疗效果

1.症状　入院后给予输注红细胞后全身乏力减轻。尿色正常。10 d 后患者血红蛋白回升并稳定在 85 g/L 以上，12 d 后血小板回升并稳定在 100×10^9/L 以上。

2.查体　轻度贫血貌，全身皮肤黏膜未见明显出血点、瘀斑等，双侧颈部、锁骨上、锁骨下、腋窝、腹股沟未触及肿大淋巴结，胸骨无压痛，双肺呼吸音粗，未闻及干、湿啰音，心率 78 次/min，律齐，各瓣膜听诊区未闻及杂音，无心包摩擦音。腹部柔软，无触痛、压痛及反跳痛，肝脾肋下未触及。双下肢无水肿。

3.辅助检查

（1）血常规＋网织红细胞：白细胞 11.4×10^9/L，红细胞 3.27×10^{12}/L，血红蛋白 93 g/L，血小板 115×10^9/L，网织红细胞百分数 7.54%，网织红细胞绝对值 247.00×10^9/L。

（2）凝血功能：正常。

（二）病情变化

患者症状好转，复查贫血及血小板较前好转，糖皮质激素减量后出院继续逐渐减量至 2 片/d 维持治疗,并辅以护胃、补钙、补铁、叶酸等药物。院外复查血小板正常,贫血,血红蛋白 60~80 g/L,就诊于某医院,考虑继续目前方案治疗,可考虑参加补体抑制剂临床试验。

三、思考与讨论

阵发性睡眠性血红蛋白尿症(PNH)是一种由 *PIG-A* 基因突变导致的获得性造血干细胞克隆性疾病,发病机制主要为造血干细胞 *PIG-A* 基因突变使部分或完全血细胞膜糖化磷脂酰肌醇锚合成障碍,造成血细胞表面锚连蛋白缺失,细胞灭活补体能力减弱,从而引起细胞容易被破坏,发生溶血等。临床表现不同程度的发作性血管内溶血、阵发性血红蛋白尿、骨髓造血功能衰竭和静脉血栓形成等。传统的治疗手段是"保护"PNH 克隆、减少补体攻击和破坏、减轻溶血,以对症支持治疗为主。急性溶血时可糖皮质激素治疗,起效后逐渐减少剂量至最小维持剂量或停用。辅以细胞膜稳定剂(维生素 E)、叶酸及碱性药物,以骨髓造血衰竭为主要临床表现时可雄激素联合免疫抑制剂治疗为主。发生血栓者或血栓形成高危者,予以肝素或华法林抗凝治疗。长期慢性溶血容易造成铁缺乏及叶酸不足,适当补充造血原料。Eculizumab 是一种人源化单克隆抗体,可与补体 C5 结合阻止其激活为 C5b,从而抑制膜攻击复合物 C5b-9(MAC)的形成;于 2007 年被美国食品药品管理局和欧洲联盟批准 PNH 的治疗,可减少输血,改善贫血,改善血栓形成倾向,对潜在的干细胞异常及相关的骨髓衰竭无效,治疗需无限期的持续,花费较大。造血干细胞移植治疗是唯一可以治愈本病的方法,有合适同胞匹配的供者可考虑。

四、练习题

1. 阵发性睡眠性血红蛋白尿症的诊断标准是什么?
2. 阵发性睡眠性血红蛋白尿症分型有哪些?
3. 阵发性睡眠性血红蛋白尿症治疗方法有哪些?

五、推荐阅读

[1]中华医学会血液学分会红细胞疾病(贫血)学组.阵发性睡眠性血红蛋白尿症诊断与治疗中国专家共识[J].中华血液学杂志,2013(3):276-279.

[2]沈悌,赵永强.血液病诊断及疗效标准[M].4 版.北京:科学出版社,2018.

[3]韩冰.阵发性睡眠性血红蛋白尿[A]//王建祥,肖志坚,沈志祥,等.邓家栋临床血液学.2 版.上海:上海科学技术出版社,2020.

(陈亚丽 郭树霞 姜中兴)

案例 4 慢性再生障碍性贫血

一、病历资料

(一)门诊接诊

1. 主诉 乏力、头晕 3 个月,发热伴牙龈出血 2 d。
2. 问诊重点 患者乏力、头晕、发热及出血均为血液系统常见症状,患者慢性发病,问诊时应注意近 3 个月病程中发热的规律,最高体温是多少;乏力、头晕可能由贫血引起,牙龈出血可能由于血小板减少引起,故询问是否检查过血常规,血常规检验结果有无白细胞减少、血红蛋白减少和血小板减少,有无伴随症状、疾病演变过程、诊治经过、治疗效果等。

3.问诊内容

(1)诱发因素:有无受凉、劳累等诱发因素。

(2)主要症状:乏力的加重、缓解因素;头晕有何特点,如出现眩晕应考虑神经系统疾病;同时该患者头晕是否与体位、情绪有关等;发热时是否伴有寒战;除牙龈出血之外,是否有其他部位出血,比如消化道的隐性出血等。

(3)伴随症状:是否有血红蛋白尿,应与阵发性睡眠性血红蛋白尿症相鉴别;有无脾大,若脾大则考虑是否为脾功能亢进、肝硬化;有无胸骨压痛,若有胸骨压痛,则考虑白血病、转移瘤;有无皮肤、毛发及关节异常,应考虑自身免疫病;是否淋巴结肿大,可考虑淋巴瘤、重症感染、药物引起等。有无过敏史,应与过敏性紫癜、血栓性血小板减少性紫癜等鉴别。

(4)诊治经过:是否用药,用何种药、具体剂量、效果如何,以利于迅速选择药物。

(5)既往史:有无感染史,药物、毒物及放射线接触史,有无自身免疫病史,是否自幼发病、是否反复发作等病史。

(6)个人史:有无药物、化学和放射性毒物接触史,可以引起再生障碍性贫血、急性白血病等血液系统疾病。

(7)家族史:追问家族成员中血液系统疾病、风湿免疫系统疾病等有家族遗传倾向。

问诊结果

患者,女性,30 岁,以"乏力、头晕 3 个月,发热伴牙龈出血 2 d"为主诉入院。3 个月前无明显诱因出现乏力、头晕,伴活动后心悸、气短,不影响日常生活,未诊治,上述症状逐渐加重。2 d 前无明显诱因出现发热,体温最高达 38.5 ℃,偶有咳嗽、咳少量黄白色黏痰,伴牙龈出血,量少,可自止,无骨关节疼痛,门诊查血常规:白细胞 $1.0×10^9/L$,中性粒细胞绝对值 $0.19×10^9/L$,血红蛋白 $65\ g/L$,平均红细胞体积 $90\ fL$,血小板 $30×10^9/L$。既往史:否认肝炎、结核病史,否认特殊药物应用史。

4.思维引导 根据上述病史,患者青年女性,慢性起病,既往体健,无肝病、风湿免疫系统疾病病史,无药物、化学和放射性毒物接触史,发热、乏力、皮肤散在瘀点瘀斑、全血细胞减少,考虑血液系统疾病可能性最大,需要重点鉴别再生障碍性贫血、急性白血病、骨髓增生异常综合征、阵发性睡眠性血红蛋白尿症、急性造血功能停滞、巨幼细胞贫血等血液系统疾病。急性白血病患者可以表现为外周血细胞减少,但外周血原始或幼稚细胞比例往往升高,可伴有肝脾、淋巴结肿大。骨髓增生明显活跃,原始或幼稚细胞比例大于 20%,典型的染色体易位如 t(15;17)(q22;q12)等可协助确诊。再生障碍性贫血外周血无原始及幼稚细胞,网织红细胞比例和绝对值下降;骨髓增生程度低下,骨髓小粒空虚,造血细胞减少(巨核细胞明显减少或缺如;红系、粒系细胞均明显减少),脂肪细胞和/或非造血细胞(淋巴细胞、网状细胞、浆细胞、肥大细胞等)比例增高,网硬蛋白不增加。骨髓增生异常综合征可表现为一系、二系血细胞减少,也可表现为全血细胞减少,网织红细胞可以轻度升高,也可以不高,甚至降低。骨髓多为增生性骨髓象,也可呈低增生性,一系、二系或三系血细胞发育异常,原始细胞比例可以升高,但小于 20%,典型的染色体异常包括 +8、-7/del(7q)、del(20q)、-5/del(5q)和 -Y。阵发性睡眠性血红蛋白尿症有血红蛋白尿发作史,外周血红细胞、粒细胞膜上的 CD55 和 CD59 表达量明显下降,Ham 试验、糖水试验、蛇毒因子溶血试验可以阳性。巨

幼细胞贫血,往往存在细胞的体积增大,骨髓中无原始细胞。

(二)体格检查

1.重点检查内容及目的　患者血液系统疾病的可能性大,应注意诱发三系减少的原发病体征,应关注是否有淋巴结、肝脾肿大,有无胸骨压痛,全身皮肤黏膜有无黄染、皮疹、苍白等;应注意皮肤、毛发及关节异常,注意有无自身免疫病。同时仔细检查感染相关体征。注意外周血细胞形态检查。

体格检查结果

T 38.4 ℃,P 80 次/min,R 18 次/min,BP 120/60 mmHg

一般状态良好,营养状态中等,重度贫血貌,牙龈出血,双侧颈部、锁骨上、锁骨下、腋窝、腹股沟未触及肿大淋巴结,胸骨无压痛,双肺呼吸音清,未闻及干、湿啰音,心率 80 次/min,律齐,各瓣膜听诊区未闻及杂音,无心包摩擦音。腹部柔软,无触痛、压痛及反跳痛,肝脾肋下未触及。双下肢无水肿。

2.思维引导　患者乏力、头晕,考虑与贫血有关;患者发热,与白细胞减低有关;患者牙龈出血,与血小板降低有关,无淋巴结及肝脾肿大,需要进一步实验室检查,血常规+网织红细胞计数+外周血细胞形态分类、尿常规、凝血功能、传染病、肝功能、肾功能、溶血试验,骨髓穿刺送骨髓涂片,根据初步结果必要时做融合基因、染色体核型和/或 FISH、基因突变检测、骨髓活检等,明确诊断。

(三)辅助检查

1.主要内容及目的

(1)血常规:明确有无原始及幼稚细胞。

(2)病毒学检查:重点明确有无乙型病毒性肝炎,排除继发性再生障碍性贫血。

(3)骨髓检查:骨髓穿刺检查(多部位)是确定中性粒细胞减少的病因及判断病程的重要检查项目之一,包括骨髓形态及骨髓病理。

(4)引起中性粒细胞减少的相关疾病检查:病毒学检查;自身免疫病——抗中性粒细胞胞质抗体、抗核抗体、免疫球蛋白、类风湿因子;血清叶酸及维生素 B_{12} 水平、微量元素铜;甲状腺功能(甲状腺功能七项);肝脾、淋巴结超声。

(5)胸部 CT:判断有无肺部感染。

(6)其他检查:血液生化、尿常规、粪常规等。

(7)流式细胞检测术:明确各系血细胞免疫表型,判断有无发育异常及克隆性增生。

(8)骨髓活检:判断骨髓增生程度,各类及各阶段细胞比例及细胞形态发育有无异常,有无纤维化及严重程度,有无非造血系统细胞浸润等。

(9)染色体核型和/或荧光原位杂交技术:明确有无细胞遗传学异常。

(10)融合基因筛查:明确有无分子学异常。

(11)基因突变检测:明确有无分子学异常。

(12)彩超:判断淋巴结、肝脾有无肿大。

辅助化验及检查结果

(1)血常规:白细胞 $2.35×10^9$/L,红细胞 $1.57×10^{12}$/L,血红蛋白 61 g/L,血小板 $40×10^9$/L;中性粒细胞百分数40%,淋巴细胞百分数60%,网织红细胞绝对值 $21×10^9$/L,平均红细胞体积90 fL,平均红细胞血红蛋白浓度33 g/L。

(2)凝血功能:正常

(3)多部位骨髓穿刺及骨髓活检:①髂骨示增生减低,未见骨髓小粒,淋巴细胞比例79%,形态未见异常,未见巨核细胞。组织化学染色:骨髓中性粒细胞碱性磷酸酶阳性率98%,阳性指数168。糖原染色:未见有核红细胞。细胞外铁(+++)。小巨核酶标:未见巨核细胞。②胸骨示增生减低,淋巴细胞比例88%,形态未见异常,未见巨核细胞,骨髓小粒空虚,以非造血细胞(淋巴细胞、网状细胞、肥大细胞等)为主,小粒造血面积<50%。③骨髓活检示增生减低,造血细胞较少,脂肪组织和非造血组织增多,网硬蛋白不增加,未见异常细胞。④细胞遗传学示46,XX[20]。⑤融合基因筛查及基因突变检测:未检测到异常。

(4)骨髓细胞培养:CFU-E 18,BFU-E 2,CFU-GM 0,CFU-MIX 0。

(5)FCM检测骨髓单个核细胞($CD34^+$ 、 $CD15^+$ 及 $GlycoA^+$)膜自身抗体:抗人IgG/IgM均为阴性。

(6)外周血(粒细胞、红细胞) $CD55^-$ 、 $CD59^-$ 细胞均<1%(FCM);Flare试验:红细胞Ⅲ型0.3%,Ⅱ型0.51%,Ⅰ型99.22%,粒细胞-红细胞PNH克隆3.10%。

(7)贫血四项:叶酸 20 ng/mL,维生素 B_{12} 668 pg/mL,铁蛋白 288 ng/mL,血清铁 26 μmol/L。

(8)甲状腺功能五项: T_3 、 T_4 正常,游离 T_3 2.82 mU/L,游离 T_4 14.97 mU/L,促甲状腺激素0.24 mU/L。

(9)肝肾功能:乳酸脱氢酶256 U/L,余均正常。

(10)病毒学检查:EB病毒抗体、呼吸道合胞病毒抗体、副流感病毒抗体、腺病毒抗体、甲型流感病毒抗体、乙型流感病毒抗体、乙型肝炎病毒表面抗原阴性,丙型肝炎抗体阴性,HIV阴性,梅毒螺旋体抗体阴性。

(11)抗核抗体系列:阴性。免疫球蛋白定量、补体正常;抗中性粒细胞胞质抗体阴性。

(12)超声:浅表淋巴结及肝脾正常。

(13)胸部CT:双肺纹理增多。

(14)细胞免疫功能:外周血T细胞亚群: $CD3^+$ 82.6%, $CD3^+CD4^+$ 37.6%, $CD3^+CD8^+$ 63.1%, $CD3^+CD4^+/CD3^+CD8^+$ =0.596;外周血DC亚群: $CD11c^+$ 0.09%, $CD123^+$ 0.07%, $CD11c^+/CD123^+$ =1.286。

2.思维引导 青年女性,既往体健,无异常家族史,无毒物、放射线接触史。慢性起病,全血细胞减少,外周血网织红细胞比例减低,绝对值减少,白细胞分类淋巴细胞比例升高,未见幼稚细胞。无淋巴结、肝脾肿大。无造血原料缺乏,无甲状腺功能异常,免疫及风湿相关抗体及补体无异常。多部位骨髓穿刺均示增生降低,形态未见明显异常,未见巨核细胞,小粒空虚,以非造血细胞为主。组织化学染色正常。骨髓活检增生面积减少。无PNH克隆。染色体核型正常。

(四)初步诊断

分析上述病史、查体、辅助检查结果,支持以下诊断:慢性再生障碍性贫血。

二、治疗经过

(一)初步治疗

1. 治疗过程

(1)抗胸腺细胞免疫球蛋白/抗淋巴细胞球蛋白(ATG/ALG)联合环孢素 A(CsA)免疫抑制治疗+促造血治疗:该患者年龄小于 40 岁,如无 HLA 相合的同胞供者,首选 ATG/ALG 联合 CsA 免疫抑制治疗+促造血治疗。

(2)补充造血原料、促进造血(雄激素+造血生长因子)治疗。

(3)控制感染:感染性发热,应取可疑感染部位的分泌物或尿、便、血液等做细菌培养和药敏试验,并用广谱抗生素治疗;应按"中性粒细胞减少伴发热"的治疗原则来处理,初始抗生素的使用应遵循"重锤出击""降阶梯"原则;酌情预防性给予抗真菌、抗病毒及复方磺胺甲基异噁唑治疗,待细菌培养和药敏试验有结果后应换用敏感窄谱的抗生素。长期广谱抗生素治疗可诱发真菌感染和肠道菌群失调,真菌感染可用两性霉素 B 等抗真菌药物。

2. 思维引导 再生障碍性贫血(AA)的治疗原则如下。①HLA 相合同胞供者异基因造血干细胞移植:该患者为年轻女性年龄<40 岁,如有 HLA 相合的同胞供者,适合行 HLA 相合的同胞供者异基因造血干细胞移植。②ATG/ALG 联合 CsA 免疫抑制治疗+促造血治疗:该患者年龄<40 岁,如无 HLA 相合的同胞供者,首选 ATG/ALG 联合 CsA 免疫抑制治疗+促造血治疗。③HLA 相合的无关供者造血干细胞移植:该患者年龄<40 岁,如无 HLA 相合的同胞供者,且至少一次 ATG/ALG 联合 CsA 免疫抑制治疗失败时,可行 HLA 相合的无关供者异基因造血干细胞移植。④补充造血原料、促进造血(雄激素+造血生长因子)治疗。根据以上治疗原则,且患者无同胞供者,因此,患者首选 ATG/ALG 联合 CsA 免疫抑制治疗+促造血治疗。

治疗效果

1. 症状 2 周后乏力、头晕减轻,偶有发热。

2. 查体 神志清楚,贫血貌,牙龈出血减轻,双侧颈部、锁骨上、锁骨下、腋窝、腹股沟未及肿大淋巴结,胸骨压痛阳性,双肺呼吸音粗,双侧肺底闻及少量湿啰音,心率 110 次/min,律齐,各瓣膜听诊区未闻及杂音,无心包摩擦音。腹部柔软,无触痛、压痛及反跳痛,肝脾肋下未触及。双下肢轻度水肿。

3. 辅助检查

(1)血常规+外周血细胞形态分类:白细胞 $2.7×10^9$/L,中性粒细胞绝对值 $1.0×10^9$/L,血红蛋白 70 g/L,血小板 $50×10^9$/L;中性粒细胞 40%,淋巴细胞 20%,形态大致正常。

(2)凝血功能:大致正常。

(二)病情变化

出院后 2 个月患者再次发热,体温最高 39 ℃,伴有寒战、乏力及咽痛,无胸闷、气短,贫血貌,结膜苍白,双肺呼吸音粗,双侧肺底可闻及少量湿啰音,全身散在皮肤瘀点、瘀斑,以四肢为重。

1. 患者病情变化的可能原因及应对措施

(1)原因:ATG/ALG 和环孢素 A(CsA)强化联合免疫抑制剂(IST)治疗无效。

(2)措施:根据指南患者应用 ATG/ALG 和环孢素 A(CsA)强化联合免疫抑制剂(IST)治疗无效。患者无同胞兄妹,可选择 HLA 相合无关供者骨髓移植。

辅助化验及检查结果

（1）血常规：白细胞 1.0×10^9/L，中性粒细胞绝对值 0.19×10^9/L，血红蛋白 65 g/L，血小板 9×10^9/L，平均红细胞体积 90 fL。

（2）骨髓穿刺：骨髓增生极度减低，非造血细胞增多，无原始细胞增多及病态造血。

2.思维引导　根据患者的病史、体格检查及实验室检查，临床诊断为：极重型再生障碍性贫血。该患者年龄<40 岁，无 HLA 相合的同胞供者，且至少一次 ATG/ALG 联合 CsA 免疫抑制治疗失败时，可行 HLA 相合的无关供者异基因造血干细胞移植。

移植后 1 年

1.症状　无发热。

2.查体　轻度贫血貌，全身皮肤无出血点，双侧颈部、锁骨上、锁骨下、腋窝、腹股沟未触及肿大淋巴结，胸骨无压痛，双肺呼吸音清，双侧肺底未闻及干、湿啰音，心率 98 次/min，律齐，各瓣膜听诊区未闻及杂音，无心包摩擦音。腹部柔软，无触痛、压痛及反跳痛，肝脾肋下未触及。双下肢无水肿。

3.辅助检查

（1）血常规+外周血细胞形态分类：白细胞 4.5×10^9/L，红细胞 3.0×10^{12}/L，血红蛋白 100 g/L，血小板 250×10^9/L；中性晚幼粒细胞 5%，中性分叶核粒细胞 80%，中性杆状核粒细胞 2%，淋巴细胞 13%。

（2）凝血功能：正常。

（3）骨髓涂片：符合再生障碍性贫血完全缓解（CR）骨髓象。

三、思考与讨论

再生障碍性贫血(AA)，简称再障，是一种可能有不同原因或机制引起的骨髓造血功能衰竭症。单药 ATG/ALG 治疗 AA 的有效率约为 45%，一般在用药后的 1～2 个月内患者血液学改善。CsA 引起的血液学改善多发生于用药后的 6～9 个月，部分患者疗效维持依赖于 CsA 持续应用。研究均表明联合应用 ATG/ALG 和 CsA 对 SAA 有良好的疗效，达 70%～80%。IST 可与雄激素、造血刺激因子合用，起效时间一般在用药后 6～9 个月。起效规律一般是"脱血、长髓、长血"。对 ATG/ALG 初治无效或复发者的补救措施包括：①再次 ATG/ALG 治疗；②改用或加用其他免疫抑制剂（如 CD3 单克隆抗体、CD52 单克隆抗体，大剂量静脉给予丙种球蛋白等）；③异基因造血干细胞移植。评价上述免疫制剂对 AA 的疗效，一要看患者的免疫抑制情况，二要看造血功能恢复程度，三要看药物的毒副作用，只有当患者安全地恢复 T 细胞功能并完全恢复造血功能，才能称之为"治愈"。

四、练习题

1.AA 的主要发病机制是什么？

2.AA 的治疗原则及疗效标准有哪些？

3.AA 的最新研究进展如何？

4.AA 合并妊娠的治疗原则如何？

五、推荐阅读 >>>

[1] ARNING M, SCHARF R E, KUNTZ B M, et al. Schwere aplastische Anämie und Schwangerschaft [Severe aplastic anemia and pregnancy][J]. Dtsch Med Wochenschr,1989,114(17):669-672.

[2] HENDREN N, MOORE J, HOFMANN S, et al. Resolution of acute hepatitis B-associated aplastic anaemia with antiviral therapy[J]. BMJ Case Rep,2017,(2017):bcr2017221503.

[3] PEINEMANN F, LABEIT A M. Stem cell transplantation of matched sibling donors compared with immunosuppressive therapy for acquired severe aplastic anaemia:a Cochrane systematic review[J]. BMJ Open,2014,4(7):e005039.

[4] 王欣,张明琪,宋素琴.再生障碍性贫血患者细胞免疫功能与造血细胞因子的研究[J].中华血液学杂志,1998,19(4):181.

[5] 李俊南,李平,刘林,等.单倍型异基因造血干细胞移植联合后置环磷酰胺(PT/Cy)治疗重型再生障碍性贫血患者的临床研究[J].中国实验血液学杂志,2022,30(1):227-231.

[6] 闫洪敏,郑晓丽,朱玲,等.重型再生障碍性贫血患者造血干细胞移植治疗后淋巴组织增殖性疾病的临床分析[J].中国实验血液学杂志,2022,30(4):1224-1229.

（郭淑利　郭树霞）

案例5　重型再生障碍性贫血

一、病历资料 >>>

（一）门诊接诊

1. 主诉　发热5 d,面色苍白、皮肤瘀斑3 d。

2. 问诊重点　患者发热、面色苍白、皮肤出血均为血液系统常见症状,患者急性发病,问诊时应注意发热的规律,最高体温是多少;面色苍白一般由贫血引起,故询问是否检查过血常规,血常规检验结果、有无白细胞减少、血红蛋白减少等相关症状及伴随症状特点、疾病演变过程、诊治经过、治疗效果等。

3. 问诊内容

(1)诱发因素:有无受凉、感冒、劳累等诱发因素。

(2)主要症状:发热常见于感染、风湿免疫结缔组织疾病,以及血液系统疾病,如再生障碍性贫血、急性白血病等,但加上面色苍白、皮肤出血点的临床症状,首先考虑为血液系统疾病。应重点询问起病时间和起病特点,再生障碍性贫血、骨髓增生异常综合征、阵发性睡眠性血红蛋白尿症等可以隐匿慢性起病,在诱发因素影响下急性加重,而急性白血病通常急性起病。疾病的演变过程,血细胞计数有无进行性下降、能否恢复正常等。

(3)伴随症状:是否有血红蛋白尿,应与阵发性睡眠性血红蛋白尿症相鉴别;有无脾大,若脾大则考虑是否为脾功能亢进、肝硬化;有无胸骨压痛,若有胸骨压痛,则考虑白血病、转移瘤;有无皮肤、毛发及关节异常,应考虑自身免疫病;是否淋巴结肿大,可考虑淋巴瘤、重症感染、药物引起等。有无过敏史,应与过敏性紫癜、血栓性血小板减少性紫癜等鉴别。

（4）诊治经过：是否用药，用何种药、具体剂量、效果如何，以利于迅速选择药物。

（5）既往史：有无感染史、药物、毒物及放射线接触史、有无自身免疫病史，是否自幼发病、是否反复发作等病史。

（6）个人史：有无药物、化学和放射性毒物接触史，可以引起再生障碍性贫血、急性白血病等血液系统疾病。

（7）家族史：询问家族成员中有无血液系统疾病、风湿免疫系统疾病等有家族遗传倾向。

问诊结果

患者青年男性，30 岁，职员。既往体健，无脑血管、心脏疾病病史，无甲状腺功能亢进等内分泌疾病病史，无风湿免疫系统疾病病史，无肝炎、结核、疟疾、伤寒病史，无药物、化学和放射性毒物接触史，无吸烟、饮酒史。因"发热 5 d，面色苍白、皮肤瘀斑 3 d"入院。患者 5 d 前无明显诱因出现发热，体温最高 39.5 ℃，伴有咽痛、咳嗽，全身乏力，畏寒，无咳痰，无恶心、呕吐，无头痛。自服用药物后，体温可将至正常，维持不足 24 h。3 d 前出现面色苍白，伴头晕乏力，皮肤散在出血点，以双下肢为重。在当地医院查血常规：白细胞 1.89×10^9/L，红细胞 1.9×10^{12}/L，血红蛋白 80 g/L，血小板 11×10^9/L，中性粒细胞百分数 24%，淋巴细胞百分数 72%。给予血小板 1 个治疗量输注及静脉抗感染治疗 1 次后到医院就诊，门诊查血常规：白细胞 2.75×10^9/L，红细胞 1.7×10^{12}/L，血红蛋白 64 g/L，血小板 5×10^9/L，中性粒细胞百分数 16%，淋巴细胞百分数 81%，网织红细胞百分数 0.08%，平均红细胞体积 92 fL，平均红细胞血红蛋白浓度 346 g/L。发病以来，神志清醒，精神可，饮食、睡眠可，大小便正常。

---

4. 思维引导　根据上述病史，患者青年男性，存在发热、面色苍白、皮肤瘀斑三种临床表现，可能是白细胞、血红蛋白、血小板三系减低的临床表现。那么我们首先重点要考虑三系减低的疾病及重点体格检查。

（二）体格检查

1. 重点检查内容及目的　患者血液系统疾病的可能性大，应注意诱发中性粒细胞减少的原发病体征，如脾大则考虑是否为脾功能亢进；淋巴结、肝脾肿大，胸骨压痛应考虑白血病、转移瘤等；皮肤、毛发及关节异常，注意有无自身免疫病。同时仔细检查感染相关体征。注意外周血细胞形态检查。

体格检查结果

T 38.5 ℃，P 85 次/min，R 18 次/min，BP 120/60 mmHg

发育正常，营养状态中等，重度贫血貌。双侧颈部、锁骨上、锁骨下、腋窝、腹股沟未及肿大淋巴结。牙龈少量渗血。胸骨无压痛。双肺呼吸音粗，未闻及干、湿啰音。心率 85 次/min，律齐，各瓣膜听诊区未闻及杂音，无心包摩擦音。腹部柔软，无压痛及反跳痛，肝脾肋下未触及。双下肢无水肿。

---

2. 思维引导　患者体格检查贫血貌，考虑与低血红蛋白血症有关，牙龈渗血考虑与血小板减少相关，无淋巴结及肝脾肿大，需进一步行实验室检查，血常规+网织红细胞计数+外周血细胞形态分类、尿常规、凝血功能、传染病、肝功能、肾功能、溶血试验，骨髓穿刺送骨髓涂片、骨髓活检、染色体核型，根据初步结果必要时做 FISH、基因突变检测等，明确诊断。

(三)辅助检查

1. 主要内容及目的

（1）血常规：明确有无原始及幼稚细胞。

（2）传染病：重点明确有无乙型病毒性肝炎，排除继发性再生障碍性贫血。

（3）骨髓检查：骨髓穿刺检查（多部位）是确定中性粒细胞减少的病因及判断病程的重要检查项目之一，包括骨髓形态及骨髓病理。

（4）引起中性粒细胞减少的相关疾病检查：病毒学检查；自身免疫病——抗中性粒细胞抗体、抗核抗体、免疫球蛋白、类风湿因子；血清叶酸及维生素 B_{12} 水平、微量元素铜；甲状腺功能（甲状腺功能五项）；肝脾、淋巴结超声。

（5）肺部 CT：判断有无肺部感染。

（6）流式细胞检测术：明确各系血细胞免疫表型，判断有无发育异常及克隆性增生。

（7）骨髓活检：判断骨髓增生程度，各类及各阶段细胞比例及细胞形态发育有无异常，有无纤维化及严重程度，有无非造血系统细胞浸润等。

（8）染色体核型和/或荧光原位杂交技术：明确有无细胞遗传学异常。

（9）融合基因筛查：明确有无分子学异常。

（10）基因突变检测：明确有无分子学异常。

（11）彩超：判断淋巴结、肝脾有无肿大。

（12）其他检查：细胞免疫功能。

辅助化验及检查结果

（1）定期复查血常规：白细胞 $2.35×10^9/L$，红细胞 $1.57×10^{12}/L$，血红蛋白50 g/L，血小板 $1×10^9/L$；中性粒细胞百分数10%，淋巴细胞百分数89%，单核细胞百分数（M）1%，网织红细胞绝对值 $3.14×10^8/L$，平均红细胞体积90 fL，平均红细胞血红蛋白浓度338 g/L。

（2）凝血功能：正常。

（3）多部位骨髓穿刺及骨髓活检：具体检查结果如下。

● 髂骨：增生重度减低，未见骨髓小粒，淋巴细胞比例79%，形态未见异常，未见巨核细胞（图 1-1）。

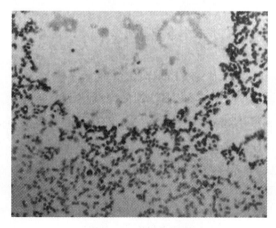

图1-1 髂骨骨髓象

●胸骨:增生重度减低,淋巴细胞比例89%,形态未见异常,未见巨核细胞,骨髓小粒空虚,以非造血细胞(淋巴细胞、网状细胞、肥大细胞等)为主,小粒造血面积<20%(图1-2)。

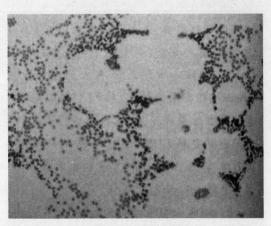

图1-2 胸骨骨髓象

●骨髓活检:造血容积为5%,增生重度减低,造血细胞极少,脂肪组织和非造血组织增多,网硬蛋白不增加,未见异常细胞。

●组织化学染色:骨髓中性粒细胞碱性磷酸酶阳性率98%,阳性指数168。有核红糖原:未见有核红细胞。细胞外铁(+++)。

●小巨核酶标:未见巨核细胞。

(4)FCM检测骨髓单个核细胞(CD34$^+$、CD15$^+$及GlycoA$^+$)膜自身抗体:抗人IgG/IgM均为阴性。

(5)外周血(粒细胞、红细胞)CD55$^-$、CD59$^-$细胞:均<1%(FCM)。

Flare试验:红细胞Ⅲ型0.3%,Ⅱ型0.51%,Ⅰ型99.22%,粒细胞-红细胞PNH克隆3.10%。

(6)贫血四项:叶酸20 ng/mL,维生素B$_{12}$ 668 pg/mL,铁蛋白288 ng/mL,血清铁26 μmol/L。

(7)甲状腺功能五项:T$_3$、T$_4$正常,游离T$_3$ 2.82 mU/L,游离T$_4$ 14.97 mU/L,促甲状腺激素0.24 mU/L。

(8)肝肾功能:乳酸脱氢酶256 U/L,余均正常。

(9)病毒学检查:EB病毒抗体、呼吸道合胞病毒抗体、副流感病毒抗体、腺病毒抗体、甲型流感病毒抗体、乙型流感病毒抗体、乙型肝炎病毒表面抗原、丙型肝炎抗体、HIV、梅毒螺旋体抗体阴性。

(10)抗核抗体系列阴性;免疫球蛋白定量、补体正常;抗中性粒细胞胞质抗体阴性。血清叶酸及维生素B$_{12}$正常,微量元素铜正常。

(11)超声:浅表淋巴结及肝脾正常。

(12)胸部CT:双肺纹理增多。

(13)细胞免疫功能:外周血T细胞亚群:CD3$^+$ 82.6%,CD3$^+$CD4$^+$ 37.6%,CD3$^+$CD8$^+$ 63.1%,CD3$^+$CD4$^+$/CD3$^+$CD8$^+$=0.596;外周血DC亚群:CD11c$^+$ 0.09%,CD123$^+$ 0.07%,CD11c$^+$/CD123$^+$=1.286。

2.思维引导　年轻男性,突发重度全血细胞减少,并进行性加重,既往体健,无异常家族史,无毒物、放射线接触史,发育正常。外周血网织红细胞绝对值显著减少,白细胞分类淋巴细胞比例显著升高,未见幼稚细胞。多部位骨髓均示增生重度减低,形态未见明显异常,未见巨核细胞,小粒空虚,以非造血细胞为主。无 PNH 克隆,无明显病态造血及染色体异常,未见小巨核,组织化学染色正常。骨髓活检无骨髓纤维化,无淋巴结及肝脾肿大,无造血原料缺乏,无甲状腺功能异常,免疫及风湿相关抗体及补体无异常。该患者外周血提示 T 亚群细胞比例严重倒置,CD3$^+$与 CD8$^+$细胞增多。

(四)初步诊断

分析上述病史、查体、辅助检查结果,支持以下诊断:重型再生障碍性贫血。

二、治疗经过

(一)初步治疗

1.确诊之前

(1)收住无菌层流病房,实施保护性隔离及高压灭菌软食,绝对卧床休息,杜绝接触危险因素,包括对骨髓有损伤作用和抑制血小板功能的药物。

(2)对症支持治疗:包括成分输血和控制感染。

成分输血:输注悬浮红细胞、血小板,严重感染危及生命者在联合抗生素与 G-CSF 疗效欠佳时可以考虑输注粒细胞。

控制感染:感染性发热,应取可疑感染部位的分泌物或尿、便、血液等做细菌培养和药敏试验,并用广谱抗生素治疗;应按"中性粒细胞减少伴发热"的治疗原则来处理,初始抗生素的使用应遵循"重锤出击""降阶梯"原则;酌情预防性给予抗真菌、抗病毒及复方磺胺甲基异噁唑治疗,待细菌培养和药敏试验有结果后应换用敏感窄谱的抗生素。长期广谱抗生素治疗可诱发真菌感染和肠道菌群失调,真菌感染可用两性霉素 B 等抗真菌药物。

(3)控制出血:用促凝血药(止血药),如酚磺乙胺等,合并血浆纤溶酶活性增高者可用抗纤溶药,如氨基己酸(泌尿生殖系统出血患者禁用)。女性子宫出血可肌内注射丙酸睾酮。输浓缩血小板对血小板减少引起的严重出血有效。

(4)骨髓象:无明显幼稚细胞和/或异常形态造血,立即予促造血因子应用(G-CSF、EPO、TPO)。

2.确诊后治疗

(1)该患者"治本"的治疗方案选择:患者年龄<40 岁,但无同胞兄妹,合并肺感染和出血,首先选用 ATG/ATG 和环孢素 A(CsA)强化联合免疫抑制剂(IST)。

(2)促造血治疗:①雄激素,十一酸睾酮 40～80 mg,3 次/d;剂量和疗程视药物作用的效果和不良反应的调整。②造血生长因子,GM-CSF,剂量为 5 μg/(kg·d);促红细胞生成素,常用的是 50～100 U/(kg·d)。一般在免疫抑制治疗 SAA 后使用,剂量可酌减,维持 3 个月以上为宜。

(3)对症支持治疗(保护措施、抗感染处理同前):成分血输注,拟行异基因造血干细胞移植者应输注辐照或过滤后的红细胞和血小板悬液。输血指征一般为 Hb<60 g/L,老年≥60 岁、代偿反应能力低、需氧量增加(如感染、发热)、氧气供应缺乏加重(如失血、肺炎)时可放宽输血阈值(Hb<80 g/L),尽量输注红细胞悬液。存在血小板消耗危险因素者(如感染、出血)或重型再生障碍性贫血(severe aplastic anemia,SAA)预防性血小板输注阈值为<20×10^9/L,而病情稳定者为<10×10^9/L。

(4)心理护理。

3.思维引导　SAA 发病急、病情重,病死率极高(>90%),因此,当一个患者被怀疑是重型再障时,应积极主动地给予确诊之前一般实施保护性隔离及对症支持治疗。AA 一旦确诊,应明确疾病的严重程度,尽早治疗。SAA 的标准疗法是对年龄大于 40 岁,或者年龄小于 40 岁但无 HLA 相合同胞供者的患者首选 ATG/ALG 和 CsA 的 IST 加促造血治疗;但对年龄小于 40 岁且有 HLA 相合同胞供者的 SAA 患者,如无活动性感染或出血,可首选 HLA 相合同胞供者骨髓移植。HLA 相合无关供者骨髓移植仅用于 ATG/ALG 和 CsA 治疗无效的年轻 SAA 患者。但该患者虽年龄<40 岁,但无同胞兄妹,所以首选用 ATG/ALG 和环孢素 A(CsA)强化联合免疫抑制剂(IST)。

治疗效果

1. 症状　1 个月后未再发热,贫血、出血症状改善。

2. 查体　神志清楚,胸廓对称,无畸形、压痛。呼吸 22 次/min,双肺呼吸音清,未闻及干、湿啰音及胸膜摩擦音。全身浅表淋巴结未触及,肝脾肋下未触及。

3. 辅助检查　血常规+外周血细胞形态分类:白细胞 3×10^9/L,中性粒细胞绝对值 1×10^9/L,血红蛋白 80 g/L,血小板 80×10^9/L;中性粒细胞 40%,淋巴细胞 20%,形态大致正常。

(二)病情变化

出院 3 个月后,患者突然出现发热 2 d,体温最高 39 ℃,伴有寒战、乏力及咽痛,应用解热镇痛药物退热,就诊于当地医院,查血常规:白细胞 1.0×10^9/L,中性粒细胞绝对值 0.15×10^9/L,血红蛋白 40 g/L,血小板 30×10^9/L,诊断为"急性上呼吸道感染",予以头孢替唑钠抗感染治疗 4 d 无好转,为进一步诊治再次入院。

1. 患者病情变化的可能原因及应对措施

(1)原因:ATG/ALG 和环孢素 A(CsA)强化联合免疫抑制剂(IST)治疗无效。

(2)措施:根据指南患者应用 ATG/ALG 和环孢素 A(CsA)强化联合免疫抑制剂(IST)治疗无效。患者无同胞兄妹,应首选 HLA 相合无关供者骨髓移植。

辅助化验及检查结果

(1)血常规:白细胞 0.8×10^9/L,红细胞 1.5×10^{12}/L,血红蛋白 60 g/L,血小板 38×10^9/L,中性粒细胞绝对值 0.1×10^9/L。

(2)炎性指标:C 反应蛋白 24.45 mg/L,降钙素原 0.724 ng/mL。

(3)血培养:培养 5 d 无细菌生长。

(4)凝血功能:凝血酶原时间 15.2 s,凝血酶原时间活动度 60.0%,纤维蛋白原 1.81 g/L,其余正常。

(5)胸部 CT:两肺炎症。双侧胸腔积液,双侧胸膜增厚,脂肪肝。

---

2. 思维引导　根据患者的病史、患者初诊为 SAA,给予应用 ATG/ALG 和环孢素 A(CsA)强化联合免疫抑制(IST)治疗,现病情加重,转变为极重型再生障碍性贫血(very severe aplastic anemia,VSAA),考虑药物无效,应及时行移植治疗。同时血常规提示外周血细胞计数进行性下降,中性粒细胞绝对值<0.5×10^9/L,提示粒细胞缺乏,患者易合并感染、出血等,应积极予以抗生素、粒细胞集落刺激因子、重组人血小板生成素应用,以及成分血输注等。

三、思考与讨论

再生障碍性贫血(AA),简称再障,是一种可能有不同原因或机制引起的骨髓造血功能衰竭症。鉴别是慢性再障还是重型再障,年龄小于 40 岁的重型再障患者首选同胞全相合造血干细胞移植。

如果没有合适供者,可考虑联合应用 ATG/ALG 和 CsA,缓解率可达 70% ~ 80%。IST 多不单用,也可与雄激素、造血刺激因子合用,以期更快起效。对 ATG/ALG 初治无效或复发者的补救措施包括:①再次 ATG/ALG 治疗;②改用或加用其他免疫抑制剂(如 CD3 单克隆抗体、CD52 单克隆抗体,大剂量静脉给予丙种球蛋白等);③无关供者造血干细胞移植或半相合造血干细胞移植。

四、练习题

1. AA 的疗效标准有哪些?

2. 简述 AA 的分型诊断标准,SAA 和 VSAA 的诊断标准。

3. AA 需要与哪些疾病相鉴别?

五、推荐阅读

[1]FURLONG E,CARTER T. Aplastic anaemia:Current concepts in diagnosis and management[J]. J Paediatr Child Health,2020,56(7):1023-1028.

[2]SCHEINBERG P. Acquired severe aplastic anaemia:how medical therapy evolved in the 20th and 21st centuries[J]. Br J Haematol,2021,194(6):954-969.

[3]ZENG Y,KATSANIS E. The complex pathophysiology of acquired aplastic anaemia[J]. Clin Exp Immunol,2015,180(3):361-370.

[4]闫宇辰,李振宇.重型再生障碍性贫血的临床诊治进展[J].医学研究杂志,2022,51(4):18-20.

[5]付蓉.再生障碍性贫血诊断与治疗中国专家共识(2017 年版)[J].中华血液学杂志,2017,38(1):1-5.

[6]张凤奎.再生障碍性贫血的规范化诊治[J].中国实用内科杂志,2007,27(14):1100-1104.

(郭淑利　郭树霞)

第二章　白血病

案例 6　**急性髓系白血病**

知识拓展

一、病历资料

（一）门诊接诊

1. **主诉**　间断发热、皮肤出血点 1 周。

2. **问诊重点**　患者皮肤有出血点，应考虑血液系统疾病，问诊时应重点询问既往出血史，血常规、血凝试验检验结果；发热症状常见，可见于血液系统疾病及非血液系统疾病，应重点询问起病时间和起病特点，严重程度及相关治疗情况。

3. **问诊内容**

（1）诱发因素：有无受凉、劳累及药物、过敏等诱发因素。

（2）主要症状：皮肤出血点常见于过敏性紫癜、免疫性血小板减少性紫癜、再生障碍性贫血、急性白血病、骨髓增生异常综合征等血液系统疾病。再生障碍性贫血、骨髓增生异常综合征、免疫性血小板减少性紫癜等可以隐匿慢性起病，在诱发因素影响下急性加重，而过敏性紫癜、急性白血病通常急性起病。疾病的演变过程，血细胞计数有无进行性升高或下降，有无异常细胞等。发热多见于感染性。

（3）伴随症状：有无头晕、乏力、胸闷、恶心等贫血症状；有无牙龈出血、黑便、血尿、头痛、意识障碍等出血症状；有无齿龈增生、肝脾淋巴结肿大等浸润症状。

（4）诊治经过：做过何种检验和检查，结果如何，以利于诊断和下一步检查；是否用药、用何种药，具体剂量、效果如何，以利于迅速选择药物。

（5）既往史：有无系统性红斑狼疮、甲状腺功能减退等疾病，均可以引起一系或者多系血细胞减少。有无心脑血管疾病、糖尿病等病史。有无输血史。

（6）个人史：有无药物、化学和放射性毒物接触史，可以引起再生障碍性贫血、急性白血病等血液系统疾病。

（7）家族史：有无肿瘤病史。

问诊结果

患者中年女性，50 岁，教师，无脑血管、心脏疾病病史，高血压病史 3 年，无肝炎、结核病史，无药物、化学和放射性毒物接触史，无吸烟、饮酒史。患者于 1 周前无明显诱因出现间断发热，最高体温38.3 ℃,伴皮肤出血点、头晕、乏力,伴咳嗽、咳少量白痰,无胸闷、气短、黑便及血尿。1 d前再次发热至市医院就诊,查血常规:白细胞28.66×10⁹/L,红细胞2.69×10¹²/L,血红蛋白92 g/L,血小板46×10⁹/L,乏力、皮肤散在出血点,建议至医院进一步就诊。

4. 思维引导　患者中年女性,急性起病,既往体健,无肝病、风湿免疫系统疾病病史,无药物、化学和放射性毒物接触史,发热、乏力、皮肤散在出血点,血常规示白细胞增高、贫血、血小板减少,考虑血液系统疾病可能性最大,需要鉴别急性白血病、再生障碍性贫血、骨髓增生异常综合征等血液系统疾病。急性白血病患者可以表现为外周血血细胞增高或减少,但外周血原始或幼稚细胞比例往往升高,可伴有肝脾、淋巴结肿大。骨髓增生明显活跃,原始或幼稚细胞比例大于20%,典型的染色体易位如t(15;17)(q22;q12)等可协助确诊。再生障碍性贫血外周血无原始及幼稚细胞,网织红细胞比例和绝对值下降;骨髓增生程度低下,骨髓小粒空虚,造血细胞减少(巨核细胞明显减少或缺如;红系、粒系细胞均明显减少),脂肪细胞和/或非造血细胞(淋巴细胞、网状细胞、浆细胞、肥大细胞等)比例增高,网硬蛋白不增加。骨髓增生异常综合征可表现为一系、二系血细胞减少,也可表现为全血细胞减少,网织红可以轻度升高,也可以不高甚至降低。骨髓多为增生性骨髓象,也可呈低增生性,一系、二系或三系血细胞发育异常,原始细胞比例可以升高,但小于20%,典型的染色体异常包括+8、−7/del(7q)、del(20q)、−5/del(5q)和−Y等。

(二)体格检查

1. 重点检查内容及目的　患者血液系统疾病可能性大,应注意有无贫血貌,有无淋巴结、肝脾肿大,有无胸骨压痛,有无髓系肉瘤、齿龈增生、皮肤浸润,有无感染病灶等。

体格检查结果

T 38.2 ℃,P 80 次/min,R 20 次/min,BP 114/85 mmHg

全身皮肤散在出血点,以双下肢为重,浅表淋巴结未触及,轻度贫血貌,牙龈无肿胀,胸骨压痛阳性,双肺呼吸音粗,未闻及干、湿啰音,心率80 次/min,律齐,各瓣膜听诊区未闻及杂音。腹软,无压痛,肝脾肋下未触及。双下肢无水肿。

2. 思维引导　患者发热,伴咳嗽、咳少量白痰,首先考虑与感染有关;皮肤出血点考虑与血小板减少相关,无淋巴结及肝脾肿大,需进一步行实验室检查,血常规+网织红细胞计数+外周血细胞形态分类、尿常规、凝血功能、传染病、肝功能、肾功能、血培养+药敏试验、CT、彩超等,骨髓穿刺送骨髓涂片,根据初步结果必要时做免疫分型、融合基因、染色体核型和/或 FISH、基因突变检测、骨髓活检等,明确诊断。

(三)辅助检查

1. 主要内容及目的

(1)血常规+网织红细胞计数+外周血细胞形态分类:明确有无原始及幼稚细胞,判断增生程度。

(2)凝血功能:协助判断出血倾向的严重程度。

(3)血培养+药敏试验:协助判断感染病原菌并指导用药。

(4)肝肾功能、电解质:判断有无溶血、肝肾功能的损害、内环境紊乱失衡。

(5)传染病:重点明确有无乙型病毒性肝炎,排除继发性再生障碍性贫血。

(6)骨髓涂片:判断骨髓增生程度,各类及各阶段细胞比例及细胞形态发育有无异常,有无非造血系统细胞浸润等。

(7)流式细胞检测术:明确各系血细胞免疫表型,判断有无发育异常及克隆性增生。

(8)骨髓活检:判断骨髓增生程度,各类及各阶段细胞比例及细胞形态发育有无异常,有无纤维化及严重程度,有无非造血系统细胞浸润等。

(9)融合基因筛查:明确有无分子学异常。

(10)染色体核型和/或荧光原位杂交技术:明确有无细胞遗传学异常。

(11)基因突变检测:明确有无分子学异常。

(12)彩超:判断有无淋巴结、肝脾肿大。

(13)胸部CT:判断有无肺部感染。

辅助化验及检查结果

(1)血常规+网织红细胞计数+外周血细胞形态分类:白细胞$29.9×10^9$/L,红细胞$2.52×10^{12}$/L,血红蛋白98 g/L,血小板$38×10^9$/L;网织红细胞百分数1.89%,网织红细胞绝对值$47.6×10^9$/L;原始幼稚细胞15%,早幼粒细胞12%。

(2)肝肾功能、电解质、传染病、甲状腺功能:正常。

(3)凝血功能:凝血酶原时间10.6 s,凝血酶原时间活动度107.0%,纤维蛋白原6.06 g/L,凝血酶时间13.60 s,D-二聚体0.29 mg/L,纤维蛋白降解产物3.27 mg/L。

(4)骨髓涂片:①骨髓增生活跃。②粒系增生异常,原始粒细胞占28.8%,此类细胞胞体中等大小,圆形,浆量中等偏少,染蓝色,核类圆形,染色质疏松、细致,核仁显隐可见。早幼粒细胞比值增高,占18%,中幼粒细胞比值增高,杆状、分叶核粒细胞比值减低,粒细胞形态大致正常。可见嗜酸性粒细胞。POX(+)。③红系增生受抑,占0.4%,成熟红细胞大小形态正常,血红蛋白充盈可。④淋巴细胞比值减低,形态大致正常。⑤全片见巨核细胞10个,血小板散在少见。

(5)流式细胞检测术:幼稚细胞占7.2%,高表达CD34、CD117、CD33、CD38、cMPO,少量表达CD13、HLA-DR,其他分化抗原和胞浆抗原均不表达,考虑表型特征符合急性髓系白血病。

(6)染色体核型:45,X,-X,t(8;21)(q22;q22)[6]。

(7)荧光原位杂交技术:统计500个细胞,其中AML1/ETO基因融合细胞占88.6%,为阳性。

(8)融合基因筛查:AML1/ETO融合基因阳性。WT1基因0.37%。

(9)基因突变检测:KIT基因突变阳性。

(10)彩超:脂肪肝,脾不大,浅表淋巴结未见肿大。

(11)胸部CT:未见明显异常。

(12)血培养:培养5 d无细菌生长。

2.思维引导 患者中年女性,急性起病,白细胞高、贫血、血小板减少,外周血及骨髓幼稚细胞异常增多,占比大于20%,考虑符合急性白血病。骨髓细胞形态学及流式细胞免疫表型符合异常髓系细胞,存在t(8;21)(q22;q22)染色体易位,AML1/ETO融合基因阳性,综上所述考虑急性髓系白血病伴AML1/ETO诊断明确。根据美国国立综合癌症网络(NCCN)指南预后分层评为中危。

(四)初步诊断

分析上述病史、查体、辅助检查结果,支持以下诊断:急性髓系白血病伴AML1/ETO,中危。

二、治疗经过

(一)初步治疗

1. 治疗过程

(1)阿糖胞苷联合蒽环类诱导化疗:阿糖胞苷 100 mg/($m^2 \cdot d$),第 1~7 天,静脉滴注,伊达比星 10 mg/($m^2 \cdot d$),第 1~3 天,静脉滴注。

(2)成分血输注:必要时输注机采血小板、悬浮红细胞等,纠正患者出血、贫血倾向。

(3)控制感染:比阿培南 0.3 g q8h 静脉滴注。

(4)对症支持治疗:水化、碱化、降尿酸、维持水电解质平衡。

2. 思维引导 患者急性髓系白血病伴 AML1/ETO 诊断明确,诱导治疗首选阿糖胞苷联合蒽环类,确诊后应抓紧时间开始治疗,治疗分为诱导缓解治疗和缓解后治疗,目前阿糖胞苷联合蒽环类化疗药物组成的方案依然是绝大多数各年龄段 AML 患者的标准诱导缓解治疗方案,伴中等危险组或高危组细胞遗传学异常的患者应考虑造血干细胞移植。

治疗效果

1. 症状 患者体温逐渐降至正常,咳嗽、咳痰减轻。

2. 查体 贫血貌,全身皮肤散在瘀点,以双下肢为重,浅表淋巴结未触及,胸骨压痛,双肺呼吸音粗,双侧未闻及啰音,心率 78 次/min,律齐。腹软,无压痛,肝脾肋下未触及。双下肢无水肿。

3. 辅助检查 ①血常规+外周血细胞形态分类:白细胞 3.6×10^9/L,红细胞 2.2×10^{12}/L,血红蛋白 72 g/L,血小板 24×10^9/L;未见原始幼稚细胞。②凝血功能:正常。

(二)病情变化

入院后 3 周患者再次发热,最高体温 38.9 ℃,无畏寒、寒战,伴咳嗽、咳痰,痰为白色,易咳出,无胸闷、气短,查体贫血貌,双肺呼吸音粗,双侧肺底可闻及少量湿啰音,全身散在皮肤瘀点、瘀斑,以四肢为重。

1. 患者病情变化的可能原因及应对 骨髓抑制期粒细胞缺乏合并感染的可能,完善血培养、痰培养、炎症指标、真菌(1,3)-β-D 葡聚糖检测(G 试验)+半乳甘露糖抗原试验(GM 试验)、胸部 CT,动态监测血常规。

辅助化验及检查结果

(1)血常规:白细胞 0.9×10^9/L,红细胞 2.34×10^{12}/L,血红蛋白 72 g/L,血小板 38×10^9/L,中性粒细胞绝对值 0.19×10^9/L,血小板 17×10^9/L。

(2)炎症指标:CRP 30.25 mg/L,PCT 0.742 ng/mL。

(3)G 试验和 GM 试验:G 试验<37.5 pg/mL;GM 试验 0.38 μg/L。

(4)血培养、痰培养:培养 5 d 无细菌生长。

(5)胸部 CT:两肺炎症。

2.思维引导　患者初诊急性髓系白血病伴 *AML1/ETO*，予阿糖胞苷联合蒽环类诱导化疗，治疗初期血象逐渐下降，外周血细胞形态分类中原始幼稚细胞比例逐渐下降。目前化疗结束后 10 d 左右，血常规提示外周血细胞计数进行性下降，中性粒细胞绝对值<0.5×10⁹/L，提示粒细胞缺乏，血小板<20×10⁹/L，考虑进入骨髓抑制期。骨髓抑制期患者易合并感染、出血等，应积极予以抗生素、粒细胞集落刺激因子、重组人血小板生成素应用，以及成分血输注等。

治疗 2 周后

1.症状　无发热。

2.查体　贫血貌，全身皮肤无出血点，浅表淋巴结未触及，胸骨无压痛，双肺呼吸音清，未闻及啰音，心率 82 次/min，律齐。腹软，无压痛，肝脾肋下未触及。双下肢无水肿。

3.辅助检查

(1)血常规+外周血细胞形态分类：白细胞 4.6×10⁹/L，红细胞 2.71×10¹²/L，血红蛋白 96 g/L，血小板 205×10⁹/L；未见原始幼稚细胞。

(2)凝血功能：正常。

(3)骨髓涂片：符合急性髓系白血病治疗后完全缓解(CR)骨髓象。

(4)流式细胞检测术：未发现微量残留病灶(MRD)相关细胞。

(5)融合基因定量：*AML1/ETO* 0.0000%。*WT1* 0.02%。

(6)突变基因：*KIT* 基因突变阴性。

三、思考与讨论

急性髓系白血病是老年人中较为高发的恶性肿瘤之一，中位发病年龄为 65～70 岁。

根据该患者的临床症状、血常规检查结果，初次就诊时应高度怀疑急性白血病。骨髓形态学检测结果示原始粒细胞增多，支持 AML 的诊断，免疫表型特点：一般表达髓系抗原标志 CD13、CD33、MPO；该患者染色体核型为 45,X,-X,t(8;21)(q22;q22)[6]，融合基因 *AML1/ETO* 阳性，可诊断为伴重现性细胞遗传学异常的 AML，即急性髓系白血病伴 *AML1/ETO*。因该患者有 *KIT* 突变阳性，根据 NCCN 指南危险度分组，该患者为预后中等组。AML 一旦确诊后应尽早开始治疗，治疗分为诱导缓解治疗和缓解后治疗，目前阿糖胞苷联合蒽环类化疗药物组成的方案依然是绝大多数各年龄段 AML 患者的标准诱导缓解治疗方案，达到完全缓解后需要继续行强化巩固治疗，伴中等危险组或高危组细胞遗传学异常的患者在达到完全缓解后应考虑造血干细胞移植。

四、练习题

1.急性髓系白血病的诊断标准是什么？

2.伴有重现性遗传学异常的 AML 有哪些？

五、推荐阅读

[1]中华医学会血液学分会白血病淋巴瘤学组.中国成人急性髓系白血病(非急性早幼粒细胞白血病)诊疗指南(2021 年版)[J].中华血液学杂志,2021,42(8):617-623.

[2]TALLMAN M S, WANG E S, ALTMAN J K, et al. Acute Myeloid Leukemia, Version 3. 2019, NCCN Clinical Practice Guidelines in Oncology [J]. J Natl Compr Canc Netw,2019,17(6):721-749.

[3]沈悌,赵永强.血液病诊断及疗效标准[M].4 版.北京:科学出版社,2018.

(汤　平　朱尊民)

案例 7　急性早幼粒细胞白血病

一、病历资料

(一)门诊接诊

1. 主诉　间断发热 6 d,发现全血细胞减少 1 d。

2. 问诊重点　患者全血细胞减少,急性起病可能性大,应重点询问既往的血常规检验结果、有无全血细胞减少相关症状、诊治经过、治疗效果等。发热是常见的症状,血液系统疾病和非血液系统疾病均可见,应注意询问主要症状及伴随症状特点、诊治经过及治疗效果等。

3. 问诊内容

(1)诱发因素:有无受凉、劳累等诱发因素。

(2)主要症状:全血细胞减少常见于再生障碍性贫血、急性白血病、骨髓增生异常综合征、阵发性睡眠性血红蛋白尿症、急性造血功能停滞等血液系统疾病,以及系统性红斑狼疮等非血液系统疾病。应重点询问起病时间和起病特点,再生障碍性贫血、骨髓增生异常综合征、阵发性睡眠性血红蛋白尿症等可以隐匿慢性起病,在诱发因素影响下急性加重,而急性白血病通常急性起病。疾病的演变过程,血细胞计数有无进行性下降、能否恢复正常等。

(3)伴随症状:有无皮肤黏膜瘀点瘀斑、牙龈出血、腹痛、黑便、血尿、头痛、意识障碍等出血症状,如阵发性睡眠性血红蛋白尿症患者发作时尿液呈酱油或者浓茶色,而血小板减少引起的肉眼血尿多为鲜红色,头痛和意识障碍提示可能伴有脑出血,腹痛和黑便提示可能有上消化道出血;有无头晕、乏力、胸闷、恶心等贫血症状;有无间断发热、反复感染等白细胞减少相关症状。

(4)诊治经过:做过何种检验和检查,结果如何,以利于诊断和下一步检查;是否用药、用何种药,具体剂量、效果如何,以利于迅速选择药物。

(5)既往史:有无肝炎、艾滋病、结核等传染病病史,可以引起继发性再生障碍性贫血。有无系统性红斑狼疮等风湿免疫系统疾病,有无甲状腺功能减退等内分泌系统疾病,均可以引起一系或者多系血细胞减少。有无输血史。

(6)个人史:有无药物、化学和放射性毒物接触史,可以引起再生障碍性贫血、急性白血病等血液系统疾病。

(7)家族史:先天性骨髓造血衰竭性疾病如先天性角化不良、纯红细胞再生障碍性贫血、Fanconi贫血等有家族遗传倾向。

问诊结果

患者青年男性,学生,无脑血管、心脏疾病病史,无风湿免疫系统疾病病史,无甲状腺功能减退等内分泌疾病病史,无肝炎、结核、疟疾、伤寒病史,无药物、化学和放射性毒物接触史,无吸烟、饮酒史。患者于 6 d 前无明显诱因出现发热，最高体温 38.7 ℃，伴有畏寒，偶有咳嗽，无咳痰、寒战、胸闷、气短，服用布洛芬、蓝芩口服液，效果欠佳。1 d 前再次发热至校医院就诊，查血常规：白细胞 $1.4×10^9$/L，红细胞 $3.51×10^{12}$/L，血红蛋白 90 g/L，血小板 $64×10^9$/L，乏力、皮肤散在瘀点瘀斑，无血尿、黑便、腹痛、头痛，建议至医院进一步就诊。

4. 思维引导　患者青年男性，急性起病，既往体健，无肝病、风湿免疫系统疾病病史，无药物、化学和放射性毒物接触史，发热、乏力、皮肤散在瘀点瘀斑、全血细胞减少，考虑血液系统疾病可能性最大，需要重点鉴别再生障碍性贫血、急性白血病、骨髓增生异常综合征、阵发性睡眠性血红蛋白尿症、急性造血功能停滞等血液系统疾病。急性白血病患者可以表现为外周血血细胞减少，但外周血原始或幼稚细胞比例往往升高，可伴有肝脾、淋巴结肿大。骨髓增生明显活跃，原始或幼稚细胞比例大于 20%，典型的染色体易位如 t(15;17)(q22;q12) 等可协助确诊。再生障碍性贫血外周血无原始及幼稚细胞，网织红细胞比例和绝对值下降；骨髓增生程度低下，骨髓小粒空虚，造血细胞减少（巨核细胞明显减少或缺如；红系、粒系细胞均明显减少），脂肪细胞和/或非造血细胞（淋巴细胞、网状细胞、浆细胞、肥大细胞等）比例增高，网硬蛋白不增加。骨髓增生异常综合征可表现为一系、二系血细胞减少，也可表现为全血细胞减少，网织红细胞可以轻度升高，也可以不高甚至降低。骨髓多为增生性骨髓象，也可呈低增生性，一系、二系或三系血细胞发育异常，原始细胞比例可以升高，但小于 20%，典型的染色体异常包括 +8、-7/del(7q)、del(20q)、-5/del(5q) 和 -Y 等。阵发性睡眠性血红蛋白尿症有血红蛋白尿发作史，外周血红细胞、粒细胞膜上的 CD55、CD59 表达量明显下降，Ham 试验、糖水试验、蛇毒因子溶血试验可以阳性。

（二）体格检查

1. 重点检查内容及目的　患者血液系统疾病可能性大，应注意有无淋巴结、肝脾肿大，有无胸骨压痛，全身皮肤黏膜有无瘀点、瘀斑、黄染、皮疹、苍白，有无髓系肉瘤、皮肤浸润等。此外还应注意有无面部皮肤"蝶形"红斑、手指畸形等。

体格检查结果

T 38.2 ℃，P 80 次/min，R 20 次/min，BP 110/75 mmHg

轻度贫血貌，全身皮肤散在瘀点、瘀斑，以双下肢为重，双侧颈部、锁骨上、锁骨下、腋窝、腹股沟未及肿大淋巴结，胸骨无压痛，双肺呼吸音粗，未闻及干、湿啰音，心率 80 次/min，律齐，心脉率一致，各瓣膜听诊区未闻及杂音，无心包摩擦音。腹部柔软，无触痛、压痛及反跳痛，肝脾肋下未触及。双下肢无水肿。

2. 思维引导　患者皮肤瘀点、瘀斑考虑与血小板减少相关，无淋巴结及肝脾肿大，需进一步行实验室检查，血常规+网织红细胞计数+外周血细胞形态分类、尿常规、凝血功能、传染病、肝功能、肾功能、溶血试验，骨髓穿刺送骨髓涂片，根据初步结果必要时做融合基因、染色体核型和/或 FISH、基因突变检测、骨髓活检等，明确诊断。

（三）辅助检查

1. 主要内容及目的

（1）血常规+网织红细胞计数+外周血细胞形态分类：明确有无原始及幼稚细胞，判断增生程度。

（2）肝肾功能、电解质：判断有无溶血、肝肾功能的损害、内环境紊乱。

（3）传染病：重点明确有无乙型病毒性肝炎，排除继发性再生障碍性贫血。

（4）甲状腺功能：判断有无甲状腺功能异常引起的全血细胞减少。

（5）凝血功能：协助判断出血倾向的严重程度。

（6）溶血试验：明确有无PNH。

（7）骨髓涂片：判断骨髓增生程度，各类及各阶段细胞比例及细胞形态发育有无异常，有无非造血系统细胞浸润等。

（8）流式细胞检测术：明确各系血细胞免疫表型，判断有无发育异常及克隆性增生。

（9）染色体核型和/或荧光原位杂交技术：明确有无细胞遗传学异常。

（10）融合基因筛查：明确有无分子学异常。

（11）基因突变检测：明确有无分子学异常。

（12）颈部浅表淋巴结彩超：判断淋巴结有无肿大。

（13）腹部彩超：判断肝脾有无肿大。

（14）胸部CT：判断有无肺部感染。

辅助化验及检查结果

（1）血常规+网织红细胞计数+外周血细胞形态分类：白细胞$1.5×10^9$/L，红细胞$2.99×10^{12}$/L，血红蛋白92 g/L，血小板$38×10^9$/L；网织红细胞百分数0.89%，网织红细胞绝对值$26.2×10^9$/L；早幼粒细胞75%，中性中幼粒细胞2%，中性分叶核粒细胞3%，中性杆状核粒细胞2%，淋巴细胞18%。

（2）肝肾功能、电解质、传染病、甲状腺功能溶血试验：正常。

（3）凝血功能：凝血酶原时间20.7 s，凝血酶原时间活动度39.0%，纤维蛋白原0.34 g/L，凝血酶时间23.80 s，D-二聚体8.3 mg/L，纤维蛋白降解产物75.1 mg/L，其余正常。

（4）骨髓涂片：①骨髓增生明显活跃。②粒系增生明显活跃，异常早幼粒细胞占87.2%，此类细胞核不规则、核染色质细致、核仁可见、浆量丰富，可见内外浆，浆内可见粗大细小颗粒，可见奥氏（Auer）小体。髓过氧化物酶（MPO）：强阳性。余阶段细胞比值减低或缺如。③红系增生受抑，各阶段细胞比值减低，形态大致正常。成熟红细胞大小不等，血红蛋白充盈可。④淋巴细胞占7.0%，形态大致正常。⑤全片见巨核细胞6个，其中幼巨核细胞1个，颗粒巨核细胞3个，产板巨细胞1个，裸巨细胞1个，血小板散在少见。⑥NAP：成熟中性粒细胞数过少无法计数。

（5）流式细胞检测术：发现占有核细胞85.4%的异常早幼粒细胞，表达CD13、CD33、CD38、CD64、CD71、CD123、cMPO，部分表达CD117，不表达CD34、HLA-DR、CD11b、CD14、CD56，考虑表型特征符合急性早幼粒细胞白血病。

（6）染色体核型：46,XY,t(15;17)(q24;q21)[5]。

（7）荧光原位杂交技术：统计500个细胞，其中*PML-RARα*基因融合细胞占91.0%，为阳性。

（8）融合基因筛查：*PML-RARα*融合基因阳性。

（9）基因突变检测：*TET2*基因突变阳性。

（10）彩超：脂肪肝，脾不大，浅表淋巴结未见肿大。

（11）胸部CT：未见明显异常。

2.思维引导　患者青年男性，急性起病，全血细胞减少，外周血及骨髓幼稚细胞异常增多，占比大于20%，考虑符合急性白血病诊断。异常幼稚细胞内可见Auer小体，细胞形态学及流式细胞免疫表型符合异常早幼粒细胞，存在t(15;17)(q24;q21)异位，*PML-RARα*融合基因阳性，综上所述考虑急性早幼粒细胞白血病诊断明确。根据初诊白细胞计数及初诊血小板计数进行全反式维甲酸（ATRA）联合化疗作为一线治疗模式下的预后分层。①低危：WBC$<10\times10^9$/L，PLT$\geqslant40\times10^9$/L；②中危：WBC$<10\times10^9$/L，PLT$<40\times10^9$/L；③高危：WBC$\geqslant10\times10^9$/L。根据初诊白细胞计数进行ATRA联合砷剂作为一线治疗模式下的预后分层。①低危：WBC$<10\times10^9$/L。②高危：WBC$\geqslant10\times10^9$/L。

（四）初步诊断

分析上述病史、查体、辅助检查结果，支持以下诊断：①急性早幼粒细胞白血病（低危）；②凝血功能异常。

二、治疗经过 》》》

（一）初步治疗

1. 治疗过程

（1）全反式维甲酸（ATRA）联合三氧化二砷（亚砷酸）诱导化疗：ATRA 25 mg/（m^2·d）口服，亚砷酸0.16 mg/（kg·d）静脉滴注，直至完全缓解，总共约1个月。

（2）成分血输注：必要时输注机采血小板、悬浮红细胞、新鲜冰冻血浆、冷沉淀等，纠正患者出血、贫血倾向。

（3）促血小板生成：重组人血小板生成素15 000 U皮下注射。

（4）控制感染：比阿培南0.3 g q8h 静脉滴注。

（5）对症支持治疗：水化、碱化、降尿酸、维持水电解质平衡。

2. 思维引导　患者急性早幼粒细胞白血病诊断明确，对于低（中）危患者治疗首选ATRA联合砷剂，确诊后应立即给予ATRA联合亚砷酸诱导化疗，治疗中根据白细胞计数酌情加用羟基脲、蒽环类药物或者阿糖胞苷。急性早幼粒细胞白血病易合并凝血功能障碍，应当严密监测凝血功能和血小板计数，及时对症处理，警惕严重的出血症状发生。化疗过程中应当密切监测肝肾功能，预防肝肾功能损害发生。另外，应当高度警惕诱导分化导致的分化综合征，通常发生于初诊或复发患者，主要临床表现有不明原因发热、呼吸困难、胸腔或心包积液、肺部浸润、肾衰竭、低血压、体重增加5 kg。应常规监测血常规。出入量、体重、呼吸状况，当WBC$>10\times10^9$/L并持续增长时，应考虑ATRA或亚砷酸停用或者减量，尽早使用地塞米松（10 mg，静脉注射，2次/d）。

治疗效果

1. 症状　1周后患者未再发热。

2. 查体　轻度贫血貌，全身皮肤散在瘀点、瘀斑，以双下肢为重，双侧颈部、锁骨上、锁骨下、腋窝、腹股沟未及肿大淋巴结，胸骨无压痛，双肺呼吸音粗，双侧肺底闻及少量湿啰音，心率110次/min，律齐，心脉率一致，各瓣膜听诊区未闻及杂音，无心包摩擦音。腹部柔软，无触痛、压痛及反跳痛，肝、脾肋下未触及。双下肢轻度水肿。

3. 辅助检查　①血常规+外周血细胞形态分类：白细胞15.2$\times10^9$/L，红细胞1.9$\times10^{12}$/L，血红蛋白68 g/L，血小板20$\times10^9$/L；早幼粒细胞0%，中性中幼粒细胞1%，中性晚幼粒细胞4%，中性分叶核粒细胞79%，中性杆状核粒细胞6%，淋巴细胞10%。②凝血功能：正常。

（二）病情变化

入院后3周患者再次发热，最高体温39.0 ℃，伴有畏寒、寒战、咳嗽、咳痰，痰为黄色，易咳出，无胸闷、气短,贫血貌,结膜苍白,双肺呼吸音粗,双侧肺底可闻及少量湿啰音,全身散在皮肤瘀点、瘀斑,以四肢为重。

1. **患者病情变化的可能原因及应对** 骨髓抑制期合并感染的可能,完善血培养、炎症指标、G 试验+GM 试验、胸部 CT,动态监测血常规、凝血功能。

辅助化验及检查结果

(1)血常规:白细胞 0.8×10^9/L,红细胞 1.5×10^{12}/L,血红蛋白 60 g/L,血小板 38×10^9/L,中性粒细胞绝对值 0.3×10^9/L。

(2)CRP 及 PCT:CRP 24.45 mg/L,PCT 0.724 ng/mL。

(3)血培养:培养 5 d 无细菌生长。

(4)凝血功能:凝血酶原时间 15.2 s,凝血酶原时间活动度 60.0%,纤维蛋白原 1.81 g/L,其余正常。

(5)胸部 CT:两肺炎症。双侧胸腔积液,双侧胸膜增厚,脂肪肝。

2. **思维引导** 患者初诊急性早幼粒细胞白血病,ATRA 联合亚砷酸诱导化疗,治疗初期随着诱导分化外周血白细胞计数逐渐增加,外周血细胞形态分类中中性早幼粒细胞比例逐渐下降,其间根据白细胞计数酌情加用柔红霉素。目前化疗 3 周左右,血常规提示外周血细胞计数进行性下降,中性粒细胞绝对值<0.5×10^9/L,提示粒细胞缺乏,考虑进入骨髓抑制期。骨髓抑制期患者易合并感染、出血等,应积极予以抗生素、粒细胞集落刺激因子、重组人血小板生成素应用,以及成分血输注等。

治疗 2 周后

1. **症状** 无发热。

2. **查体** 轻度贫血貌,全身皮肤无出血点,双侧颈部、锁骨上、锁骨下、腋窝、腹股沟未及肿大淋巴结,胸骨无压痛,双肺呼吸音清,双侧肺底未闻及干、湿啰音,心率 98 次/min,律齐,心脉率一致,各瓣膜听诊区未闻及杂音,无心包摩擦音。腹部柔软,无触痛、压痛及反跳痛,肝脾肋下未触及。双下肢无水肿。

3. **辅助检查**

(1)血常规+外周血细胞形态分类:白细胞 4.5×10^9/L,红细胞 3.0×10^{12}/L,血红蛋白 92 g/L,血小板 250×10^9/L;中性晚幼粒细胞 3%,中性分叶核粒细胞 80%,中性杆状核粒细胞 2%,淋巴细胞 15%。

(2)凝血功能:正常。

(3)骨髓涂片:符合急性早幼粒细胞白血病治疗后完全缓解(CR)骨髓象。

(4)流式细胞检测术:未发现 MRD 相关细胞。

(5)融合基因定量:*PML-RARα/ABL* 0.0000%。

三、思考与讨论

急性早幼粒细胞白血病(APL)是一种特殊类型的急性髓系白血病,易见于中青年人,平均发病年龄为 44 岁,占同期 AML 的 10%~15%。绝大多数患者具有特异性染色体易位 t(15;17)(q22;

q12），形成 *PML-RARα* 融合基因,其蛋白产物导致细胞分化阻滞和凋亡不足,是 APL 发生的主要分子机制。由于 ATRA 及砷剂的规范化临床应用,急性早幼粒细胞白血病已成为无须造血干细胞移植即可治愈的白血病,但初诊时临床表现十分凶险,常因严重凝血功能异常诱发致命性出血事件,早期死亡率较高。对于中/低危患者诱导治疗获得 CR 后,继续进入巩固治疗:ATRA 25 mg/($m^2 \cdot$ d），连用 2 周,间歇 2 周,为 1 个疗程,共 7 个疗程。亚砷酸 0.16 mg/($kg \cdot$ d)或者复方黄黛片60 mg/($kg \cdot$ d),连用 4 周,间歇 4 周,为 1 个疗程,共 4 个疗程,总计约 7 个月。其间动态监测流式 MRD 及融合基因定量,若持续阴性,则可进入维持治疗:每 3 个月为 1 个周期。第 1 个月:ATRA 25 mg/($m^2 \cdot$ d),连用 2 周,间歇 2 周;第 2 个月和第 3 个月亚砷酸 0.16 mg/($kg \cdot$ d)或复方黄黛片60 mg/($kg \cdot$ d),连用 2 周,间歇 2 周。完成 3 个周期,维持治疗期共计 9 个月。为预防中枢神经系统白血病,诱导达 CR 后应当行腰椎穿刺联合鞘内注射,低/中危患者至少 3 次,高危患者至少 6 次。

四、练习题

1. 急性早幼粒细胞白血病的诊断标准是什么?

2. 分化综合征的临床表现有哪些?

3. 如何预防中枢神经系统白血病?

五、推荐阅读

[1]中华医学会血液学分会,中国医师协会血液科医师分会. 中国急性早幼粒细胞白血病诊疗指南(2018 年版)[J]. 中华血液学杂志,2018,39(3):179-183.

[2]TALLMAN M S,WANG E S,ALTMAN J K,et al. Acute Myeloid Leukemia,Version 3. 2019,NCCN Clinical Practice Guidelines in Oncology [J]. J Natl Compr Canc Netw,2019,17(6):721-749.

[3]沈悌,赵永强. 血液病诊断及疗效标准[M]. 4 版. 北京:科学出版社,2018.

（刘　超　朱尊民）

案例 8　**急性 B 淋巴细胞白血病**

一、病历资料

(一)门诊接诊

1. 主诉　间断性发热 1 月余。

2. 问诊重点　患者以间断性发热为主要不适。发热涉及病症较多,主要问诊发热热型、热峰、变化趋势、伴随症状。同时要注意呼吸、消化系统等常见感染部位表现。另外,治疗过程和辅助检查结果也要详细问诊。对于伴有明显异常的实验室结果要仔细问诊。

3. 问诊内容

(1)诱发因素:有无外伤、劳累、情绪障碍等诱发因素。

(2)主要症状:发热的原因很复杂,需要详细的病史采集,来帮助诊断发热病因,对于发热的问诊要点如下:①发热史,包括发热的发病时间,发热持续时间,热型,热度等。②发热伴发症状,如有无寒战、皮疹、关节痛、尿频、尿急、尿痛、咳嗽、咳痰、腹痛、腹泻等伴发症状。③发热规律,发热是否有节律性,是否有季节性,发热起始和缓解的因素等。

(3)伴随症状:注意问诊其他系统表现,如有无发热、咳嗽、咳痰、腹痛、腹泻、头痛、头晕、皮肤或脏器出血等。

(4)诊治经过:做过何种检验和检查,结果如何,以利于诊断和下一步检查;是否用药、用何种药,具体剂量、效果如何,以利于迅速选择药物。

(5)既往史:有无肝炎、艾滋病、结核等传染病病史,可以引起继发性再生障碍性贫血。有无系统性红斑狼疮等风湿免疫系统疾病,有无甲状腺功能减退等内分泌系统疾病,均可以引起一系或者多系血细胞减少。有无输血史。

(6)个人史:有无药物、化学和放射性毒物接触史,可以引起再生障碍性贫血、急性白血病等血液系统疾病。

(7)家族史:先天性骨髓造血衰竭性疾病如先天性角化不良、纯红细胞再生障碍性贫血、Fanconi贫血等有家族遗传倾向。

问诊结果

患者青年男性,公务员,无脑血管、心脏疾病病史,无风湿免疫系统疾病病史,无甲状腺功能减退等内分泌疾病病史,无肝炎、结核、疟疾、伤寒病史,无药物、化学和放射性毒物接触史,无吸烟、饮酒史。患者于1个月前无明显诱因出现发热,最高达38.5 ℃,伴乏力等。当地查血常规:白细胞$20.6×10^9$/L,血红蛋白119 g/L,血小板$110×10^9$/L,外周血细胞形态可见较多原始及幼稚细胞。胸部CT右肺中叶、下叶磨玻璃结节。建议至医院进一步就诊。

4.思维引导　患者青年男性,急性起病,部分急性白血病是以发热为早期的表现,主要是由于粒细胞缺乏造成的感染,或者是白血病本身造成的肿瘤性发热。此外,由于正常的白细胞减少,患者常合并感染,感染部位有上呼吸道、肺部、口腔等。发热是急性白血病的最常见症状,热型和发热程度不同。主要原因是由于各种病原体引起,如细菌(包括结核菌)、衣原体、支原体、病毒、真菌等。

(二)体格检查

1.重点检查内容及目的　患者血液系统疾病可能性大,应注意有无淋巴结、肝脾肿大,有无胸骨压痛,全身皮肤黏膜有无瘀点、瘀斑、黄染、皮疹、苍白,有无髓系肉瘤、皮肤浸润等。此外还应注意有无面部皮肤"蝶形"红斑、手指畸形等。

体格检查结果

T 36.5 ℃,P 80 次/min,R 22 次/min,BP 110/65 mmHg

轻度贫血貌,全身皮肤散在瘀点、瘀斑,双侧颈部、锁骨上、锁骨下、腋窝、腹股沟未及肿大淋巴结,胸骨有压痛,双肺呼吸音粗,未闻及干、湿啰音,心率80 次/min,律齐,心脉率一致,各瓣膜听诊区未闻及杂音,无心包摩擦音。腹部柔软,无触痛、压痛及反跳痛,肝脾肋下未触及。双下肢无水肿。

2.思维引导　患者发热主要和感染相关。同时要注意伴发乏力等症状。需进一步行实验室检查,血常规+网织红细胞计数+外周血细胞形态分类、尿常规、凝血功能、传染病、肝功能、肾功能、溶血试验,骨髓穿刺送骨髓涂片,根据初步结果必要时做融合基因、染色体核型和/或 FISH、基因突变检测,骨髓活检等,明确诊断。

（三）辅助检查

1. 主要内容及目的

（1）血常规+网织红细胞计数+外周血细胞形态分类：明确有无原始及幼稚细胞，判断增生程度。

（2）肝肾功能、电解质：判断有无溶血、肝肾功能的损害、内环境紊乱。

（3）传染病：重点明确有无乙型病毒性肝炎，排除继发性再生障碍性贫血。

（4）甲状腺功能：判断有无甲状腺功能异常引起的全血细胞减少。

（5）凝血功能：协助判断出血倾向的严重程度。

（6）溶血试验：明确有无PNH。

（7）骨髓涂片：判断骨髓增生程度，各类及各阶段细胞比例及细胞形态发育有无异常，有无非造血系统细胞浸润等。

（8）流式细胞检测术：明确各系血细胞免疫表型，判断有无发育异常及克隆性增生。

（9）染色体核型和/或荧光原位杂交技术：明确有无细胞遗传学异常。

（10）融合基因筛查：明确有无分子学异常。

（11）基因突变检测：明确有无分子学异常。

（12）颈部浅表淋巴结彩超：判断淋巴结有无肿大。

（13）腹部彩超：判断肝、脾有无肿大。

（14）胸部CT：判断有无肺部感染。

辅助化验及检查结果

（1）血常规+网织红细胞计数+外周血细胞形态分类：白细胞 $3.48×10^9$/L，血红蛋白 85 g/L，血小板 $170×10^9$/L；中性中幼粒细胞95%，淋巴细胞4.2%。

（2）肝肾功能、电解质、传染病、甲状腺功能溶血试验：正常。

（3）凝血功能：凝血酶原时间 9.90 s，凝血酶原时间活动度122%，纤维蛋白原 4.42 g/L，凝血酶时间 12.9 s，D-二聚体 0.63 mg/L，纤维蛋白降解产物 4.72 mg/L。

（4）骨髓涂片：①骨髓增生极度活跃。②粒系受抑制。③红系增生受抑。④淋巴细胞异常增生，原+幼淋巴细胞占98%，该类细胞胞体大小不等，类圆形，胞质边缘可见瘤状突起，浆量中等，染蓝色，偶见空泡，胞核类圆形。⑤全片见巨核细胞0个。

（5）流式细胞检测术：原幼细胞占76.1%。高表达CD34、CD10、CD19、CD38、CD58，部分表达CD22，CD123，少量表达HLA-DR，其他分化抗原和胞浆抗原均不表达，提示为异常幼稚B淋巴细胞。

（6）染色体核型：46，XY，可见Ph染色体（费城染色体）和1q+扩增。

（7）融合基因筛查：BCR-ABL（P190）阳性，其余阴性。

（8）基因突变检测：阴性。

（9）彩超：脂肪肝，脾稍大，浅表淋巴结未见肿大。

（10）胸部CT：未见明显异常。

---

2. 思维引导

患者青年男性，急性起病，发热，外周血白细胞异常增高，可见大量原始幼稚细胞，伴有血小板减少。骨髓形态、流式细胞学和染色体、融合基因结果均支持急性B淋巴细胞白血病（Ph染色体阳性）。急性淋巴细胞白血病（acute lymphoblastic leukemia，ALL）与其他白血病一样，白血病细胞的发生和发展起源在造血祖细胞或干细胞。目前，对于其病因及发病机制尚未完全清楚,但与一些危险因素有关。①遗传及家族因素:大约5%ALL与遗传因素相关。特别是一些有遗传倾向综合征的患者白血病发病率增高。②环境影响:电离辐射作为人类白血病诱因之一已被肯定,但机制未明,特别在遭受核辐射后的人群ALL发病明显增多。化学物质如苯及苯同类物、烷化剂被认为与人类白血病密切相关。③基因改变:所有ALL细胞都有获得性基因改变,包括染色体数目和结构易位、倒位、缺失、点突变及重复等变化。ALL在成人中占成人白血病的20%左右。依据ALL不同的生物学特性制订相应的治疗方案已取得较好疗效,大约80%的儿童和30%的成人能够获得长期无病生存,并且有治愈的可能。

(四)初步诊断

分析上述病史、查体、辅助检查结果,支持以下诊断:急性B淋巴细胞白血病(Ph染色体阳性),高危。

二、治疗经过

(一)初步治疗

1. 治疗过程

(1)VDCP化疗:高危急淋患者,治疗策略以化疗后异基因造血干细胞移植为主方向。在充分化疗深度缓解后行异基因造血干细胞移植是获得治愈的唯一途径。对于Ph染色体阳性B-ALL,一般主张化疗联合酪氨酸激酶抑制剂(TKI)治疗,对于长期预后明显阳性作用。

(2)成分血输注:必要时输注机采血小板、悬浮红细胞、新鲜冰冻血浆、冷沉淀等,纠正患者出血、贫血倾向。

(3)其他:对症支持治疗。

2. 思维引导

伴Ph染色体,即t(9,22)(q34;q11)的ALL为极高危组,常伴有附加染色体异常,免疫分型诊断以CD10$^+$的前B细胞型为主,部分协同表达髓系抗原,CD34$^+$患者占一半以上。Ph+ALL发生率随年龄增加显著增高,在≤15岁、15~40岁、40~60岁以及≥60岁各年龄阶段发生率为2%~5%、18%、46%和35%。具有发病年龄偏高(大于10岁)和初诊时白细胞计数高,幼稚细胞数高,血小板计数较低,FAB-L2型,肝脾肿大和常有中枢神经系统白血病(CNS-L)等临床特征。虽然标准诱导缓解化疗方案也可以取得完全缓解(CR),但由于疾病的早期耐药,获得的缓解期,生存期短。中位生存时间为8~16个月,无病生存率(DFS)不超过10%。CR1期行异基因造血干细胞移植(allo-HSCT),Ph+ALL中30%~65%的患者可以获得长期生存,但据IBMTR统计的数据仍有34%的复发率,而在CR2/CR3期或者作为挽救治疗进行allo-HSCT,2年的DFS分别为17%和5%。

甲磺酸伊马替尼选择性结合bcr/abl的酪氨酸激酶区,降解其活性导致细胞凋亡,在慢性粒细胞病白血病的治疗中取得了极大的成功。也有越来越多的证据表明,伊马替尼在作为Ph+ALL标准治疗的一部分能够提高完全缓解率和缓解质量,延长患者生存时间。

治疗效果

1. 症状 无发热、出血、贫血症状。

2. 查体 贫血貌,全身皮肤无瘀点、瘀斑,双侧颈部、锁骨上、锁骨下、腋窝、腹股沟未及肿大淋巴结,胸骨无压痛,双肺呼吸音稍粗,双侧肺底闻及少量湿啰音,心率76次/min,律齐,心脉率一致,各瓣膜听诊区未闻及杂音,无心包摩擦音。腹部柔软,无触痛、压痛及反跳痛,肝脾肋下未触及。双下肢轻度水肿。

3. 辅助检查

(1) 血常规: 白细胞 $6.4 \times 10^9/L$, 红细胞 $4.90 \times 10^{12}/L$, 血红蛋白 103 g/L, 血小板 $99 \times 10^9/L$。

(2) 凝血功能: 正常。

(3) 骨髓涂片: 增生活跃, 未见异常原始幼稚淋巴细胞。

(4) 流式细胞检测术: 未发现 MRD 相关细胞。

(5) 融合基因定量: 阴性。

三、思考与讨论

费城染色体阳性急性淋巴细胞性白血病(Ph+ALL)既往一直被视为是 ALL 中预后较差的亚型。单用化疗的完全缓解率(CR)至少比 Ph 染色体阴性的 ALL 低 10%, 中位生存 8 个月左右,5 年无事件生存率(EFS)<20%。近 10 年来,TKI 的引入使几乎所有的患者获得完全血液学缓解。Ph+ALL 治疗中联合 TKI 已成为治疗成功的基本要素,诱导治疗中 TKI 联合化疗毒性较小药物的方案,可使患者更快、更安全地获得血液学缓解。缓解后 allo-HSCT 仍然是目前治愈患者的金标准,由于 TKI 联合化疗也彰显出可能获得长期生存的作用,至少在儿童 Ph+ALL 和配型不好的 allo-HSCT 不在 CR1 期推荐,如何平衡高危移植方法的不良反应和不进行 allo-HSCT 而复发的高风险是今后应该研究和关注的问题。复发和耐药仍然是治疗上的重要挑战。对多靶点 TKI 药物作为一线治疗是否有优势,以及缓解后维持治疗和免疫治疗、auto-HSCT 的作用和地位都应该深入探讨。根据微量残留病灶监测结果进行疾病危险度分层,调整治疗方案,采用个性化的治疗方式,将进一步改善 Ph+ALL 患者的疗效和预后。

四、练习题

1. Ph 染色体阳性急性 B 淋巴细胞白血病的诊断标准是什么?

2. Ph 染色体阳性急性 B 淋巴细胞白血病的处理有哪些?

五、推荐阅读

[1] 中国抗癌协会血液肿瘤专业委员会,中华医学会血液学分会白血病淋巴瘤学组. 中国成人急性淋巴细胞白血病诊断与治疗指南(2016 年版)[J]. 中华血液学杂志,2016,37(10):837-845.

[2] 刘霆. 中国成人急性淋巴细胞白血病诊断与治疗专家共识——Ph 阳性急性淋巴细胞白血病治疗解读与思考[J]. 中华血液学杂志,2013,34(11):997-1000.

[3] 沈悌,赵永强. 血液病诊断及疗效标准[M]. 4 版. 北京:科学出版社,2018.

(邢海洲   朱尊民)

案例 9　**慢性髓细胞性白血病**

一、病历资料　>>>

(一)门诊接诊

1. 主诉　体检发现白细胞增高4个月。

2. 问诊重点　患者体检发现白细胞增高4个月,慢性起病可能性大,应重点询问既往是否有感染性疾病史、服药史,月经是否规律,是否妊娠,是否有乏力、低热、盗汗、左上腹胀满、体重下降等症状。查体时应注意有无淋巴结、肝脾肿大等体征。患者体检发现白细胞增高,询问血常规检验结果、有无白细胞增高相关症状、诊治经过、治疗效果等。

3. 问诊内容

(1)诱发因素:有无感染史、服药史等诱发因素。

(2)主要症状:白细胞增高或伴有血小板增高应首先排除类白细胞反应,如感染、药物、妊娠、恶性肿瘤、应激状态等,然后考虑血液系统疾病,如骨髓增殖性肿瘤,包括慢性髓细胞性白血病(CML)和骨髓纤维化等。对于其他原因引起的脾大,如血吸虫病、慢性疟疾、黑热病、肝硬化、脾功能亢进等均有脾大。

(3)伴随症状:有无乏力、低热、多汗或盗汗、体重减轻等代谢亢进的症状,全身浅表淋巴结有无肿大,脾是否肿大,有无左上腹坠胀感,胸骨是否有压痛,当白细胞显著增高时,可有眼底充血及出血。

(4)诊治经过:做过何种检验和检查,结果如何,以利于诊断和下一步检查;是否用药、用何种药,具体剂量、效果如何,以利于迅速选择药物。

(5)既往史:有无感染、恶性肿瘤等基础疾病,可以引起继发性白细胞增高。有无骨髓纤维化等血液系统疾病,有无输血史。

(6)个人史:有无药物、化学和放射性毒物接触史,可以引起白细胞增高。

(7)家族史:是否有遗传学疾病。

问诊结果

患者青年女性,公务员,患者于4个月前受凉后流涕、咽痛、低热,就诊社区医院,查血常规:白细胞17×10^9/L,红细胞3.51×10^{12}/L,血红蛋白118 g/L,血小板390×10^9/L。诊断"上呼吸道感染"。予以阿奇霉素和清热解毒冲剂治疗。10 d后症状消失。3个月前,患者于社区医院复查血常规:白细胞14×10^9/L,红细胞3.91×10^{12}/L,血红蛋白122 g/L,血小板378×10^9/L。2周前,患者在单位年度常规体检时查血常规:白细胞25×10^9/L,红细胞3.69×10^{12}/L,血红蛋白129 g/L,血小板420×10^9/L,腹部彩超示脾大小形态失常,长径164 mm,厚径60 mm,脾静脉14 mm,实质回声不均匀,其余未见异常。患者无不适症状,食欲睡眠好,体重无减轻,大小便正常。既往体健,月经规律,无脑血管、心脏疾病病史,无风湿免疫系统疾病病史,无甲状腺功能减退等内分泌疾病病史,无肝炎、结核、疟疾、伤寒病史,无药物、化学和放射性毒物接触史,无吸烟、饮酒史。家族史无特殊。

4.思维引导　患者青年女性,慢性起病,白细胞偏高,既往上呼吸道感染史,无肝病、风湿免疫系统疾病病史,无药物、化学和放射性毒物接触史,考虑血液系统疾病可能性较大,需要重点鉴别类白血病反应、骨髓纤维化、慢性髓细胞性白血病(CML)等血液系统疾病。类白血病反应常并发于严重感染、恶性肿瘤等基础疾病,并有相应原发病的临床表现。粒细胞胞质中常有中毒颗粒和空泡。嗜酸性粒细胞和嗜碱性粒细胞不增多。中性粒细胞碱性磷酸酶(NAP)染色反应强阳性。Ph 染色体及 *BCR-ABL* 融合基因阴性。血小板和血红蛋白大多正常。原发病控制后,白细胞恢复正常。慢性髓细胞性白血病(CML)常伴有血小板增高和脾大,具有特征性的细胞遗传学和分子学标志:Ph 染色体和 *BCR-ABL* 融合基因阳性。原发性骨髓纤维化,脾大显著,血象中白细胞增多,并出现幼粒细胞等,易与 CML 混淆。但骨髓纤维化外周血白细胞数一般比 CML 少,多不超过 $30×10^9/L$。NAP 染色阳性。此外幼红细胞持续出现于外周血中,红细胞形态异常,特别是泪滴状红细胞易见,Ph 染色体及 *BCR-ABL* 融合基因阴性。患者可存在 *JAK2V617F*、*CALR*、*MPL* 基因突变。多次多部位骨髓穿刺干抽。骨髓活检网状纤维染色阳性。

(二)体格检查

1.重点检查内容及目的　患者血液系统疾病可能性大,应注意有无淋巴结、肝脾肿大,有无胸骨压痛,全身皮肤黏膜有无瘀点、瘀斑、黄染、皮疹、苍白,有无髓系肉瘤、皮肤浸润等。此外还应注意有无脾大,是否有左上腹坠胀感等。

体格检查结果

T 36.8 ℃,P 75 次/min,R 19 次/min,BP 115/72 mmHg

正常面容,全身皮肤无瘀点瘀斑,双侧颈部、锁骨上、锁骨下、腋窝、腹股沟未及肿大淋巴结,胸骨无压痛,双肺呼吸音粗,未闻及干、湿啰音,心率75 次/min,律齐,心脉率一致,各瓣膜听诊区未闻及杂音,无心包摩擦音。腹部柔软,无触痛、压痛及反跳痛,肝肋下未触及,脾大,肋下3 cm,未超过脐水平线,质坚实,无压痛。双下肢无水肿。

2.思维引导　患者一般情况可,查体脾大,需进一步行实验室检查血常规+外周血细胞形态分类、尿常规、凝血功能、传染病筛查、肝功能、肾功能,骨髓穿刺送骨髓涂片,根据初步结果必要时做融合基因、染色体核型、基因突变检测、骨髓活检等,明确诊断。

(三)辅助检查

1.主要内容及目的

(1)血常规+外周血细胞形态分类:明确有无原始及幼稚细胞。

(2)肝肾功能、电解质:判断有无溶血、肝肾功能的损害、内环境紊乱。

(3)传染病:重点明确有无乙型病毒性肝炎。

(4)甲状腺功能:判断有无甲状腺功能异常。

(5)凝血功能:协助判断出血倾向的严重程度。

(6)骨髓涂片:判断骨髓增生程度,各类及各阶段细胞比例及细胞形态发育有无异常,有无非造血系统细胞浸润等。

(7)染色体核型和/或荧光原位杂交技术:明确有无细胞遗传学异常。

(8)融合基因筛查:明确有无分子学异常。

(9)基因突变检测:明确有无分子学异常。

(10)颈部浅表淋巴结彩超:判断淋巴结有无肿大。

（11）腹部彩超：判断肝、脾有无肿大。

（12）胸部 CT：判断有无肺部感染。

辅助化验及检查结果

（1）血常规+外周血细胞形态分类：白细胞 $41×10^9/L$，红细胞 $3.28×10^{12}/L$，血红蛋白 110 g/L，血小板 $547×10^9/L$；原始粒细胞 1%，中幼粒细胞 2%，晚幼粒细胞 2%，中性分叶核粒细胞 42%，中性杆状核粒细胞 11%，淋巴细胞 20%，单核细胞 4%，嗜碱性粒细胞 8%，嗜酸性粒细胞 8%。

（2）肝肾功能、传染病、电解质、甲状腺功能：正常。

（3）凝血功能：正常。

（4）骨髓涂片：①骨髓增生明显活跃。②以粒系增生为主，粒：红=8：1，原粒细胞 6%，中、晚幼粒细胞和杆状核粒细胞增多，嗜酸性粒细胞 6%，嗜碱性粒细胞 9%。③NAP：阴性。④巨核细胞 90 个。

（5）染色体核型：$46,XX,t(9;22)(q34;q11)[20]$。

（6）融合基因筛查：$BCR-ABL$ mRNA 阳性，$BCR-ABL/ABL=85.5\%$。

（7）基因突变检测：$JAK2V617F$ 基因突变阴性。

（8）彩超：脾大小形态失常，长径 167 mm，厚径 56 mm，脾静脉 13 mm，实质回声不均匀，余未见异常。

（9）胸部 CT：未见明显异常。

2.思维引导 患者青年女性，慢性起病，外周血白细胞增高，骨髓少见成熟中性粒细胞，原粒细胞 6%，$t(9;22)(q34;q11)$，$BCR-ABL$ mRNA 阳性，$BCR-ABL/ABL=85.5\%$。考虑符合慢性髓细胞性白血病慢性期（CML-CP）诊断。年轻的初发的 CML-CP 患者，宜首选伊马替尼作为一线治疗，定期进行血液学、细胞遗传学和分子学检测，若疗效满意，继续原治疗，若治疗失败，可选择第二代酪氨酸激酶抑制剂、allo-HSCT 或临床试验。

（四）初步诊断

分析上述病史、查体、辅助检查结果，支持以下诊断：慢性髓细胞性白血病慢性期（CML-CP）。

二、治疗经过

（一）初步治疗

1.治疗过程 伊马替尼 400 mg qd。

2.思维引导 患者慢性髓细胞性白血病慢性期（CML-CP）诊断明确，对于年轻患者治疗首选伊马替尼。慢性期血液学不良反应：中性粒细胞计数（ANC）$<1.0×10^9/L$ 或血小板（PLT）$<50×10^9/L$，暂停用药，直至 ANC$\geq1.5×10^9/L$、PLT$\geq75×10^9/L$，恢复伊马替尼 400 mg/d；若反复发作 ANC$<1.0×10^9/L$ 或 PLT$<50×10^9/L$，停药恢复后予以伊马替尼 300 mg/d 治疗。如果患者存在持续中性粒细胞减少，可采用生长因子联合伊马替尼治疗。3~4 级贫血尽管 EPO 治疗有效，但近来各种指南均不支持在髓系恶性肿瘤中使用红系刺激因子，建议输注红细胞。慢性期非血液学不良反应：3 级非血液学不良反应处理，采取相应具体治疗措施，如果对症处理无效，按 4 级不良反应处理。4 级非血液学不良反应处理，暂停用药直至症状恢复至≤1 级或更好，然后考虑减量 25%~33%（不少于 300 mg/d）重新开始治疗；亦可考虑换用二代 TKI 或者参加新药临床试验。具体措施如下。①≥2 级肝不良反应：暂停用药直至症状恢复至≤1 级，减量 25%~33%（不少于 300 mg）重新开始

治疗。评价其他可能具有肝毒性的药物,包括对乙酰氨基酚。可以考虑换用尼洛替尼、达沙替尼或者参加临床试验。②腹泻:对症支持治疗。③水肿:利尿剂,支持治疗。④体液潴留:利尿剂,支持治疗,药物减量、中断用药或停药。考虑超声心动图检测左室射血分数(IVEF)。⑤胃肠道反应:餐中饮一杯水送服。⑥肌肉痉挛:补钙,运动饮料。⑦皮疹:局部或全身应用类固醇激素,药物减量、暂时中断用药或停药。

治疗效果

1. **症状**　患者一般情况可。

2. **查体**　正常面容,全身皮肤无瘀点、瘀斑,双侧颈部、锁骨上、锁骨下、腋窝、腹股沟未触及肿大淋巴结,胸骨无压痛,双肺呼吸音粗,未闻及干、湿啰音,心率 75 次/min,律齐,心脉率一致,各瓣膜听诊区未闻及杂音,无心包摩擦音。腹部柔软,无触痛、压痛及反跳痛,肝脾肋下未触及。双下肢无水肿。

3. **辅助检查**　①血常规+外周血细胞形态分类:白细胞 $7×10^9$/L,红细胞 $4.12×10^{12}$/L,血红蛋白 126 g/L,血小板 $278×10^9$/L;外周血细胞形态大致正常。②凝血功能:正常。

(二)病情变化

患者治疗 3 个月时,骨髓染色体核型:46,XX,t(9;22)(q34;q11)[4]/46,XX[16],外周血 BCR-ABL/ABL=9.5%。治疗 6 个月时,骨髓染色体核型:46,XX,[20],外周血 BCR-ABL/ABL=0.5%。治疗 12 个月时,骨髓染色体核型:46,XX,[20],外周血 BCR-ABL/ABL=0.2%。治疗15 个月时,外周血 BCR-ABL/ABL=0.15%。治疗 18 个月时,外周血 BCR-ABL/ABL=3.5%,随即进行骨髓染色体分析:46,XX,t(9;22)(q34;q11)[2]/46,XX[18],此时患者血常规和外周血分类正常。后续门诊追踪,患者 BCR-ABL 突变结果证实为 T315I 突变,患者寻找无关供者,准备行异基因造血干细胞移植。

三、思考与讨论

慢性髓细胞性白血病(CML)是一种骨髓造血干细胞异常克隆增殖性疾病,主要以外周血细胞异常增多及脾大为首发表现,临床上共分为 3 期:慢性期(chronic phase,CP)、加速期(accelerated phase,AP)和急变期(blastic crisis,BC),约 95% 的患者存在费城染色体(Ph 染色体),是由于 9 号染色体长臂上的原癌基因 ABL 和 22 号染色体的 BCR 基因异位产生 BCR-ABL 融合基因,BCR-ABL 基因具有酪氨酸激酶活性,可导致细胞增殖失去调控,从而导致恶性肿瘤发生。目前伊马替尼仍是使用率最高的一线治疗药物,但随着治疗目标的变化以及追求无治疗缓解,在特殊人群中二代 TKI 仍是首选治疗,因为二代 TKI 有望获得更高的深度分子学反应以及无治疗缓解,各项停药试验仍在继续研究中。在临床工作中,不同 TKI 的使用需要个体化。选择一线药物治疗时必须基于疾病风险评估、合并症以及患者期望值等因素,并建议在反应不佳的患者中,及时进行反应评估以及基因突变检测。

四、练习题

1. 慢性髓细胞性白血病的诊断标准是什么?
2. 脾大的测量及分度如何?

五、推荐阅读

中华医学会血液学分会. 慢性髓细胞性白血病中国诊断与治疗指南(2020 年版)[J]. 中华血液学杂志,2020,41(5):353-364.

（白炎亮　朱尊民）

案例 10　慢性淋巴细胞白血病

一、病历资料

（一）门诊接诊

1. 主诉　发现白细胞增多 2 个月。

2. 问诊重点　患者发现白细胞增多 2 个月,体检时发现,考虑慢性起病可能性大,应重点询问既往的血常规检验结果、诊治经过、治疗效果,仔细询问有无乏力、体重下降、感染、盗汗、出血等症状。

3. 问诊内容

（1）诱发因素:有无受凉、劳累等诱发因素。

（2）主要症状:白细胞增多常见于急性白血病、慢性粒细胞白血病、慢性淋巴细胞白血病等血液系统疾病,以及严重感染、恶性实体肿瘤、自身免疫病等非血液系统疾病引起的类白血病反应。应重点询问起病时间和起病特点,慢性粒细胞白血病、慢性淋巴细胞白血病通常慢性起病,在疾病进展时急性加重,而急性白血病通常急性起病。疾病的演变过程,血细胞计数有无进行性升高、能否恢复正常等。

（3）伴随症状:有无皮肤出血点、牙龈出血、腹痛、黑便、血尿、头痛、意识障碍等出血症状;有无头晕、乏力、胸闷、恶心等贫血症状;有无发热、咳嗽、咳痰等感染相关症状;有无盗汗、体重下降等全身症状。

（4）诊治经过:做过何种检验和检查,结果如何,以利于诊断和下一步检查;是否用药、用何种药,具体剂量、效果如何,以利于迅速选择药物。

（5）既往史:有无肝炎、艾滋病、结核等传染病病史。有无系统性红斑狼疮等自身免疫系统疾病,有无甲状腺功能异常等内分泌系统疾病,有无恶性实体肿瘤、严重感染、中毒等,均可以引起白细胞增多。有无输血史。

（6）个人史:有无药物、化学和放射性毒物接触史,可以引起急性白血病等血液系统疾病。

（7）家族史:先天性骨髓造血衰竭性疾病如先天性角化不良、纯红细胞再生障碍性贫血、Fanconi 贫血等有家族遗传倾向。

问诊结果

患者老年男性,退休教师,无脑血管、心脏疾病病史,无风湿免疫系统疾病病史,无甲状腺功能亢进等内分泌疾病病史,无肝炎、结核、疟疾、伤寒病史,无药物、化学和放射性毒物接触史,无吸烟、饮酒史。患者 2 个月前体检发现白细胞增多,无发热、乏力、盗汗、体重下降等不适,未予特殊处理,定期监测血常规,白细胞计数最高 14.5×10⁹/L,血红蛋白、血小板计数均在正常范围。今复查血常规:白细胞 17.9×10⁹/L,红细胞 3.51×10¹²/L,血红蛋白 128 g/L,血小板 180×10⁹/L,为求进一步诊治就诊于医院。

4.思维引导　患者老年男性,既往体健,无肝病、风湿免疫系统疾病病史,无药物、化学和放射性毒物接触史,体检发现白细胞增多,血红蛋白、血小板计数均在正常范围,患者无发热、出血、盗汗、体重下降等临床表现,初步考虑血液系统疾病可能性最大,需要重点鉴别慢性粒细胞白血病、慢性淋巴细胞白血病、急性白血病等血液系统疾病。急性白血病患者可以表现为外周血白细胞增多,通常伴有贫血、血小板减少,且外周血原始或幼稚细胞比例往往升高,可伴有肝脾、淋巴结肿大。骨髓增生明显活跃,原始或幼稚细胞比例大于 20%,典型的染色体易位如 t(15;17)(q22;q12)等可协助确诊。慢性粒细胞白血病分为慢性期、加速期和急变期,患者通常白细胞明显增多,慢性期以中性粒细胞增多为主,可见各阶段不成熟粒细胞,以晚幼粒及杆状核居多,嗜酸性粒细胞、嗜碱性粒细胞绝对值通常增高,血小板计数正常或增高,多数患者有轻度贫血,骨髓增生明显活跃,慢性期原始细胞比例通常<5%,Ph 染色体和/或 BCR-ABL 融合基因阳性可确定诊断。慢性淋巴细胞白血病主要发生在中老年人群,是一种成熟 B 淋巴细胞克隆增殖性肿瘤,以淋巴细胞在外周血、骨髓、脾和淋巴结聚集为特征,白细胞增多以淋巴细胞为主,淋巴细胞计数≥5×10⁹/L,且持续≥3 个月,外周血涂片特征性表现为小的、形态成熟的淋巴细胞显著增多,其细胞质少、核致密、核仁不明显、染色质部分聚集,易见涂抹细胞;外周血淋巴细胞中不典型淋巴细胞及幼淋巴细胞≤55%。外周血典型的流式细胞术免疫表型:CD19⁺、CD5⁺、CD23⁺、CD200⁺、CD10⁻、FMC7⁻、CD43⁺;表面免疫球蛋白(sIg)、CD20、CD22 及 CD79b 弱表达(dim)。流式细胞术确认 B 细胞的克隆性,即 B 细胞表面限制性表达 κ 或 λ 轻链(κ:λ>3:1 或<0.3:1)。或>25% 的 B 细胞 sIg 不表达。

（二）体格检查

1.重点检查内容及目的　患者血液系统疾病可能性大,应注意有无淋巴结、肝脾肿大,有无胸骨压痛,全身皮肤黏膜有无瘀点、瘀斑、黄染、皮疹、苍白,有无髓系肉瘤、皮肤浸润等。此外还应注意有无面部皮肤蝶形红斑、手指畸形等。

体格检查结果

T 36.2 ℃,P 80 次/min,R 16 次/min,BP 115/78 mmHg

全身皮肤黏膜无黄染、苍白、出血点,双侧颈部可触及数枚肿大淋巴结,质韧,活动度可,最大直径约 1 cm×1 cm,胸骨无压痛,双肺呼吸音清,未闻及干、湿啰音,心率 80 次/min,律齐,心脉率一致,各瓣膜听诊区未闻及杂音,无心包摩擦音。腹部柔软,无触痛、压痛及反跳痛,肝脾肋下未触及。双下肢无水肿。

2.思维引导　患者颈部可及数枚肿大淋巴结,但淋巴结体积小,活检取材困难,无肝脾肿大,需进一步行实验室检查,比如血常规+网织红细胞计数+外周血细胞形态分类、尿常规、凝血功能、传染病筛查、肝功能、肾功能、溶血试验、自身抗体筛查、病毒全套等,骨髓穿刺及活检,送骨髓涂片、骨髓病理,根据初步结果必要时做融合基因、染色体核型和/或 FISH、基因突变检测等。

(三)辅助检查

1. 主要内容及目的

(1)血常规+网织红细胞计数+外周血细胞形态分类:明确有无原始及幼稚细胞,判断增生程度。

(2)肝肾功能、电解质:判断有无溶血、肝肾功能的损害、内环境紊乱。

(3)传染病筛查:明确有无病毒感染。

(4)甲状腺功能:判断有无甲状腺功能异常引起的白细胞异常。

(5)凝血功能:判断有无出血倾向。

(6)溶血试验:主要明确有无自身免疫性溶血。

(7)骨髓涂片:判断骨髓增生程度,各类及各阶段细胞比例及细胞形态发育有无异常,有无非造血系统细胞浸润等。

(8)流式细胞检测术:明确各系血细胞免疫表型,判断有无发育异常及克隆性增生。

(9)骨髓活检:判断骨髓增生程度,各类及各阶段细胞比例及细胞形态发育有无异常,有无纤维化及严重程度,有无非造血系统细胞浸润等。

(10)染色体核型和/或荧光原位杂交技术:明确有无细胞遗传学异常。

(11)融合基因筛查:明确有无分子生物学异常。

(12)基因突变检测:明确有无分子学异常。

(13)颈部浅表淋巴结彩超:判断淋巴结有无肿大。

(14)腹部彩超:判断肝、脾有无肿大。

(15)胸部 CT:判断有无肺部感染。

辅助化验及检查结果

(1)血常规+网织红细胞计数+外周血细胞形态分类:白细胞 $19.9×10^9/L$,红细胞 $4.99×10^{12}/L$,血红蛋白 149 g/L,血小板 $212×10^9/L$;网织红细胞百分数 2.25%,网织红细胞绝对值 $112.1×10^9/L$;中性分叶核粒细胞 24%,中性杆状核粒细胞 3%,单核细胞 2%,淋巴细胞 70%,嗜酸性粒细胞 1%。

(2)肝肾功能、电解质、传染病筛查、甲状腺功能、凝血功能溶血试验:均正常。

(3)骨髓涂片:①髓小粒(+),脂滴(-),骨髓增生明显活跃。②粒系增生活跃,各阶段中性粒细胞比值及形态大致正常,可见嗜酸性粒细胞。③红系增生活跃,晚幼红细胞比值增高,幼红细胞形态大致正常。成熟红细胞大小、形态正常,血红蛋白充盈可。④淋巴细胞比值增高,占 38%,大部分淋巴细胞胞浆边缘不整齐,可见棘状突起,异型淋巴细胞占 2%。⑤全片见巨核细胞>200 个,血小板散在簇状可见。

(4)流式细胞检测术:淋巴细胞占有核细胞 36.7%,比例增高,CD19$^+$细胞占淋巴细胞的 67.7%,其中 97.8% CD19$^+$细胞(占有核细胞 24.3%)FSC 小,高表达 CD5、CD19、CD20 dim、CD23、CD200、HLA - DR、cCD79a、Kappa,不表达 CD10、CD22、CD25、CD103、CD11c、FMC7、Lambda,提示为异常克隆性 B 淋巴细胞,考虑 CD5$^+$CD10$^-$B 淋巴细胞瘤/白血病,不排除慢性淋巴细胞白血病。

(5)骨髓活检病理:①骨髓组织增生大致正常,粒红比例减小,脂肪组织大致正常。②粒系增生减低,各阶段中性粒细胞比值及形态大致正常。③红系增生减低,以中晚幼红细胞为主,形态大致正常。④淋巴细胞散在或簇状分布,免疫组化示该类细胞主要为 B 淋巴细胞,占 10%~20%,胞体小,胞质量少,胞核圆形,染色质粗。⑤巨核细胞数量正常,以分叶核为主。

⑥Gomori 染色：MF－0 级。免疫组化：CD20$^+$，PAX5$^+$，CD3$^-$，CD5$^+$，CD10$^-$，CD23$^+$，LEF－1$^+$，CyclinD$^-$。结论：CD5$^+$小 B 细胞淋巴瘤，倾向于慢性淋巴细胞白血病/小淋巴细胞淋巴瘤。

（6）染色体核型：46，XY［20］。

（7）荧光原位杂交技术：*P53/CEP*17（17p13.1）基因缺失阳性。

（8）免疫球蛋白基因重排检测：检测范围内出现单克隆峰。

（9）彩超：颈部淋巴结肿大。

（10）胸部 CT：未见明显异常。

2.思维引导　患者老年男性，外周血白细胞持续增多，以成熟淋巴细胞增多为主，骨髓涂片提示淋巴细胞比例增高，骨髓活检提示 CD5$^+$小 B 细胞淋巴瘤，流式免疫分型进一步提示异常克隆性 B 淋巴细胞增多，表型符合慢性淋巴细胞白血病/小淋巴细胞淋巴瘤，免疫球蛋白基因重排检测亦支持异常淋巴细胞为单克隆性，FISH 提示 *P53/CEP*17（17p13.1）基因缺失阳性，结合患者临床表现及检测结果回示，考虑慢性淋巴细胞白血病诊断明确。慢性淋巴细胞白血病诊断标准需达到以下 3 项：①外周血单克隆 B 淋巴细胞计数≥5×10^9/L，且持续≥3 个月（如具有典型的慢性淋巴细胞白血病免疫表型、形态学等特征，时间长短不做硬性要求）。②外周血涂片特征性的表现为小的、形态成熟的淋巴细胞显著增多，其细胞质少、核致密、核仁不明显、染色质部分聚集，并易见涂抹细胞；外周血淋巴细胞中不典型淋巴细胞及幼淋巴细胞≤55%。③典型的流式细胞术免疫表型，CD19$^+$、CD5$^+$、CD23$^+$、CD200$^+$、CD10$^-$、FMC7$^-$、CD43$^+$；表面免疫球蛋白（sIg）、CD20、CD22 及 CD79b 的表达水平低于正常 B 细胞。流式细胞术确认 B 细胞的克隆性，即 B 细胞表面限制性表达 κ 或 λ 轻链（κ：λ>3：1 或<0.3：1）或>25%的 B 细胞 sIg 不表达。

（四）初步诊断

分析上述病史、查体、辅助检查结果，支持以下诊断：慢性淋巴细胞白血病（Binet 分期 A 期，Rai 分期 I 期，慢性淋巴细胞白血病国际预后指数高危）。

二、治疗经过

（一）初步治疗

1.治疗过程　患者目前无治疗指征，未予特殊治疗。

2.思维引导　不是所有慢性淋巴细胞白血病（chronic lymphocytic leukemia，CLL）都需要治疗，具备以下至少 1 项治疗指征时才开始治疗。①进行性骨髓衰竭的证据：表现为血红蛋白和/或血小板进行性下降。②巨脾（如左肋缘下>6 cm）或有症状的脾大。③巨块型或有症状的淋巴结肿大（最长直径>10 cm）。④进行性淋巴细胞增多，如 2 个月内淋巴细胞增多>50%，或淋巴细胞倍增时间（LDT）<6 个月。如初始淋巴细胞<30×10^9/L，不能单凭 LDT 作为治疗指征。⑤CLL 导致的有症状的脏器功能异常（如皮肤、肾、肺、脊柱等）。⑥对皮质类固醇反应不佳的自身免疫性溶血性贫血（AIHA）和/或特发性血小板减少性紫癜（ITP）。⑦至少存在下列一种疾病相关症状：在前 6 个月内无明显原因的体重下降≥10%；严重疲乏［如体能状态（ECOG）评分≥2 分；不能进行常规活动］；无感染证据，体温>38.0 ℃，≥2 周；无感染证据，夜间盗汗>1 个月。⑧临床试验：符合所参加临床试验的入组条件。

（二）病情变化

患者出院后于当地医院定期监测血常规，确诊 3 年后因"乏力 1 月余"再次就诊于医院，乏力，活动后加重，无心前区疼痛、发热、咳嗽、咳痰。

1.患者病情变化的可能原因及应对　疾病进展如何？完善血常规+外周血细胞形态分析、肝肾功能、骨髓穿刺、全身增强CT等,如有治疗指征开始CLL治疗。

辅助化验及检查结果

(1)血常规+外周血细胞形态分类:白细胞$50.5×10^9$/L,血红蛋白70 g/L,血小板$50×10^9$/L,淋巴细胞计数$46×10^9$/L。中性分叶核粒细胞2%,淋巴细胞98%。

(2)全身增强CT:双侧颈部、胸腔、腹腔多发肿大淋巴结,脂肪肝。

(3)骨髓涂片:①骨髓增生极度活跃。②粒系增生减低,各阶段中性粒细胞比值及形态大致正常。③红系增生减低,形态大致正常。④淋巴细胞比值增高,占88.4%,以成熟淋巴细胞为主,异型淋巴细胞占6.8%,幼淋巴细胞占0.4%。⑤全片见巨核细胞7个,血小板散在可见。

(4)流式细胞检测术:淋巴细胞占有核细胞97.6%,比例增高,CD19$^+$细胞占淋巴细胞的96.8%,其中97.8% CD19$^+$细胞(占有核细胞94.5%)FSC小,高表达CD5、CD19、CD20 dim、CD23、CD200、HLA-DR、cCD79a、Kappa,不表达CD10、CD22、CD25、CD103、CD11c、FMC7、Lambda,提示为异常克隆性B淋巴细胞,考虑CD5$^+$CD10$^-$B淋巴细胞瘤/白血病,不排除慢性淋巴细胞白血病。

2.思维引导　CLL患者的中位生存期约10年,但具有高度异质性。性别、年龄、体能状态、伴随疾病、外周血淋巴细胞计数及倍增时间、血清乳酸脱氢酶、β$_2$微球蛋白(β$_2$-MG)、胸苷激酶1(TK1)等指标是重要的传统预后因素。临床上评估预后最常使用Rai和Binet两种临床分期系统,但存在以下缺陷:①处于同一分期的患者,其疾病发展过程存在异质性;②不能预测早期患者疾病是否进展及进展速度,而目前大多数患者诊断时处于疾病早期。目前推荐应用CLL国际预后指数(CLL-IPI)进行综合预后评估,通过纳入$TP53$缺失和/或突变、IGHV突变状态、β$_2$-MG、Rai或Binet分期、年龄,将CLL患者分为低危、中危、高危与极高危组。

治疗1个月后

1.症状　乏力较前好转。

2.查体　轻度贫血貌,全身皮肤无出血点,双侧颈部、锁骨上、锁骨下、腋窝、腹股沟未及肿大淋巴结,胸骨无压痛,双肺呼吸音清,双侧肺底未闻及干、湿啰音,心率72次/min,律齐,心脉率一致,各瓣膜听诊区未闻及杂音,无心包摩擦音。腹部柔软,无触痛、压痛及反跳痛,肝脾肋下未触及。双下肢无水肿。

3.辅助检查　①血常规+外周血细胞形态分类:白细胞$4.5×10^9$/L,红细胞$3.0×10^{12}$/L,血红蛋白92 g/L,血小板$120×10^9$/L,中性晚幼粒细胞3%,中性分叶核粒细胞55%,中性杆状核粒细胞2%,淋巴细胞40%。②外周血流式细胞检测术:未发现MRD相关细胞。

三、思考与讨论

CLL是主要发生在中老年人群的一种成熟B淋巴细胞克隆增殖性肿瘤,以淋巴细胞在外周血、骨髓、脾和淋巴结聚集为特征,具有特定的免疫表型特征。有治疗指征的CLL应根据$TP53$缺失和/或突变、年龄及身体状态进行分层治疗。①无del(17p)/$TP53$基因突变CLL患者的治疗方案推荐:身体状态良好(包括体力活动尚可、肌酐清除率≥70 mL/min及CIRS评分≤6分)的患者优先推荐伊布替尼、泽布替尼、氟达拉滨+环磷酰胺+利妥昔单抗(用于 IGHV 有突变且年龄<60 岁的患者)、苯达莫司汀+利妥昔单抗(用于 IGHV 有突变且年龄≥60 岁的患者)。②身体状态欠佳的患者优先推荐伊布替尼、泽布替尼、苯丁酸氮芥+利妥昔单抗/奥妥珠单抗。③伴 *del*(17p)/*TP53* 基因突变 CLL 患者的治疗方案优先推荐伊布替尼、泽布替尼、奥布替尼。

四、练习题

1. 慢性淋巴细胞白血病的诊断标准是什么?
2. 慢性淋巴细胞白血病的治疗指征有哪些?
3. 慢性淋巴细胞白血病如何分期?

五、推荐阅读

[1]中国抗癌协会血液肿瘤专业委员会,中华医学会血液学分会,中国慢性淋巴细胞白血病工作组.中国慢性淋巴细胞白血病/小淋巴细胞淋巴瘤的诊断与治疗指南(2022 年版)[J].中华血液学杂志,2022,43(5):353-358.

[2]SWERDLOW S H,CAMPO E,PILERI S A,et al. The 2016 revision ofthe World Health Organization classification of lymphoid neoplasms[J]. Blood,2016,127(20):2375-2390.

[3]HALLEK M,CHESON B D,CATOVSKY D,et al. IwCLL guidelines fordiagnosis, indications for treatment, response assessment, andsupportive management of CLL[J]. Blood, 2018, 131(25): 2745-2760.

[4]沈悌,赵永强. 血液病诊断及疗效标准[M].4 版. 北京:科学出版社,2018.

(刘　超　朱尊民)

案例 11　类白血病反应

一、病历资料

(一)门诊接诊

1. 主诉　血象异常伴发热 3 d。

2. 问诊重点　患者白细胞升高、血小板减少,病程较短,急性起病可能性大,应重点询问既往的血常规检验结果、有无白细胞升高、血小板减少相关症状、诊治经过、治疗效果等。发热是常见的症状,血液系统疾病和非血液系统疾病均可见,应注意询问主要症状及伴随症状特点、诊治经过及治疗效果等。

3. 问诊内容

(1)诱发因素:有无受凉、劳累等诱发因素。

(2)主要症状:白细胞升高常见于类白血病反应、急性白血病、慢性白血病、骨髓纤维化等血液系统疾病,以及细菌、病毒感染等非血液系统疾病。应重点询问起病时间和起病特点,骨髓纤维化、慢性白血病可以隐匿慢性起病,在诱发因素影响下急性加重,而类白血病反应、急性白血病、细菌病毒感染等通常急性起病。疾病的演变过程,血细胞计数有无进行性下降、能否恢复正常等。

（3）伴随症状：有无间断发热、反复感染等相关症状；有无头晕、乏力、胸闷、恶心等贫血症状；有无腹胀、腹泻、食欲缺乏等消化系统症状；有无皮肤黏膜瘀点瘀斑、牙龈出血、腹痛、黑便、血尿、头痛、意识障碍等出血症状，头痛和意识障碍提示可能伴有脑出血，腹痛和黑便提示可能有上消化道出血。

（4）诊治经过：做过何种检验和检查，结果如何，以利于诊断和下一步检查；是否用药、用何种药，具体剂量、效果如何，以利于迅速选择药物。

（5）既往史：有无严重感染性疾病，有无系统性红斑狼疮等风湿免疫系统疾病，风湿性疾病患者使用糖皮质激素可引起白细胞升高。有无输血史。

（6）个人史：有无疫区、疫情、疫水接触史，严重细菌或病毒感染可引起类白血病反应。有无药物、化学和放射性毒物接触史，可以引起急性白血病等血液系统疾病。

（7）家族史：疫区传染病常有家族聚集倾向，系统性红斑狼疮等风湿免疫系统疾病有家族遗传倾向。

问诊结果

患者中年男性，农民，无脑血管、心脏疾病病史，无风湿免疫系统疾病病史，无肝炎、结核、疟疾、伤寒病史，无药物、化学和放射性毒物接触史，无吸烟、饮酒史。患者于 3 d 前无明显诱因出现发热，最高体温 39 ℃，伴发冷、乏力、恶心、呕吐、耳鸣、视力模糊、胸闷、咳嗽、咳痰、腹痛、腹胀、腹泻、食欲缺乏等症状，不伴寒战、胸痛、头痛、头晕等症状，至当地诊所就诊：具体诊疗不详，体温恢复正常，其他症状无好转，至某医院就诊。血常规：白细胞 36.28×10^9/L，红细胞 6.53×10^{12}/L，血红蛋白 189 g/L，血小板 11×10^9/L。凝血功能：部分凝血原时间 78.2 s，凝血酶时间 29.4 s；天冬氨酸转氨酶 74 U/L，丙氨酸转氨酶 125 U/L；肌酐 172 μmol/L；降钙素原 2.455 μg/L。CT：①双肺炎症，胸腔积液，胸膜增厚，请结合临床注意复查；②腹腔及盆腔积液，双肾周筋膜及桥隔肥厚，请结合临床注意复查；③脂肪肝，胆囊淤积，胆囊炎，双肾实质密度减低，左肾肾上腺显示欠佳，请结合临床；④隐性脊柱裂，给予抗感染、保肝护胃、止咳祛痰及激素治疗，疗效欠佳，建议至医院进一步就诊。

4.思维引导　患者中年男性，急性起病，既往体健，无疫区、疫情、疫水接触史，无药物、化学和放射性毒物接触史，发热、乏力、恶心、呕吐、耳鸣、视力模糊、胸闷、咳嗽、咳痰、腹痛、腹胀、腹泻、食欲缺乏、白细胞升高、血小板减少，血液系统疾病与非血液系统疾病均有可能，需要重点鉴别急性白血病、类白血病反应、慢性白血病、骨髓增殖性疾病等血液系统疾病。急性白血病患者可以表现为外周血白细胞减少或升高、贫血、血小板减少，但外周血原始或幼稚细胞比例往往升高，可伴有肝脾、淋巴结肿大；骨髓增生明显活跃，原始或幼稚细胞比例大于20%等。慢性白血病患者慢性期外周血原始及幼稚细胞比例一般小于10%，血红蛋白和血小板计数一般不低，脾较大。类白血病反应患者外周血白细胞升高，红细胞、血小板一般正常，外周血无原始或幼稚细胞比例较低，成熟胞质中常出现中毒性颗粒和空泡，碱性磷酸酶积分明显增高，除了有粒细胞增生和核左移现象外，没有白血病细胞的形态异常及分子遗传学异常。骨髓纤维化患者外周血白细胞可升高，骨髓活检有巨核细胞增生和异型巨核细胞，常常伴有网状纤维或胶原纤维，或无网状纤维增多，巨核细胞改变必须伴有以粒细胞增生且常有红系造血减低为特征的骨髓增生程度增高，*JAK2V617F*、*CALR*、*MPL* 基因突变可协助诊断。

（二）体格检查

1.重点检查内容及目的　临床表现无特异性，应注意患者有无淋巴结、肝脾肿大，有无恶心、呕吐、胸闷、腹痛、腹泻、全身关节痛等症状,全身皮肤黏膜有无瘀点、瘀斑、黄染、皮疹、苍白,有无少尿、意识障碍,有无髓系肉瘤、皮肤浸润等。

体格检查结果

T 38.2 ℃,P 85 次/min,R 18 次/min,BP 130/80 mmHg

全身皮肤黏膜无黄染,双侧颈部、锁骨上、锁骨下、腋窝、腹股沟未触及肿大淋巴结,胸骨无压痛,双肺呼吸音粗,双下肺可闻及湿啰音,心率 85 次/min,律齐,心脉率一致,各瓣膜听诊区未闻及杂音,无心包摩擦音。腹部柔软,压痛明显,反跳痛未触及,肝脾肋下未触及。双下肢无水肿。

---

2. 思维引导　患者白细胞增多、血小板下降、多浆膜腔积液、肾功能损伤、双肾实质密度降低,无淋巴结及肝脾肿大,需进一步行实验室检查,血常规+网织红细胞计数+外周血细胞形态分类、尿常规及培养、凝血功能、传染病、肝功能、肾功能、血培养、病原微生物筛查,骨髓穿刺送骨髓涂片,根据初步结果必要时做融合基因、染色体核型和/或 FISH、基因突变检测、骨髓活检等,明确诊断。

(三)辅助检查

1. 主要内容及目的

(1)血常规+网织红细胞计数+外周血细胞形态分类:明确有无原始及幼稚细胞,判断增生程度。

(2)肝肾功能、电解质:判断有无溶血、肝肾功能的损害、内环境紊乱。

(3)传染病:明确有无传染病。

(4)炎症指标:判断有无感染。

(5)凝血功能:协助判断出血倾向的严重程度。

(6)头颅+胸部+全腹部 CT:判断有无脑出血、肺部感染、腹部感染等。

(7)病原微生物筛查:明确有无感染。

(8)尿常规及培养:明确有无尿路感染。

(9)骨髓涂片:判断骨髓增生程度,各类及各阶段细胞比例及细胞形态发育有无异常,有无非造血系统细胞浸润等。

(10)流式细胞检测术:明确各系血细胞免疫表型,判断有无发育异常及克隆性增生。

(11)骨髓活检:判断骨髓增生程度,各类及各阶段细胞比例及细胞形态发育有无异常,有无纤维化及严重程度,有无非造血系统细胞浸润等。

(12)淋巴细胞亚群分析:检测患者的免疫功能。

(13)染色体核型检测:明确有无分子学异常。

(14)胸部+腹部彩超及 CT:探查胸腔积液、腹水及脏器。

(15)外周血宏基因测序(mNGS):检测感染病原菌。

辅助化验及检查结果

(1)血常规+网织红细胞计数+外周血细胞形态分类:白细胞 $44.36×10^9$/L,红细胞 $5.1×10^{12}$/L,血红蛋白 149 g/L,血小板 $23×10^9$/L;未分类原始+幼稚细胞未见,单核细胞 18.9%,淋巴细胞 12.5%。

（2）肝肾功能、脑钠肽、电解质、传染病筛查：白蛋白 28.4 g/L，尿素 30.2 mmol/L，肌酐 450 μmol/L，尿酸 593 μmol/L，天冬氨酸转氨酶 75 U/L，丙氨酸转氨酶 126 U/L，N 端脑钠肽前体 1 082 pg/mL，血氨 116.5 μmol/L，其余正常。

（3）炎症指标：C 反应蛋白 33.3 mg/L，红细胞沉降率 6.00 mm/h，降钙素原 4.450 ng/mL。

（4）凝血功能：凝血酶原时间 8.2 s，凝血酶原时间活动度 161%，凝血酶时间 29.6 s，D-二聚体 0.51 mg/L。

（5）病毒检测：EB 病毒抗体 IgG（+），巨细胞病毒抗体 IgG（+），麻疹病毒抗体 IgG（+），汉坦病毒抗体 IgG（+）。

（6）尿常规及培养：未见特殊异常。

（7）骨髓涂片：①骨髓增生活跃，粒红比＝2.25∶1。②粒系增生活跃，中性中幼粒细胞比值增高，其余阶段中性粒细胞比值及形态大致正常，可见嗜酸性粒细胞。③红系增生活跃，各期幼红细胞比值形态正常，成熟红细胞大小形态正常，血红蛋白充盈可。④淋巴细胞比值正常，形态正常。⑤巨核细胞＞200 个/片，分类 50 个，其中幼稚巨核细胞 3 个，颗粒巨核细胞 42 个，巨核细胞有血小板 2 个，裸核巨核细胞 3 个。血小板呈小簇状少见。

（8）流式细胞检测术：①淋巴细胞占 10.7%，比例减低，其中 CD3$^+$T 细胞占 71.4%，比例正常，CD4/CD8＝0.29，比值减低，其余 T 系抗原表达大致正常；CD20$^+$B 细胞占 7.0%，比例正常；CD56$^+$NK 细胞占 10.1%，比例正常。②CD34$^+$CD117$^+$早期髓系细胞占 1.1%，比例正常，表型正常。③粒细胞占 77.3%，比例增高，各阶段粒细胞比例、表型大致正常。④单核细胞占 10%，比例增高，主要为 CD14$^+$CD64$^+$成熟单核细胞，表型大致正常。

（9）骨髓活检：骨髓组织增生活跃，粒红系增生，巨核细胞增多，请结合临床。

（10）淋巴细胞亚群分析：淋巴细胞绝对计数、CD3$^+$T 淋巴细胞绝对计数、抑制/细胞毒 T 淋巴细胞绝对计数、抑制/细胞毒 T 淋巴细胞%、CD3$^+$CD16$^+$CD56$^+$NKT%、CD3$^+$CD8$^+$CTL 穿孔素%、CD3$^+$CD8$^+$CTL 颗粒酶 B%、CD3$^+$穿孔素% 增高；CD3$^-$CD16$^+$CD56$^+$NK 穿孔素%、CD3$^-$CD16$^+$CD56$^+$NK 颗粒酶 B% 降低。

（11）染色体核型检测：46，XY。

（12）胸部＋腹部彩超：双侧胸腔积液，双肾弥漫性回声改变，脂肪肝，胆囊壁增厚、毛糙，胆囊内沉积物。

（13）头颅＋胸部＋全腹部 CT：两肺炎症，双侧胸腔积液，脂肪肝，胆汁淤积，双肾实质密度减低，双侧肾周筋膜增厚，腹、盆腔积液，腹部皮下水肿，隐形脊柱裂。

（14）外周血 mNGS：未检测出明确的病原体。

2. 思维引导　患者中年男性，急性起病，外周血白细胞升高、血小板下降，汉坦病毒阳性，肾功能损伤，后患者迅速出现少尿，甚至无尿，外周血及骨髓未检测到原始幼稚细胞，增高的白细胞不具有克隆性，分析遗传学未见异常，可排除急、慢性白血病等血液系统恶性疾病，综合考虑为肾综合征出血热引起的类白血病反应。后续应积极治疗原发病，一般原发病好转后血液病改变可逐渐恢复正常。

（四）初步诊断

分析上述病史、查体、辅助检查结果，支持以下诊断：①肾综合征出血热；②类白血病反应；③肺部感染；④多浆膜腔积液；⑤低蛋白血症。

二、治疗经过

1. 治疗过程

（1）控制感染：予以比阿培南、替加环素、喷昔洛韦等。

（2）连续肾脏替代疗法：体外循环血液净化方式连续、缓慢清除水及溶质，替代肾功能。

（3）成分血输注：必要时输注机采血小板、新鲜冰冻血浆、冷沉淀等，纠正患者出血倾向。

（4）升血小板：人血小板生成素皮下注射。

（5）支持治疗：保肝、护胃、护心、补充营养、扩容、碱化、降尿酸、维持水电解质平衡。

2. 思维引导

患者类白血病反应诊断明确，类白血病反应本身无需治疗，主要是针对原发病进行治疗，如抗感染、治疗原发肿瘤、控制溶血、解毒等，此外，还需进行对症治疗，包括补充营养等，随着原发病的治愈，类白血病反应亦会迅速消失。对于严重感染合并类白血病反应的患者首先应控制感染，根据病原体种类及药敏试验结果选择合适的抗感染药物。本例患者合并流行性出血热，是由流行性出血热病毒（汉坦病毒）引起，以鼠类为主要传染源的自然疫源性疾病，以发热、出血、充血、低血压休克及肾脏损害为主要临床表现。患者可能会经历发热期、低血压休克期、少尿期、多尿期、恢复期中的多个时期，治疗过程中应当严密监测肾功能，及时进行连续性肾脏替代治疗。患者血小板计数较低，及时对症处理，警惕严重的出血症状发生。治疗过程中需要充分补液、水化、碱化尿液，定期监测肝肾功能。

治疗效果

1. 症状　2 周后患者未再发热，白细胞下降，血小板升高。

2. 查体　轻度贫血貌，全身皮肤黏膜无黄染，双侧颈部、锁骨上、锁骨下、腋窝、腹股沟未触及肿大淋巴结，胸骨无压痛，双肺呼吸音粗，双侧肺底闻及少量湿啰音，心率 90 次/min，律齐，心脉率一致，各瓣膜听诊区未闻及杂音，无心包摩擦音。腹部柔软，无触痛、压痛及反跳痛，肝脾肋下未触及。双下肢无水肿。

3. 辅助检查　①血常规+外周血细胞形态分类：白细胞 4.6×10^9/L，红细胞 3.16×10^{12}/L，血红蛋白 92 g/L，血小板 201×10^9/L，中性粒细胞绝对值 3.16×10^9/L。②凝血功能：正常。

治疗 3 周后

1. 症状　无发热，血常规正常，肾功能恢复。

2. 查体　轻度贫血貌，全身皮肤无出血点，双侧颈部、锁骨上、锁骨下、腋窝、腹股沟未触及肿大淋巴结，胸骨无压痛，双肺呼吸音清，双侧肺底未闻及干、湿啰音，心率 85 次/min，律齐，心脉率一致，各瓣膜听诊区未闻及杂音，无心包摩擦音。腹部柔软，无触痛、压痛及反跳痛，肝脾肋下未触及。双下肢无水肿。

3. 辅助检查　①血常规+外周血细胞形态分类：白细胞 4.5×10^9/L，红细胞 3.16×10^{12}/L，血红蛋白 92 g/L，血小板 318×10^9/L。②凝血功能：正常。③肝肾功能电解质：正常。

三、思考与讨论

健康人血液中的白细胞数量在一定范围内波动,而且各种类型的白细胞处于成熟状态,比例相对固定。很多种疾病或者环境变化可引起白细胞数量、成分或成熟程度发生改变。白细胞数量过高,如>30×10^9/L 和/或外周血中出现幼稚细胞,往往见于急性或慢性白血病,但是某些其他疾病或外界刺激也可引发这种血液学改变,称为类白血病反应。类白血病反应患者增高的白细胞不具有克隆性,分子生物学及细胞遗传学无异常。预后一般较好,多存在原发疾病,随着原发疾病的治愈或好转,类白血病反应可消失,但恶性肿瘤引起的则与原发疾病能否治愈有密切关系。

四、练习题

1.类白血病反应的诊断与鉴别诊断是什么?
2.类白血病反应的治疗原则有哪些?

五、推荐阅读

[1]PORTICH J P,FAULHABER GAM. Leukemoid reaction:A 21st-century cohort study[J]. Int J Lab Hematol,2020,42(2):134-139.
[2]沈悌,赵永强.血液病诊断及疗效标准[M].4版.北京:科学出版社,2018.

(曹伟杰 朱尊民)

第三章　淋巴瘤

知识拓展

案例 12　霍奇金淋巴瘤

一、病历资料

（一）门诊接诊

1. 主诉　消瘦、盗汗、发现腹腔淋巴结肿大2月余。

2. 问诊重点　消瘦、盗汗可见于结核和肿瘤等，应重点询问其他伴随症状，如有无发热、乏力、咳嗽、咳痰及体重减轻等情况。腹腔淋巴结肿大及腹腔肿块，可见于结核、淋巴结炎和肿瘤，应重点询问是否有腹痛、腹胀、便血和黑便等症状，和诊疗经过及治疗效果等。

3. 问诊内容

（1）诱发因素：有无着凉、感冒、劳累、饮酒等诱发因素。

（2）主要症状：消瘦、盗汗可见于结核和肿瘤。肺结核患者易出现咳嗽、午后低热等症状，腹腔结核可出现腹痛、腹胀、消化不良等消化系统症状，同时常伴有乏力，可出现贫血等症状；应详细询问患者消瘦、盗汗的程度，有无腹痛、腹泻、恶心、呕吐、呕血、黑便等消化道症状。

（3）伴随症状：有无头晕、乏力、胸闷、恶心、皮肤瘙痒等症状，有无皮肤黏膜瘀点瘀斑、牙龈出血、黑便、血尿、头痛、意识障碍等出血症状。有无腹痛、腹胀等症状。有无肝脾肿大、水肿等症状。有无间断发热、反复感染等白细胞减少相关症状。

（4）诊治经过：既往就诊过程、做过何种检验和检查，结果如何，以利于诊断和下一步检查；是否用药、用何种药，具体剂量、效果如何。

（5）既往史：有无高血压、糖尿病、心脑血管疾病，有无肝炎、结核、疟疾等传染病史，有无手术史、输血史、献血史，有无食物、药物过敏史，预防接种史。

（6）个人史：有无疫区、疫情、疫水接触史，有无化学性物质、放射性物质、有毒物质接触史，有无吸毒史，有无吸烟史与饮酒史，有无冶游史。

（7）家族史：家族中有无遗传史及传染病史，有无类似病史。

问诊结果

患者男性，75岁，否认高血压、糖尿病，否认心血管疾病、脑血管疾病，否认肝炎、结核、疟疾病史，1995年因右侧腹股沟疝行手术治疗，否认化学性物质、放射性物质、有毒物质接触史。吸烟30年，10支/d，已戒烟20年余。饮酒30年，偶饮酒，无酗酒史，已戒酒20年余。父亲因脑出血去世，母亲自然去世，1哥1姐，哥哥因肺癌去世，姐姐体健，否认家族遗传及传染病史，家族中无类似病史。2月余前,患者无明显诱因出现乏力、消瘦,伴盗汗,无其他特殊不适。6 d前于外院单光子发射计算机断层成像(SPECT)提示:胸主动脉旁、腹膜后、盆腔多发肿大淋巴结,亲肿瘤显像阳性,考虑淋巴瘤可能大。门诊以"淋巴瘤?"收入院。患者自患病以来精神状态较差,食欲食量良好,睡眠情况良好,体重明显减轻,减轻约10 kg,便秘,小便正常。

4.思维引导 患者为老年男性,否认肝炎、结核、疟疾等病史,无化学性物质、放射性物质、有毒物质接触史。腹腔多发肿大淋巴结,且伴乏力、盗汗、消瘦等症状。外院SPECT提示:胸主动脉旁、腹膜后、盆腔多发肿大淋巴结,亲肿瘤显像阳性,考虑淋巴瘤可能大。需进一步完善常规抽血化验、脏器功能评估,并尽快行淋巴结活检以明确诊断。

(二)体格检查

1.重点检查内容及目的 患者外院检查提示腹腔多发淋巴结肿大,查体应注意患者一般状况、浅表淋巴结大小、有无红肿、压痛、活动度如何;有无肝脾肿大,有无腹部压痛、反跳痛,有无淋巴引流区域水肿;因考虑淋巴造血系统恶性肿瘤,应检查有无胸骨压痛、全身皮肤黏膜有无瘀点、瘀斑等出血现象。评估患者体能状态(ECOG)评分。

体格检查结果

T 36.5 ℃,P 76 次/min,R 21 次/min,BP 123/68 mmHg

正常面容,无皮疹,无皮下出血,无皮下结节。浅表淋巴结未触及肿大。双肺呼吸音清晰,双肺未闻及干、湿啰音,无胸膜摩擦音。心率76 次/min,律齐,各瓣膜听诊区未闻及杂音,无心包摩擦音。腹平坦,右下腹见一长约2 cm陈旧手术切口瘢痕,腹部柔软,无压痛、反跳痛,腹部无包块,肝脾肋下未触及,无移动性浊音,肠鸣音正常,4 次/min。双下肢无水肿。ECOG 评分:1 分。

2.思维引导 老年男性患者,消瘦、盗汗,腹腔淋巴结肿大,无肝病史,有肿瘤家族史。需考虑结核及肿瘤性疾病。通过问诊及体格检查,未发现其他结核相关症状及体征;肿瘤性疾病是下一步需要重点排除的疾病,包括实体肿瘤和淋巴瘤。需要完善肿瘤标志物、血常规、血生化等抽血化验、淋巴结活检、骨髓穿刺等检查进一步明确诊断。

(三)辅助检查

1.主要内容及目的

(1)血常规:血细胞的种类、数量变化,以及形态分布。

(2)生化检查:判断有无肝肾功能的损害、乳酸脱氢酶和β_2微球蛋白水平,有无水电解质平衡紊乱。

(3)红细胞沉降率:与预后及疾病状态相关。

(4)病毒学检查:重点明确有无乙型或丙型病毒性肝炎,有无EB病毒感染,有无艾滋病、梅毒等传染病。

(5)淋巴结组织病理学检查:明确病变种类及相关特征标记,进一步诊断分型。

(6)骨髓涂片:判断骨髓增生程度,各类及各阶段细胞比例及细胞形态发育有无异常,有无非造血系统细胞浸润等。

(7)骨髓活检:判断骨髓增生程度,各类及各阶段细胞比例及细胞形态发育有无异常,有无纤维化及严重程度,有无非造血系统细胞浸润等。

（8）流式细胞术：明确各系血细胞免疫表型，判断有无发育异常及克隆性增生。

（9）染色体核型和/或荧光原位杂交技术：明确有无细胞遗传学异常。

（10）影像学检查：首选正电子发射计算机体层显像仪（PET/CT），明确疾病侵犯范围，进行疾病分期。

（11）心电图、心脏彩超：评估心脏情况。

（12）胸部 CT：判断有无肺部感染。

辅助化验及检查结果

（1）血常规：白细胞 $5.44×10^9$/L；血红蛋白 115 g/L；血小板 $450×10^9$/L；中性粒细胞绝对值 $3.86×10^9$/L；淋巴细胞绝对值 $1.23×10^9$/L。

（2）生化：肝肾功能、电解质正常，$β_2$ 微球蛋白 2.1 mg/L，乳酸脱氢酶 320 U/L，白蛋白 35.0 g/L，球蛋白 45.3 g/L。

（3）红细胞沉降率：120 mm/h。

（4）病毒学检查：乙型肝炎表面抗体阳性；乙型肝炎核心抗体阳性；HBV 定量阴性；EBV $7.87×10^3$ copies/mL；丙型肝炎、艾滋病、梅毒阴性。

（5）淋巴结组织病理学检查：（腹膜后淋巴结穿刺）小淋巴细胞、浆细胞、组织细胞背景中，散在异常大细胞，胞浆丰富，胞核不规则，染色质粗，核仁明显，可见双核及多核大细胞，结合形态及免疫组化，考虑霍奇金淋巴瘤。免疫组化：CD21FDC +，异常大细胞：CD30[+]，CD15[-]，PAX 弱+，CD20[-]，CD79a[-]，Bob1[-]，OCT2[-]，MUM1[+]，CD10[-]，BCL6 部分+，C-myc 阳性率 90%，BCL2[-]，CyclinD1[-]，CD3[-]CD5[-]，PD1[-]，ICOS[+]，KI67 阳性率>90%，EBER 大细胞+。

（6）骨髓涂片：骨髓有核细胞增生明显活跃，形态未见明显异常，成熟红细胞形态大致正常，血红蛋白充盈欠佳。

（7）骨髓活检：HE 及 PAS 染色示骨髓增生较活跃（50%），粒红比例大致正常，粒系各阶段细胞可见，以中幼粒细胞及以下阶段细胞为主，红系各阶段细胞可见，以中晚幼红细胞为主，巨核细胞易见，少量淋巴细胞。网状纤维染色（MF-0 级）。

（8）流式细胞术：未见明显异常。

（9）染色体核型和/或荧光原位杂交技术：明确有无细胞遗传学异常。

（10）影像学检查（PET/CT）：①T8 层面胸主动脉后方、左侧膈肌脚后方及腹膜后多发软组织结节、肿块影，代谢增高，多发淋巴结恶性病变可能性大，请结合临床；左侧锁骨上区及左侧髂血管走行区多发软组织结节影，代谢稍增高，请随诊；其余纵隔 4、7 区多发软组织结节影，代谢未见异常，考虑多发良性淋巴结；双肺门多发代谢增高影，考虑多发炎性淋巴结。②脾不大，代谢增高，请随诊。③双肺多发小结节，部分钙化，代谢未见异常，请随诊；双肺散在斑片及条索影，部分代谢稍增高，考虑炎性病变；左肺下叶局部肺气肿。④主动脉壁及冠状动脉多发钙化灶。⑤左侧肾上腺稍增粗，代谢稍增高，请随诊。⑥双肾多发囊肿。⑦前列腺钙化灶；右侧髂后上棘邻近皮下片絮影，代谢稍增高，骨髓穿刺术后改变可能。⑧左侧侧脑室旁小斑片状稍低密度影，代谢未见异常，脑软化灶可能，请结合 MRI 检查。

（11）心电图：正常心电图。

（12）心脏彩超：主动脉瓣退行性变并少量反流。左室舒张功能减退。

（13）胸部 CT：未见明显异常。

2.思维引导　患者老年男性,消瘦、盗汗,红细胞沉降率增快,PET/CT 提示多发淋巴结及脾代谢增高,淋巴结穿刺活检病理诊断霍奇金淋巴瘤。骨髓穿刺、活检、流式免疫分型未见淋巴瘤细胞。综合临床症状及上述检查,明确诊断为霍奇金淋巴瘤Ⅲ期 B 组。根据不良预后因素:①白蛋白<40 g/L(1 分);②血红蛋白<105 g/L;③男性(1 分);④年龄≥45 岁(1 分);⑤Ⅳ期病变;⑥白细胞≥15×10^9/L;⑦淋巴细胞占白细胞比例<8% 和/或淋巴细胞绝对值<0.6×10^9/L,国际预后评分(IPS)评分为 3 分。诊断明确后需尽快开始原发病的治疗。患者年龄大,治疗过程中要注意充分保护脏器功能。

(四)初步诊断

结合病史、影像学、病理及辅助检查结果,明确诊断为霍奇金淋巴瘤Ⅲ期 B 组,IPS 评分 3 分。

二、治疗经过

1.治疗过程

(1)ABVD 方案化疗:患者一般状况可,无重要脏器基础疾病,考虑对化疗的耐受性可,选择了标准一线化疗方案 ABVD 方案。为了减少蒽环类的心脏毒性,尽可能保护心脏功能,ABVD 方案中的蒽环类应用了多柔比星脂质体。具体剂量如下:多柔比星脂质体 25 mg/m^2,第 1、15 天,博来霉素 10 mg/m^2,第 1、15 天,长春新碱 1.4 mg/m^2(最大 2 mg),第 1、15 天,达卡巴嗪 375 mg/m^2,第 1、15 天,每 28 天为一周期(患者老年,在标准剂量的基础上适当下调了剂量)。

(2)对症支持治疗及重要脏器保护:水化碱化、预防高尿酸血症,护胃止吐,保肝护心。

2.思维引导　老年患者,经典型霍奇金淋巴瘤Ⅲ期,IPS 评分 3 分,首选一线标准治疗方案 ABVD 方案(多柔比星+博来霉素+长春新碱+达卡巴嗪)化疗,并给予水化碱化,护胃止吐,保肝护心,营养神经等对症支持治疗。为保护重要脏器功能,蒽环类选择了心脏毒性更小的多柔比星脂质体,同时根据患者年龄,适当下调了化疗剂量。

治疗效果

1.症状　化疗后患者盗汗症状很快消失,出现轻微肝损伤,给予加强护肝治疗,无明显其他化疗相关不良反应。

2.查体　正常面容,皮肤黏膜色泽正常,无皮疹,无皮下出血,无皮下结节,无肝掌,无蜘蛛痣。浅表淋巴结未触及肿大。双肺呼吸音清晰,双肺未闻及干、湿啰音,无胸膜摩擦音。心率 88 次/min,律齐,心脉率一致,各瓣膜听诊区未闻及杂音,无心包摩擦音。腹平坦,右下腹见一长约 2 cm 陈旧手术切口瘢痕,无腹壁静脉曲张,腹部柔软,无压痛、反跳痛,未触及腹部包块。肝脾肋下未触及。肠鸣音正常,4 次/min。双下肢无水肿。

3.辅助检查

(1)血常规:白细胞 4.28×10^9/L,血红蛋白 110 g/L,血小板 276×10^9/L,中性粒细胞绝对值 3.06×10^9/L,淋巴细胞绝对值 0.86×10^9/L。

(2)生化:天冬氨酸转氨酶 56 U/L,丙氨酸转氨酶 47 U/L,谷氨酰转肽酶 58 U/L,β_2微球蛋白 2.0 mg/L,乳酸脱氢酶 280 U/L,肌酐 61 μmol/L,尿酸 200 μmol/L。

(3)心电图:正常心电图。

治疗 2 周期后

1. 症状　无明显症状。

2. 查体　正常面容,无皮疹,无皮下出血。浅表淋巴结未触及肿大。双肺呼吸音清晰,双肺未闻及干、湿啰音,无胸膜摩擦音。心率 84 次/min,律齐,心脉率一致,各瓣膜听诊区未闻及杂音,无心包摩擦音。腹平坦,右下腹见一长约 2 cm 陈旧手术切口瘢痕,腹部柔软,无压痛、反跳痛,腹部无包块。肝脾肋下未触及。无移动性浊音。肠鸣音正常,4 次/min。双下肢无水肿。

3. 辅助检查

(1) 血常规示:白细胞 $4.44×10^9/L$,红细胞 $4.41×10^{12}/L$,血红蛋白 127 g/L,血小板 $295×10^9/L$,中性粒细胞绝对值 $3.13×10^9/L$,淋巴细胞绝对值 $0.87×10^9/L$,单核细胞绝对值 $0.29×10^9/L$。

(2) 生化:天冬氨酸转氨酶 27 U/L,丙氨酸转氨酶 32 U/L,谷氨酰转肽酶 51 U/L,$β_2$ 微球蛋白 1.5 mg/L,乳酸脱氢酶 240 U/L,肌酐 57 μmol/L,尿酸 189 μmol/L。

(3) PET/CT:①所见胸主动脉旁、腹膜后多发软组织结节,部分增大,未见明显放射性浓聚,提示未见明确肿瘤活性,请结合临床。②双肺多发结节影,无放射性浓聚,多考虑良性;双肺少许炎性病变;双肺肺气肿;左肺下叶肺大疱。③肝囊肿,双肾多发囊肿;前列腺高密度结节。④左侧侧脑室旁腔隙性脑梗死可能,右侧上颌窦囊肿。2 周期后 PET/CT 评估达到了完全缓解。

三、思考与讨论

霍奇金淋巴瘤(Hodgkin lymphoma,HL)是一种淋巴系统恶性增殖性肿瘤,男性多于女性。我国 HL 发病率约占所有淋巴瘤的 10%,欧美发病率略高。HL 起源于生发中心的 B 淋巴细胞,形态学特征表现为正常组织结构破坏,在混合性细胞背景中散在异型大细胞,如 R-S 细胞及变异型 R-S 细胞。90% 的 HL 以淋巴结肿大为首发症状,多起始于一组受累的淋巴结,以颈部和纵隔淋巴结最常见,随着病情进展可逐渐扩散到其他淋巴结区域,晚期可累及脾、肝、骨髓等。患者初诊时多无明显全身症状,20% ~ 30% 的患者可伴有 B 症状,包括不明原因的发热、盗汗和体重减轻,还可以有瘙痒、乏力等症状。早期 HL 仍以综合治疗为主,在权衡疗效和不良反应的基础上,可个体化调整放化疗强度。与年轻患者相比,老年 HL 诊断时为晚期病变、有 B 症状,以及 EB 病毒阳性的患者较多。对于早期预后良好老年霍奇金淋巴瘤的一线治疗,超过 2 个周期的博来霉素不良反应多,疗效有限。目前临床上老年晚期 HL 尚无标准一线治疗方案。大部分患者接受 ABVD 方案(多柔比星+博来霉素+长春新碱+达卡巴嗪)作为一线治疗方案疗效较好,治愈率可达 80%。PET/CT 指导的治疗为晚期 HL 患者提供了更精准的方案。疗效评价中,无论诊断时分期早晚,化疗 2 周期后进行 PET/CT 评估,结果为阴性的患者,预后明显优于阳性患者。如果 2 周期 PET/CT 阳性,需要尽早调整下一步治疗方案,可增强化疗强度,也可联合程序性死亡受体 1(PD-1)单抗等新型药物。对于老年患者,PD-1 单抗等新药较化疗安全性更好,也更高效,可以尝试在不适合化疗的患者中一线应用。对于复发难治患者,PD-1 单抗等新型药物是首选治疗。

四、练习题

1. 霍奇金淋巴瘤常见的临床表现是什么?

2. 晚期霍奇金淋巴瘤的治疗原则是什么?

3. 老年霍奇金淋巴瘤制订治疗方案应注意什么?

五、推荐阅读

[1]张菁,范磊,李建勇.霍奇金淋巴瘤治疗进展[J].中华血液学杂志,2019,40(11):969-972.

[2]国家癌症中心,国家肿瘤质控中心淋巴瘤质控专家委员会.中国淋巴瘤规范诊疗质量控制指标(2022版)[J].中华肿瘤杂志,2022,44(7):628-633.

[3]RITA ALAGGIO,CATALINA AMADOR,IOANNIS ANAGNOSTOPOULOS,et al. The 5th edition of the World Health Organization Classification of Haematolymphoid Tumours:Lymphoid Neoplasms[J]. Leukemia,2022,36(7):1720-1748.

（吕晓东　周可树　房佰俊）

案例 13　滤泡性淋巴瘤

一、病历资料

（一）门诊接诊

1. 主诉　发现颌下淋巴结肿大半年余。

2. 问诊重点　淋巴结肿大可以见于肿瘤性疾病和非肿瘤性疾病,患者发现颌下淋巴结肿大半年余,应重点询问淋巴结肿大有无诱因、淋巴结肿大发展的速度、累及部位、有无疼痛等局部症状及有无发热、盗汗、乏力、体重减轻等伴随症状和详细的诊疗经过。

3. 问诊内容

(1)诱发因素:有无受凉、劳累等诱发因素。

(2)主要症状:淋巴结炎、结核和恶性肿瘤等疾病均可出现淋巴结肿大。应问问患者具体起病时间、除颌下淋巴结肿大之外还有哪些部位有淋巴结肿大或者肿块,肿大淋巴结增长的速度,有无局部疼痛、红肿、皮肤溃烂等情况;另外应详细询问有无发热、消瘦、乏力、盗汗等全身症状。炎症性淋巴结肿大通常病程较短,淋巴结及周围皮肤易出现红、肿、热、痛表现;无痛性多发淋巴结肿大更多见于恶性肿瘤,其中淋巴瘤更易伴有发热、盗汗、消瘦、乏力等全身症状。

(3)伴随症状:有无乏力、发热、盗汗、体重减轻等症状。有无肝脾肿大、局部疼痛、水肿、骨痛等症状。

(4)诊治经过:既往曾在何处就诊,做过何种检验和检查,结果如何,以利于诊断和下一步检查;是否用药、用何种药,具体剂量、效果如何,以利于需要时迅速选择药物。

(5)既往史:有无高血压、糖尿病、心脑血管疾病病史,有无肝炎、结核、疟疾等传染病史,有无手术史、输血史、献血史,有无食物、药物过敏史,预防接种史。

(6)个人史:有无疫区、疫情、疫水接触史,有无化学性物质、放射性物质、有毒物质接触史,有无吸毒史,有无吸烟史与饮酒史,有无冶游史。

(7)家族史:家族中有无遗传史及传染病史,有无类似病史。

问诊结果

患者女性,55 岁,无高血压、糖尿病、心血管疾病、脑血管疾病病史,无肝炎、结核、疟疾病史,无化学性物质、放射性物质、有毒物质接触史,无吸烟、饮酒史。半年前,无明显诱因发现右颌下、右侧腹股沟淋巴结进行性增大,给予青霉素抗感染治疗,疗效不佳。5 d 前就诊医院门诊,行超声引导下右颌下淋巴结穿刺活检术,病理结果示(颌下淋巴结)穿刺淋巴组织,以副皮质区淋巴细胞增生为主,淋巴造血系统病变待定。全身 PET/CT 提示:颈部双侧 Ⅰ～Ⅴ区、双侧锁骨上区、双侧腋窝、双侧肩部皮下、腹膜后、双侧髂血管走行区及双侧腹股沟区多发软组织结节、肿块影,代谢增高,多发淋巴结恶性病变可能性大。门诊以"淋巴瘤?"收入院。自患病以来无发热、乏力、盗汗、消瘦等症状,精神状态正常,食欲食量正常,睡眠情况好,体重无明显变化,大便正常,小便正常。

4.思维引导 患者无明显诱因起病,全身多发淋巴结肿大,且抗炎效果不佳。淋巴结穿刺活检病理提示副皮质区淋巴细胞增生为主,淋巴造血系统病变待定。且全身 PET/CT 提示多发软组织结节、肿块影,代谢增高,多发淋巴结恶性病变可能性大,考虑淋巴瘤可能性大。该患者多发无痛性淋巴结肿大,初步检查结果高度怀疑淋巴瘤,需进一步完善相关检验、免疫组化、细胞遗传学、基因相关检查、骨髓相关检查等,明确诊断和具体淋巴瘤分型及疾病分期和预后分层。

(二)体格检查

1.重点检查内容及目的 患者淋巴瘤可能性大,应注意生命体征,浅表淋巴结大小、质地,有无红肿、压痛、活动度,有无淋巴结引流区域水肿;注意韦氏环有无受侵、有无肝脾肿大,腹部肿块;全身皮肤黏膜有无瘀点、瘀斑,双下肢有无水肿等,并进行 ECOG 评分。

体格检查结果

T 36.6 ℃,P 76 次/min,R 19 次/min,BP 123/80 mmHg

正常面容,无皮疹,无皮下出血,无皮下结节。右颌下及右腹股沟触及肿大淋巴结,部分融合,较大者位于右颌下,约 3 cm×2 cm。双肺呼吸音清晰,双肺未闻及干、湿啰音,无胸膜摩擦音。心率 76 次/min,律齐,心脉率一致,各瓣膜听诊区未闻及杂音,无心包摩擦音。腹平坦,无压痛、反跳痛,腹部无包块。肝脾肋下未触及。肠鸣音正常。双下肢无水肿。ECOG 评分:1 分。

2.思维引导 体检发现右颌下及右腹股沟触及肿大淋巴结,部分融合,较大者位于右颌下,约 3 cm×2 cm,与院外检查结果相符。为进一步明确诊断,首选进行完整淋巴结切除活检病理检查,并行骨髓穿刺及活检检查,同时完善常规血液相关化验及全面脏器功能评估,为下一步治疗做准备。

(三)辅助检查

1.主要内容及目的

(1)血常规:血细胞的种类、数量变化,以及形态分布。

(2)生化:判断有无肝肾功能的损害、乳酸脱氢酶和 β_2 微球蛋白水平,有无水电解质紊乱。

(3)病毒学检查:重点明确有无乙型或丙型病毒性肝炎,有无 EB 病毒感染,有无艾滋病、梅毒等传染病。

(4)淋巴结组织病理学检查:是确诊淋巴瘤及具体病理分型的金标准。

（5）骨髓涂片：判断骨髓增生程度，各类及各阶段细胞比例及细胞形态发育有无异常，有无非造血系统细胞浸润等。

（6）骨髓活检：判断骨髓增生程度，各类及各阶段细胞比例及细胞形态发育有无异常，有无纤维化及严重程度，有无非造血系统细胞浸润等。

（7）染色体核型和/或荧光原位杂交技术：明确有无细胞遗传学异常。

（8）相关基因检测：明确有无特征性基因异常。

（9）影像学检查：颈部、胸部、腹部、盆腔增强 CT 或 PET/CT，明确疾病侵犯范围，进行疾病分期。

（10）心电图、心脏彩超：评估心脏情况。

（11）胸部 CT：判断有无肺部感染。

辅助化验及检查结果

（1）血常规：白细胞 $4.65×10^9$/L，血红蛋白 130 g/L，血小板 $275×10^9$/L。

（2）生化：肝肾功能、电解质未见异常，乳酸脱氢酶 280 U/L，β_2 微球蛋白 2.6 mg/L，白蛋白 46.0 g/L，尿酸 180 μmol/L。

（3）病毒学检查：乙肝五项阴性，丙型肝炎、艾滋病、梅毒阴性。

（4）淋巴结组织病理学检查（右颈深部肿物）：非霍奇金淋巴瘤，B 细胞性，结合形态及 FISH 结果符合高级别滤泡性淋巴瘤（3a）。免疫组化 CD20（＋）、CD79a（＋）、Pax－5（＋）、CyclinD1（点＋）、SOX－11（－）、Bcl－2（滤泡＋）、Bcl－6（滤泡＋）、CD10（滤泡＋）、CD21（FDC 网部分结构不完整）、CD23（FDC 网残留＋）、MUM－1（－）、C－myc（中－弱 10%）、Ki－67（20%－30%）、CD3（T+）、CD5（T+）、Ig-D（－）、LMO2（滤泡＋）、MNDA（－）FISH 结果：BCL2/IGH（＋）EBER B：EBER（0－5/HPF）。

（5）骨髓涂片：骨髓有核细胞增生明显活跃，形态大致正常。

（6）骨髓活检：HE 及 PAS 染色示骨髓增生大致正常（50%），淋巴细胞增多，散在或灶性分布，多位于骨小梁旁，胞体小至中等大，胞质少，胞核椭圆形或不规则，染色质粗，偏成熟阶段粒红系细胞散在分布，巨核细胞数量大致正常。网状纤维染色（MF－1 级）。

（7）骨髓染色体核型：46，XX[20]。

（8）荧光原位杂交技术：BCL－2/IGH 融合基因阳性。

（9）BCR 基因重排：重排阳性。

（10）影像学检查（全身 PET/CT）：①颈部双侧 Ⅰ ～ Ⅴ 区、双侧锁骨上区、双侧腋窝、双侧肩部皮下、腹膜后、双侧髂血管走行区及双侧腹股沟区多发软组织结节、肿块影，代谢增高，多发淋巴结恶性病变可能性大，请结合临床；腹腔肠系膜间隙内多发软组织结节影，部分代谢稍增高，代谢增高者疑恶性病变，余代谢未见异常结节；纵隔内及右侧心膈角区多发软组织结节影，代谢未见异常，考虑多发良性淋巴结。②双侧腮腺内多发软组织结节影，多发淋巴结恶性病变可能性大。③脾代谢增高，疑恶性病变侵及。上述病变，淋巴瘤首先考虑，请结合临床。④口咽双侧咽扁桃体对称性稍增大，代谢增高，请结合临床或随诊。⑤右肺中叶及左侧斜裂胸膜散在微结节影，代谢未见异常，请随诊；右肺中叶肺大疱；双肺少许条索影，代谢未见异常，考虑炎性病变。⑥脂肪肝；右肾囊肿。⑦骶骨骨岛。

（11）心电图、心脏彩超：无明显异常。

（12）胸部 CT：双肺微小结节，右肺中叶肺大疱较前相仿；双肺少许条索影。

2.思维引导　　患者中年女性，全身多发淋巴结肿大。全身 PET/CT 提示：颈部双侧 Ⅰ ～ Ⅴ 区、双侧锁骨上区、双侧腋窝、双侧肩部皮下、腹膜后、双侧髂血管走行区及双侧腹股沟区多发软组织结节、肿块影，代谢增高，多发淋巴结恶性病变可能性大。淋巴结切除活检及病理示非霍奇金淋巴瘤，B细胞性，结合形态及FISH结果(*BCL-2/IGH*阳性)符合高级别滤泡性淋巴瘤(3a)。根据PET/CT及病理结果滤泡性淋巴瘤高级别Ⅳ期(3a)诊断明确。根据FL国际预后指数(Follicular Lymphoma International Prognosis Index,FLIPI)标准，FLIPI-1包括年龄≥60岁、Ann Arbor分期Ⅲ~Ⅳ期、血红蛋白<120 g/L、血清乳酸脱氢酶>正常值范围上限、受累淋巴结区域≥5个。每个因素积1分，根据得分，将FL患者分为低危、中危、高危3个危险组，0~1分为低危组，2分为中危组，3~5分为高危组。同时建议患者进行基因学相关检查以帮助更好地进行预后分层，指导下一步治疗。

(四)初步诊断

分析上述病史、查体、影像学、病理、辅助检查结果，支持诊断为滤泡性淋巴瘤(3a级)Ⅳ期，FLIPI-1评分2分(中危组)。

二、治疗经过

1.治疗过程

(1)苯达莫司汀联合利妥昔单抗(BR方案)化疗:苯达莫司汀90 mg/(m^2·d)，第1~2天，静脉滴注;利妥昔单抗375 mg/(m^2·d)，第0天，静脉滴注，每28 d为一周期。

(2)预防真菌感染:米卡芬净100 mg qd，静脉滴注。

(3)对症支持治疗及重要脏器保护:充分水化碱化、预防高尿酸血症，护胃止吐，保肝护心。

2.思维引导

患者滤泡性淋巴瘤Ⅳ期(3a)诊断明确，FLIPI评分2分，属于中危组。对于滤泡淋巴瘤患者，已经有大样本随机对照研究证实一线治疗选择苯达莫司汀联合利妥昔单抗(BR)方案，较R-CHOP方案延长了无进展生存期(PFS)，且安全性更好。治疗过程中，应用相应措施预防肿瘤溶解，预防及治疗化疗相关不良反应，保护重要脏器功能，并在治疗过程中及时进行疗效评估。

治疗效果

1.症状 1周期后患者肿大的淋巴结明显缩小，2周期后完全消失，化疗中有轻微食欲减退，无其他不适。

2.查体 正常面容，右颌下见一长约4 cm手术切口，愈合好。双侧颈部、锁骨上、锁骨下、腋窝、腹股沟未触及肿大淋巴结，双肺呼吸音清晰，未闻及干、湿啰音，无胸膜摩擦音。心率79次/min，律齐，各瓣膜听诊区未闻及杂音，无心包摩擦音。腹软，无压痛、反跳痛，腹部无包块。肝脾肋下未触及。肠鸣音正常。双下肢无水肿。

3.辅助检查

(1)血常规:白细胞5.36×10^9/L，血红蛋白117 g/L，血小板225×10^9/L，中性粒细胞绝对值4.47×10^9/L，淋巴细胞绝对值0.41×10^9/L↓。

(2)生化:肝肾功能正常，乳酸脱氢酶260 U/L，$β_2$微球蛋白2.4 mg/L。

治疗 4 周期后

1. 症状　无明显症状。

2. 查体　正常面容,右颌下见一长约 4 cm 手术切口,愈合好。双侧颈部、锁骨上、锁骨下、腋窝、腹股沟未及肿大淋巴结,双肺呼吸音清晰,双肺未闻及干、湿啰音,无胸膜摩擦音。心率 82 次/min,律齐,各瓣膜听诊区未闻及杂音,无心包摩擦音。腹软,无压痛、反跳痛,腹部无包块。肝脾肋下未触及。肠鸣音正常。双下肢无水肿。

3. 辅助检查

(1) 血常规:白细胞 3.83×10^9/L,血红蛋白 126 g/L,血小板 334×10^9/L,中性粒细胞绝对值 2.05×10^9/L,淋巴细胞绝对值 1.39×10^9/L。

(2) 生化:肝肾功能正常,乳酸脱氢酶 228 U/L,β_2 微球蛋白 2.1 mg/L。

(3) 心电图:正常心电图。

(4) PET/CT:①原双侧腮腺内、颈部双侧 Ⅰ～Ⅴ区、双侧锁骨上区、双侧腋窝、双侧肩部皮下、腹腔肠系膜间隙、腹膜后、双侧髂血管走行区及双侧腹股沟区多发软组织结节影,大部分消失,部分明显缩小,代谢未见异常,较前明显好转。②口咽双侧咽扁桃体较前缩小,代谢未见异常,较前好转。③脾代谢稍增高,代谢较前降低,请随诊。④原纵隔 2、4、5、7 区及右侧心膈角区多发软组织结节影,代谢未见异常,较前变化不大,考虑多发良性淋巴结。⑤右肺中叶及左侧斜裂胸膜散在微结节影,代谢未见异常,较前相仿;右肺中叶肺大疱较前相仿;双肺少许条索影,代谢未见异常,考虑炎性病变,较前相仿。⑥脂肪肝,较前变化不大;右肾囊肿,较前相仿。⑦提示 T_7 血管瘤可能性大;骶骨骨岛,较前相仿。疗效评估达到完全缓解。

三、思考与讨论

滤泡性淋巴瘤(follicular lymphoma,FL)是非霍奇金淋巴瘤(non-Hodgkin lymphoma,NHL)常见类型之一,是欧美地区最常见的惰性淋巴瘤,占 NHL 的 22%～35%,在我国发病率较低,不足 NHL 的 10%。患者中位发病年龄约 60 岁,主要表现为多发淋巴结肿大,亦可累及骨髓、外周血、脾、韦氏环、胃肠道和软组织等,原发结外者少见。晚期患者多见,约占 70%。FL 来源于生发中心 B 细胞,形态学上表现为滤泡中心细胞和中心母细胞的增生,多为滤泡样结节状生长。FL 常存在 t(14;18) 易位及所致的 Bcl-2 蛋白过表达,但随着滤泡淋巴瘤从低级别到高级别,Bcl-2 蛋白过表达有不同程度的丢失,为确诊带来困难,必要时可以应用 FISH 进行 *Bcl*-2 检测。对于不伴大肿块(肿块直径 <7 cm)的 Ⅰ、Ⅱ期 FL 患者,放疗/免疫化疗可使大部分患者获得长期无病生存,对于伴大肿块(肿块直径≥7 cm)的 Ⅰ、Ⅱ期 FL 患者,可采用抗 CD20 单抗±化疗±放疗。对于Ⅲ～Ⅳ期患者,目前认为是不可治愈的,如有 B 症状、重要器官损害、血液指标异常、巨大肿块、持续肿瘤进展等治疗指证的,可选择化学疗法(简称化疗)、免疫治疗、参加临床试验等治疗方法。治疗过程中,每 2～4 个周期进行影像学检查和疗效评价。诱导治疗达到很好疗效的患者,建议进行 CD20 单抗的维持治疗,并嘱患者定期复查。

四、练习题

1. 滤泡性淋巴瘤病理特点是什么?

2. 滤泡性淋巴瘤如何进行预后评分?

3. Ⅲ-Ⅳ期滤泡性淋巴瘤的治疗指征是什么?

五、推荐阅读

[1]中国抗癌协会淋巴瘤专业委员会,中华医学会血液学分会.中国滤泡性淋巴瘤诊断与治疗指南（2020年版）[J].中华血液学杂志,2020,41(7):537-544.
[2]FREEDMAN A,JACOBSEN E. Follicular lymphoma:2020 update on diagnosis and management[J]. Am J Hematol,2020,95(3):316-327.

（吕晓东　周可树　房佰俊）

案例 14　套细胞淋巴瘤

一、病历资料

（一）门诊接诊

1. 主诉　腹部不适5月余,发现多发淋巴结肿大1周。

2. 问诊重点　腹部不适可见于消化系统疾病,包括良性疾病及恶性肿瘤性疾病,也可继发于其他系统疾病如心力衰竭等。患者腹部不适时间较长,应重点询问腹部不适的诱因,有无腹痛、腹胀等症状及相应位置,排便情况、腹部不适伴随症状和全身症状、其他病史和详细诊疗经过。多发淋巴结肿大,感染性疾病、自身免疫病和肿瘤均可见,应重点询问淋巴结肿大有无诱因、局部症状及有无发热、体重减轻等全身伴随症状。

3. 问诊内容

（1）诱发因素:有无不洁饮食、受凉、劳累等诱发因素。

（2）主要症状:腹部不适,应询问有无腹痛、腹胀及具体位置,如在右下腹出现疼痛并有反跳痛,提示阑尾炎;如在右上腹疼痛,多见于胆囊炎或者肝疾病。并应询问大便次数、性状及排便情况,有无呕血、黑便等。体重变化情况,有无消瘦,如有,体重减轻多少。多发淋巴结肿大常见于感染、自身免疫病和恶性肿瘤等。询问有无发热、咽痛、消瘦、乏力等伴随症状,肿大淋巴结及周围皮肤是否出现红、肿、热、痛;有无盗汗、乏力及午后低热症状以帮助排除结核性淋巴结肿大;无痛性多发淋巴结肿大,伴有发热、消瘦,应考虑淋巴瘤等恶性肿瘤。

（3）伴随症状:有无头晕、乏力、心慌、胸闷等贫血症状。有无皮肤黏膜瘀点瘀斑、牙龈出血、腹痛、黑便、血尿、头痛、意识障碍等出血症状。有无腹胀、呕吐等消化不良或肠梗阻表现。有无消瘦、发热、盗汗等全身症状。

（4）诊治经过:既往是否就诊,曾到何处就诊,做过何种检验和检查,结果如何;是否进行过治疗,用了什么药,具体剂量、效果如何。

（5）既往史:有无肝炎、结核、疟疾等传染病史,有无输血史,有无食物、药物过敏史,有无系统性红斑狼疮等风湿免疫系统疾病病史,有无糖尿病、甲状腺功能减退等内分泌系统疾病病史,有无高血压、冠心病等心血管系统疾病。

（6）个人史:有无疫区、疫情、疫水接触史,有无特殊地区居住史,有无化学性物质、放射性物质、有毒物质接触史,有无吸烟、饮酒史,有无冶游史。

（7）家族史:有无家族性遗传病史。

问诊结果

患者男性,64 岁,无糖尿病、脑血管疾病病史,无肝炎、结核、疟疾病史,无化学性物质、放射性物质、有毒物质接触史,偶饮酒,已戒烟 2 月余。10 年余前发现"高血压",最高血压 160/100 mmHg,规律口服美托洛尔片,血压控制可。患者 5 月余前无明显诱因出现腹部下坠感,伴排便不畅,大便稀,1 周前无诱因出现浅表淋巴结肿大,无发热、无明显肉眼黑便、无呕血、无明显盗汗,体重减轻约 3 kg。于当地诊所口服药物治疗(具体不详),症状无明显改善。1 周前外院门诊血常规:白细胞 8.43×10^9/L,红细胞 4.27×10^{12}/L,血红蛋白 122.0 g/L,血小板 51×10^9/L。胃镜:食管隆起病变,胃溃疡,淋巴瘤可能性大。肠镜:结肠黏膜下隆起,感染性肠炎?彩超:双侧腋窝淋巴结可见。右侧锁骨上淋巴结可见。双侧颈部淋巴结可见。CT:胃弥漫性壁增厚,直肠壁厚,占位可能性大,并腹腔、腹膜后、双侧髂血管旁、双侧腹股沟淋巴结肿大,淋巴瘤?建议至医院进一步就诊。

4.思维引导　患者男性,64 岁,慢性起病,腹部不适伴大便性状改变 5 月余,外院相关检查发现腹腔、腹膜后、双侧颈部、腋窝、腹股沟多发淋巴结肿大,体重有减轻,既往有高血压病史,无肝病、内分泌系统疾病等病史,无药物、化学和放射性毒物接触史。根据患者病史及相关检查,考虑恶性肿瘤可能性大,需重点鉴别恶性肿瘤淋巴结转移和淋巴瘤。下一步须尽快完善淋巴结活检、胃肠镜检查,明确诊断。血常规示血小板低,考虑骨髓侵犯可能,需完善骨髓涂片、骨髓活检等相关检查。

(二)体格检查

1.重点检查内容及目的　患者恶性肿瘤可能性大,应重点检查患者的一般状况,浅表淋巴结大小、有无红肿、压痛、活动度,有无胸骨压痛,有无肝脾肿大,腹部肿块等。患者血小板低下,应注意有无全身皮肤黏膜有无瘀点、瘀斑等。同时应详细对患者的心肺等重要脏器进行体格检查。

体格检查结果

T 36.3 ℃,P 82 次/min,R 22 次/min,BP 110/70 mmHg

慢性病容,全身皮肤黏膜无黄染,无皮疹、皮下出血、皮下结节。双侧腹股沟可触及多发肿大淋巴结,较大者约 2 cm×2 cm,部分相互融合,质韧,无压痛,活动度可,其余浅表淋巴结未触及明显肿大。双肺呼吸音清,未闻及干、湿啰音;心律齐,各瓣膜听诊区未闻及杂音,无心包摩擦音。腹平软,上腹部轻压痛,无反跳痛,腹部未触及明显包块。肝脾肋下未触及,Murphy 征阴性,肾脏无叩击痛,无移动性浊音。肠鸣音活跃,双下肢无水肿。

2.思维引导　体检发现双侧腹股沟多发肿大淋巴结,与院外检查结果相符;上腹部轻压痛,无反跳痛,不考虑急腹症。根据患者症状及既往相关检查,考虑淋巴瘤可能性大,需尽快完善血常规、血生化、病毒学检查等相关化验,尽快行淋巴结活检、胃肠镜检查、全身影像学及骨髓穿刺等检查,明确诊断、疾病分期及预后。并进行全面脏器功能评估,为下一步治疗做准备。

(三)辅助检查

1.主要内容及目的

(1)血常规、尿常规、便常规+潜血:血细胞的种类、数量变化以及形态分布,尿常规有无异常,有无肠道感染及消化道出血。

(2)生化:判断有无肝肾功能的损害、乳酸脱氢酶和 β_2 微球蛋白水平,内环境紊乱。

（3）病毒学检查：明确有无乙型肝炎、丙型肝炎、艾滋病（AIDS）、梅毒等传染病，有无 EB 病毒感染，因部分亚型的淋巴瘤与 EB 病毒感染相关。

（4）直接及间接抗球蛋白试验、血小板相关抗体检测：部分亚型的淋巴瘤可以同时合并自身免疫性溶血性贫血、免疫性血小板减少症。

（5）贫血三项：长期慢性腹泻，血小板减少，了解有无造血原料缺乏。

（6）淋巴结组织病理学检查：首选肿大淋巴结切除活检，明确疾病病理类型。

（7）骨髓涂片：判断骨髓增生程度，各类及各阶段细胞比例及细胞形态发育有无异常，有无非造血系统细胞浸润等。

（8）骨髓活检：判断骨髓增生程度，各类及各阶段细胞比例及细胞形态发育有无异常，有无纤维化及严重程度，有无肿瘤细胞浸润等。

（9）流式细胞术：明确各系血细胞免疫表型，判断有无发育异常及克隆性增生。

（10）染色体核型和/或荧光原位杂交技术：明确有无细胞遗传学异常。

（11）影像学检查：推荐 PET/CT，明确病变侵犯范围，判断疾病分期。

（12）胃肠镜检查：了解胃肠道情况及有无肿瘤侵犯。

辅助化验及检查结果

（1）血常规、尿常规、便常规+潜血：白细胞 $4.64×10^9/L$，血红蛋白 100 g/L，血小板 $13×10^9/L$，中性粒细胞百分数 54.30%，淋巴细胞百分数 37.10%。尿常规正常、大便潜血阳性。

（2）生化：肝肾功能、电解质、凝血功能正常，总蛋白 53 g/L，白蛋白 33 g/L，球蛋白 20 g/L，乳酸脱氢酶 202 U/L，$β_2$ 微球蛋白 4.95 mg/L。

（3）病毒学检查：乙肝五项阴性，丙型肝炎、艾滋病、梅毒阴性，EBV 阴性。

（4）直接及间接抗球蛋白试验、血小板相关抗体检测：均为阴性。

（5）贫血三项：叶酸、维生素 B_{12}、铁蛋白水平均正常。

（6）淋巴结组织病理：右侧腹股沟淋巴结彩超引导下粗针穿刺活检（因血小板太低，无法行手术活检），病理（右侧腹股沟淋巴结）免疫组化结果支持：Bcl-2（+）、Bcl-6（滤泡+）、CD10（+/-）、CD20（+）、CD21（+扩大）、CD23（+扩大）、CD3（+/-）、CD5（+）、CyclinD1（+）、Ki67（+，约 40%）、MUM-1（+）、c-Myc（-）、FDC（+）、SOX11（+）。结合免疫组化标记及 CCND1/Ig-FISH 检测考虑套细胞淋巴瘤。淋巴结病理 FISH：*CCND*1 基因断裂阳性，*CCND1/IGH* 融合基因阳性。

（7）骨髓涂片：增生活跃，成熟淋巴细胞占 11.8%。

（8）骨髓活检及免疫组化：骨髓增生较活跃（约 60%），粒红巨三系细胞增生，淋巴细胞散在或簇状分布，结合套细胞淋巴瘤病史，不排除淋巴瘤侵犯骨髓，建议结合临床及其他检查进一步确诊。免疫组化：CD3 散在少（+）；CD20 散在少（+）；CD56（-）；SOX-11（-）。

（9）流式细胞术：异常成熟 B 淋巴细胞占有核细胞的 6.78%，表达 CD5，CD19，FMC7，CD20，CD22，CD148，CD45，Kappa，CD79b，sIgD，弱表达 CD38，CD81，不表达 CD10，CD23，Lambda，CD25，CD103，CD11c，CD200，CD43，sIgM，CD3，CD4，CD8，CD56，细胞体积偏小，符合 CD5$^+$CD10$^-$ 成熟 B 细胞淋巴瘤，请结合 CyclinD1，SOX11 及病理学检查以排除 MCL。

（10）骨髓染色体核型和/或荧光原位杂交技术：染色体核型：46XY[20]，FISH：未检测到 p53（17p13.1）基因缺失，检测到 t（11；14）异位形成的 *IGH/CCND*1 融合基因。

(11)PET/CT:①枕部皮下、颈部双侧Ⅰ~Ⅴ区、双侧锁骨上区、腹、盆腔、腹膜后、双侧髂血管走行区及双侧腹股沟区多发软组织结节影、肿块影,代谢增高,考虑淋巴瘤浸润。纵隔4区、双侧腋窝多发软组织结节影,部分代谢增高,不排除淋巴瘤浸润,请随访。②胃体积增大,胃壁不均匀增厚,代谢增高,考虑淋巴瘤浸润;直肠壁不均匀增厚,代谢增高,考虑淋巴瘤浸润。③脾体积增大,代谢增高,考虑淋巴瘤浸润。④右肺上叶前段及左肺下叶背段近肺门处多发软组织结节影,代谢增高,疑淋巴瘤浸润,请结合临床或随访。双肺上叶及左肺斜裂胸膜走行区多发小结节影,代谢未见异常,请随访。⑤口咽右侧壁增厚,代谢增高,淋巴瘤浸润可能性大。⑥双侧肾上腺稍增粗,代谢未见异常,请随访。双肾结石。右肾囊肿。左肾多发复合性囊肿。⑦左侧顶部皮下钙化灶。双侧筛窦炎。右侧上颌窦囊肿。⑧T_6椎体、骶骨多发骨岛。部分胸、腰椎骨质增生。$T_{7/8}$、$L_{4/5}$、L_5/S_1椎间盘退行性改变。

(12)胃肠镜检查:因患者血小板低下,无法行胃肠镜检查,暂未做此项检查。

2.思维引导 患者老年男性,腹部不适伴大便性状改变,多发淋巴结肿大,血小板减少,体重下降;淋巴结病理结合典型免疫组化标志CyclinD1阳性,SOX11阳性,Ki-67阳性约40%,及CCND1/Ig-FISH阳性,病理诊断为经典型套细胞淋巴瘤。PET/CT示双侧颈部、双侧锁骨上区、腹、盆腔、腹膜后、双侧髂血管走行区及双侧腹股沟区多发软组织结节影、肿块影,代谢增高,考虑淋巴瘤浸润。骨髓穿刺形态学、骨髓活检及骨髓流式免疫分型均提示骨髓侵犯,综上所述诊断为套细胞淋巴瘤,Ⅳ期。根据年龄(2分),ECOG评分(0分),LDH值/正常值(1分),和WBC计数(0分)进行简易套细胞淋巴瘤国际预后评分系统(MIPI)评分为3分(低危组)。为尽快缓解患者症状,改善血常规检查结果,需要尽快治疗原发病,同时积极进行血小板输注等对症支持治疗。

(四)初步诊断

综合上述病史、查体、辅助检查结果,支持以下诊断:①套细胞淋巴瘤Ⅳ期,MIPI 3分;②高血压。

二、治疗经过

1.治疗过程

(1)预处理降低肿瘤负荷:甲泼龙40 mg qd静脉注射,化疗前2 d。

(2)苯达莫司汀联合利妥昔单抗(BR方案)化疗:利妥昔单抗375 mg/m²,第0天,静脉滴注,苯达莫司汀90 mg/m²,第1、2天,静脉滴注。

(3)成分血输注:血小板低下,患者血型为A型Rh(D)阳性,给予输注A型Rh(D)阳性单采血小板。

(4)对症支持及重要脏器功能保护:给予止血药物预防出血,给予质子泵抑制剂保护胃黏膜,进行水化、碱化及高尿酸血症预防、止吐、保肝护心等药物应用。

2.思维引导 患者重度血小板减少,给予止血药物和输注血小板纠正和预防出血。套细胞淋巴瘤诊断明确后,因肿瘤负荷较大,给予糖皮质激素预处理降低肿瘤负荷,并同时水化、碱化避免肿瘤溶解综合征。选择苯达莫司汀联合利妥昔单抗化疗,治疗过程中,应当严密监测血小板计数,及时给予血小板输注,预防和警惕严重出血。同时给予护胃止吐,保肝护心,营养神经等药物治疗,保护重要脏器功能。严密监测化疗不良反应,及时给予预防及相应对症支持治疗。

治疗效果

1. 症状 患者治疗过程平稳,1周期治疗后血小板即逐渐上升至正常,大便潜血转阴,患者腹部不适症状缓解,淋巴结明显缩小。未出现感染、骨髓抑制等特殊不良反应。

2. 查体 正常面容,全身皮肤黏膜无黄染,无皮疹、皮下出血、皮下结节,浅表淋巴结未触及明显肿大。心律齐,各瓣膜听诊区未闻及杂音,无心包摩擦音。腹平软,无压痛、反跳痛,腹部无包块。肝脾肋下未触及,Murphy 征阴性,肾脏无叩击痛,无移动性浊音。肠鸣音正常,4 次/min。双下肢无水肿。

3. 辅助检查

(1)血常规:白细胞 5.03×10^9/L,红细胞 4.35×10^{12}/L,血红蛋白 113 g/L,血小板 144×10^9/L,淋巴细胞百分数 13.10%,嗜碱性粒细胞百分数 1.20%。

(2)生化:丙氨酸转氨酶 16 U/L,总蛋白 62 g/L,白蛋白 38 g/L,球蛋白 24 g/L,白球比 1.58,乳酸脱氢酶 202 U/L,β_2 微球蛋白 3.12 mg/L,尿素氮 4.24 mmol/L,肌酐 45 μmol/L,尿酸 240 μmol/L。

(3)心电图:正常心电图。

治疗 2 周期后

1. 症状 无明显症状。

2. 查体 正常面容,全身皮肤黏膜无黄染,无皮疹、皮下出血、皮下结节,浅表淋巴结未触及明显肿大。心律齐,各瓣膜听诊区未闻及杂音,无心包摩擦音。腹平软,无压痛、反跳痛,腹部无包块。肝脾肋下未触及,Murphy 征阴性,肾无叩击痛,无移动性浊音。肠鸣音正常。双下肢无水肿。

3. 辅助检查

(1)血常规:白细胞 3.77×10^9/L,红细胞 4.47×10^{12}/L,血红蛋白 115 g/L,血小板 163×10^9/L,中性粒细胞绝对值 2.43×10^9/L,淋巴细胞绝对值 0.68×10^9/L。

(2)生化:丙氨酸转氨酶 17 U/L,总蛋白 60 g/L,白蛋白 37 g/L,球蛋白 23 g/L,白球比 1.61,乳酸脱氢酶 189 U/L,β_2 微球蛋白 3.03 mg/L,尿素氮 4.04 mmol/L,肌酐 37 μmol/L,尿酸 237 μmol/L。

(3)增强 CT:①双肺上叶及右肺叶间裂区散在小结节,较前相仿,建议随诊。②右肺上叶及左肺下叶少许索条影,较前相仿。③双侧锁骨上、纵隔、双侧腋窝、所示肝胃间、腹腔及腹膜后及双侧腹股沟区、颈部多发淋巴结,部分肿大,符合淋巴瘤表现,较前部分淋巴结缩小,请结合临床。④肝脏散在小囊肿。⑤右肾实质钙化灶。左肾后方稍高密度结节,复杂囊肿?其他待排,请结合 MRI 检查。双肾散在囊肿可能。⑥甲状腺双叶密度欠均匀,请结合超声检查。⑦头部增强扫描未见明显异常。

(4)胃肠镜:胃窦近幽门后壁可见大小 0.6 cm×1.0 cm 黏膜隆起、水肿增厚,考虑套细胞淋巴瘤治疗后改变,乙状结肠炎。

三、思考与讨论

套细胞淋巴瘤(mantle cell lymphoma,MCL)是一种 B 细胞淋巴瘤亚型,占非霍奇金淋巴瘤(NHL)的 6% ~8%,男女比例为(2~3):1,中位发病年龄 65 岁左右。MCL 是起源于淋巴结套区,细胞遗传学 t(11;14)(q13;q32)异常导致 Cyclin D1 核内高表达是其特征性标志。患者结外侵犯常见,易侵犯骨髓及胃肠道。自然病程可以分为侵袭性和惰性。经典型 MCL 占大部分,具有侵袭性生长特点,同时对治疗的反应类似惰性淋巴瘤,属于不可治愈疾病。少部分惰性 MCL,称为白血病样非淋巴结性 MCL,分子遗传学变异较少,无 p53 基因突变或缺失,不表达或低表达 SOX11,其病程类似于惰性淋巴瘤,预后较好。对 MCL 患者应进行全面检查,准确分期,MIPI 对 MCL 的预后分层效果较好,以指导治疗选择。对于年龄 60~65 岁以上的Ⅳ期患者,可采用化疗+利妥昔单抗治疗。治疗期间每 2 个疗程进行 1 次疗效评价,通常诱导治疗 4~6 周期后达到部分缓解以上疗效的患者进入 CD20 单抗的维持治疗阶段。MCL 常侵犯骨髓,可进行微小残留病灶监测。完成治疗后的前 2 年每 3 个月进行一次随访,包括查体、血常规及生化检查,每 3~6 个月进行一次颈部、胸部和全腹部的增强 CT 检查。对于复发难治的套细胞淋巴瘤,可以首选 BTK 抑制剂等新药治疗;高危初治套细胞淋巴瘤患者的治疗,BTK 抑制剂等新药也在积极地探索应用中。

四、练习题

1. 套细胞淋巴瘤的诊断需要做哪些检查?
2. 对套细胞淋巴瘤患者如何进行预后评分?
3. 套细胞淋巴瘤的治疗策略是什么?

五、推荐阅读

[1]中国抗癌协会血液肿瘤专业委员会,中华医学会血液学分会,中国临床肿瘤学会淋巴瘤专家委员会.套细胞淋巴瘤诊断与治疗中国指南(2022 年版)[J].中华血液学杂志,2022,43(7):529-536.

[2]国家癌症中心,国家肿瘤质控中心淋巴瘤质控专家委员会.中国淋巴瘤规范诊疗质量控制指标(2022 版)[J].中华肿瘤杂志,2022,44(7):628-633.

[3]RITA ALAGGIO,CATALINA AMADOR,IOANNIS ANAGNOSTOPOULOS,et al. The 5th edition of the World Health Organization classification of haematolymphoid tumours:lymphoid neoplasms[J]. Leukemia,2022,36(7):1720-1748.

(吕晓东　周可树　房佰俊)

案例 15　边缘区淋巴瘤

一、病历资料

(一)门诊接诊

1. 主诉　发现颈部淋巴结肿大 10 月余。

2.问诊重点　患者颈部淋巴结肿大10月余,应重点询问既往有无感染,淋巴结大小,有无压痛,体温规律及辅助检查结果,诊治经过、治疗效果等。淋巴结肿大是常见的体征,血液系统疾病和感染性疾病均可见,应注意询问主要症状及伴随症状特点、诊治经过及治疗效果等。

3.问诊内容

(1)诱发因素:有无结核及其他慢性感染,有无风湿免疫系统疾病及恶性肿瘤等诱发因素,既往有无特殊药物使用病史。

(2)主要症状:淋巴结肿大常见于感染性疾病、结缔组织病、肿瘤性疾病及组织细胞坏死性淋巴结炎等疾病。应重点询问起病时间和起病特点,淋巴结肿大通常起病缓慢,有的患者有感染灶及慢性感染史。慢性感染病史较长,可能有明确的感染灶表现,淋巴结可能有压痛,可自行消退。结缔组织病引起的淋巴结肿大与免疫系统状态相关,除肿大外无其他症状。肿瘤性疾病患者的淋巴结通常呈逐渐增大的过程,无明显压痛,缓慢增大,淋巴结移动性差。观察血细胞计数有无进行性下降,体温情况,有无肿瘤相关的体重下降、盗汗及发热等。组织细胞性坏死性淋巴结炎前期通常有感染病史,后期应用抗生素效果不佳,糖皮质激素治疗有效,淋巴结可有压痛,感染好转后会明显缩小。

(3)伴随症状:有无咳嗽、咳痰、胸闷、皮疹、关节痛、消瘦、盗汗、发热、尿频、尿急及尿痛等伴随症状,如感染患者发作时,伴有咳嗽、咳痰、胸闷、尿频、尿急及尿痛时考虑感染可能;肿瘤时可有体重下降、盗汗及发热。

(4)诊治经过:做过何种检验和检查,结果如何,以利于诊断和下一步检查;是否用药、用何种药,具体剂量、效果如何,以利于迅速选择其他检查及药物。

(5)既往史:有无肝炎、艾滋病、结核等传染病病史,有无支气管扩张等可以引起继发性感染的疾病。有无系统性红斑狼疮等风湿免疫系统疾病,既往有无恶性肿瘤病史,均可以引起发热。有无输血史。

(6)个人史:有无药物、化学和放射性毒物接触史,有无接触牛羊史、受伤史、接触结核患者史等可以引起发热的感染性疾病。

(7)家族史:家族中有无出现顽固性发热的患者,有无肿瘤家族史。

问诊结果

患者中年女性,农民,无脑血管、心脏疾病病史,无风湿免疫系统疾病病史,无甲状腺功能减退等内分泌疾病病史,无肝炎、结核、疟疾、伤寒病史,无药物、化学和放射性毒物接触史,无吸烟、饮酒史。10月余前无明显诱因出现双侧颈部淋巴结肿大,约黄豆大小,伴疼痛,无发热,至当地诊所就诊,考虑淋巴结炎症,给予口服消炎药治疗,具体不详,经治疗后症状无好转,其间间断疼痛,无明显增大;9月前至当地医院就诊,彩超示双侧颈部淋巴结肿大。排除禁忌证后行右侧颈部淋巴结穿刺术,病理回示:(右颈部淋巴结穿刺涂片)较多成熟淋巴细胞,未见典型肿瘤细胞,请结合临床,必要时肿物完整切除病检。给予口服"清热散结胶囊、肿结风片"药物治疗,经治疗后效果欠佳。现为求进一步就诊,门诊以"淋巴结肿大查因"收入院,自发病以来,神志清,饮食睡眠可,大小便无明显异常,体重未下降。

4.思维引导　患者中年女性,慢性起病,既往体健,无肝病、风湿免疫系统疾病病史,无药物、化学和放射性毒物接触史,多发淋巴结肿大,不排除血液系统疾病、感染性疾病或其他恶性肿瘤,需要重点鉴别感染及肿瘤性疾病,尤其是血液系统疾病。感染继发的淋巴结肿大往往伴有原发感染疾病,感染控制后淋巴结会明显减少,且淋巴结经常伴有压痛,淋巴结活动度好。肿瘤继发的淋巴结肿大往往抗感染治疗无效,淋巴结压痛不明显,淋巴结活动度差且进行性增大,可伴有肝脾、淋巴结肿大。血液系统疾病当中,淋巴瘤患者可有顽固性发热,感染指标不高或略增高,抗生素治疗效果不佳,侵及骨髓时可见异常淋巴细胞,可伴有肝脾、淋巴结肿大。有些患者伴有血细胞减少。我们通过进行浅表淋巴结彩超明确有无浅表肿大淋巴结,如果有肿大淋巴结,可进行针穿活检或取完整淋巴结进行病理检查。如果无明显肿大淋巴结,可通过增强 CT 或 PET/CT 进一步寻找可以进行活检的病变位置,可以是淋巴组织,也可以是肿块。

(二)体格检查

1. 重点检查内容及目的　患者感染性疾病及血液系统疾病可能性大,应注意有无淋巴结、肝脾肿大,有无肺部啰音,全身皮肤黏膜有无瘀点、瘀斑、黄染、皮疹、苍白,有无浸润表现等。此外还应注意有无面部皮肤"蝶形"红斑、手指畸形等。

体格检查结果

T 36.6 ℃,P 85 次/min,R 18 次/min,BP 110/69 mmHg

全身皮肤未见出血点及瘀斑,双侧颈部、腋窝下、腹股沟区可触及多发肿大淋巴结,大小约 3 cm×2 cm,有轻压痛,可耐受,表面皮肤无红肿,胸骨无压痛,双肺呼吸音粗,未闻及干、湿啰音,心率 85 次/min,律齐,心脉率一致,各瓣膜听诊区未闻及杂音,无心包摩擦音。腹部柔软,无触痛、压痛及反跳痛,肝脾肋下未触及。双下肢无水肿。

2. 思维引导　患者淋巴结肿大,可能与感染或血液系统疾病相关,需进一步行实验室检查(血常规+网织红细胞计数+外周血细胞形态分类、尿常规、粪常规、凝血功能、传染病筛查、肝功能、肾功能等一般检查,查病毒定量、肿瘤标志物、骨髓穿刺送骨髓涂片),影像学方面,查肝胆脾胰腺、浅表淋巴结彩超,增强 CT 或 PET/CT 明确病灶部位,根据初步结果必要时做流式细胞术检查或骨髓活检等,必要时进行 CT 引导下穿刺组织活检明确诊断。

(三)辅助检查

1. 主要内容及目的

(1)血常规+网织红细胞计数+外周血细胞形态分类:明确有无核左移或原始及幼稚细胞,有无噬血现象。

(2)生化:判断有无血脂增高、肝肾功能的损害、内环境紊乱失衡。

(3)传染病:重点明确有无乙型病毒性肝炎,排除传染病继发的发热。

(4)凝血功能:协助判断出血倾向的严重程度。

(5)病毒学检查:有无常见病毒感染。

(6)肿瘤标志物:进行肿瘤筛查。

(7)颈部浅表淋巴结彩超:判断淋巴结有无肿大。

(8)腹部彩超:判断肝、脾有无肿大。

(9)PET/CT:明确病灶范围及判断有无肺部感染等其他疾病。

(10)骨髓涂片:判断骨髓增生程度,各类及各阶段细胞比例及细胞形态发育有无异常,有无非造血系统细胞浸润或噬血现象等。

(11)流式细胞检测术:明确各系血细胞免疫表型,判断有无发育异常及克隆性增生。

(12)骨髓活检:判断骨髓增生程度,各类及各阶段细胞比例及细胞形态发育有无异常,有无纤维化及严重程度,有无非造血系统细胞浸润等。

（13）*MYD88* 基因检测、淋巴结穿刺活检：辅助明确诊断。

辅助化验及检查结果

（1）血常规+网织红细胞计数+外周血细胞形态分类：白细胞 $5.5 \times 10^9/L$，红细胞 $5.23 \times 10^{12}/L$，血红蛋白 $156.0\ g/L$，血小板 $154 \times 10^9/L$，中性粒细胞绝对值 $3.06 \times 10^9/L$。网织红细胞计数及外周血细胞形态分类未见异常。

（2）生化：天冬氨酸转氨酶 21 U/L，丙氨酸转氨酶 12 U/L，白蛋白 35.0 g/L，葡萄糖 6.50 mmol/L，尿酸 410 μmol/L，5'核苷酸酶 10.2 U/L，乳酸脱氢酶 247 U/L。

（3）传染病、凝血功能、肿瘤标志物：正常。

（4）病毒学检查：正常。

（5）彩超：甲状腺双侧叶多发囊性结节（TI-RADS 分级 2 级），双侧颈部多发淋巴结肿大，双侧腋窝、腹股沟淋巴结肿大。肝弥漫性回声改变（脂肪肝），脾未见明显异常。

（6）PET/CT：①双颈部、纵隔 4R 区、双侧腋窝、腹腔、腹膜后、双侧髂血管旁及双侧腹股沟多发淋巴结代谢活跃，浸润不除外，建议随诊观察。所见中央骨髓弥漫性代谢活跃，建议结合骨髓穿刺病理。②脂肪肝。③肠管节段性代谢活跃，考虑生理性摄取。

（7）骨髓涂片：①取材、涂片、染色良好。脂滴（+），髓小粒（+）。②骨髓增生活跃。③粒系增生活跃，各阶段细胞比值及形态大致正常。POX（+）。④红系增生活跃，各阶段细胞比值及形态大致正常。成熟红细胞大小基本一致，血红蛋白充盈可。⑤淋巴细胞比值9.6%，形态未见明显异常。⑥全片见巨核细胞57个，血小板聚集、散在可见。

（8）*MYD88* 基因 L265P 突变：阴性。

（9）流式细胞检测术：检测到异常克隆 B 淋巴细胞。

（10）骨髓活检：符合 B 细胞淋巴瘤累及骨髓。免疫组化结果：CD20（灶+），CD79α（灶+），CD3*（灶+），CD235a（红系+），CD61（巨核系+），MPO（粒系+），Ki-67（约 10%+）。

（11）淋巴结穿刺活检：第一次报告（左锁骨上淋巴结穿刺）见增生的淋巴组织，结构不清，可疑肿瘤，正在免疫组化协诊。第二次报告（左锁骨上淋巴结穿刺）惰性非霍奇金 B 细胞淋巴瘤，需补做免疫组化及基因检测分类。免疫组化：AE1/AE3（-），CD3（灶+），CD20（+），CD21（FDC 网破坏），Bcl-2（+），Bcl-6（-），CD5（+），Cyclin D1（-），Ki-67（约 10%+），CD23（-），SOX11（-），CD10（-），CD43（-），CD79a（+）。第三次报告（左锁骨上淋巴结穿刺）惰性非霍奇金 B 细胞淋巴瘤，符合边缘区淋巴瘤。免疫组化：LEF-1（-）。

---

2. 思维引导　患者中年女性，淋巴结肿大，骨髓活检示符合 B 细胞淋巴瘤累及骨髓，*MYD88* 基因 L265P 突变阴性，淋巴结穿刺活检：（左锁骨上淋巴结穿刺）惰性非霍奇金 B 细胞淋巴瘤，符合边缘区淋巴瘤，免疫组化：LEF-1（-）。根据病理结果，患者诊断边缘区淋巴瘤明确。接下来需要对疾病的分期做出判断并进行治疗。

（四）初步诊断

分析上述病史、查体、辅助检查结果，支持以下诊断：非霍奇金淋巴瘤-边缘区淋巴瘤-Ⅳ期（侵犯双侧颈部、纵隔、双侧腋窝、腹腔、腹膜后、双侧髂血管旁、双侧腹股沟区多发淋巴结及骨髓）-aaIPI 评分 2 分，高中危。

二、治疗经过

1. 治疗过程

(1)化疗方案:行"BR 方案(利妥昔单抗 600 mg/d,第 1 天,静脉滴注+苯达莫司汀 150 mg/d,第 1~2 天,静脉滴注)"化疗 6 周期。

(2)血细胞减少的处理:化疗后患者出现重度血小板及白细胞减少,应用注射用人白介素-11 针皮下注射促进血小板产生,重组人粒细胞集落刺激因子升白细胞治疗。

(3)成分血输注:输注机采血小板及悬浮红细胞纠正患者出血倾向及贫血。

(4)预防并发症的治疗:水化、碱化、降尿酸、维持水、电解质平衡,防止出现化疗后的肿瘤溶解综合征。

(5)其他:对症支持治疗。

2. 思维引导　患者边缘区淋巴瘤(marginal zone lymphoma,MZL)诊断明确,本病可发生于脾、淋巴结和黏膜淋巴组织,其病程多为惰性,尤其是结外 MZL,中位生存期可超过 10 年。对于新诊断的患者需要明确其转移范围,并根据患者分期选择不同的治疗方式。无症状的晚期疾病患者建议进行主动监测,因为延迟治疗不会损害生存期。有症状、晚期 MZL 的最佳治疗是基于利妥昔单抗的治疗。苯达莫司汀联合利妥昔单抗与含阿霉素的方案疗效相当,且毒性作用较少。此外,应根据患者的年龄和健康状况以及器官功能选择化疗基础药物。

治疗效果

1. 疗效评价　2 周期疗效评价:PR。4 周期疗效评价:CRu。

2. 查体　轻度贫血貌,全身皮肤未见出血点及瘀斑,全身浅表淋巴结未触及肿大,胸骨无压痛,双肺呼吸音清,双侧未闻及干、湿啰音,心率 80 次/min,律齐,心脉率一致,各瓣膜听诊区未闻及杂音,无心包摩擦音。腹部柔软,无触痛、压痛及反跳痛,肝、脾肋下未触及。

3. 辅助检查(治疗 4 周期后)

(1)血常规+外周血细胞形态分类:白细胞 $3.58 \times 10^9/L$,红细胞 $3.29 \times 10^{12}/L$,血红蛋白 106.0 g/L,血小板 $180 \times 10^9/L$,中性粒细胞百分数 76.0%,中性粒细胞绝对值 $2.72 \times 10^9/L$。

(2)骨髓象:正常。

(3)流式细胞术检查:未见异常淋巴细胞。

(4)PET/CT:淋巴瘤化疗 4 个疗程后,与化疗前 PET/CT 对比:①双颈部、纵隔 4R 区、双侧腋窝、腹腔、腹膜后、双侧髂血管旁及双侧腹股沟多发淋巴结部分代谢稍活跃,较前数量减少、体积缩小、代谢活性降低或消失,考虑治疗后改变。②脂肪肝。③肠管节段性代谢活跃,较前无明显变化,考虑生理性摄取。

三、思考与讨论

淋巴瘤是我国最常见的十大恶性肿瘤之一,淋巴瘤病理类型复杂,边缘区淋巴瘤为 B 细胞淋巴瘤中的一种,在其诊断当中,应当结合患者的临床表现、体格检查、实验室检查、影像学检查和病理学检查结果等进行诊断。MZL 的症状最常见表现为无痛性的进行性淋巴结肿大。体格检查时应注意不同区域的淋巴结是否增大、肝脾的大小、伴随症状及一般状态等。实验室检查应包括血常规、肝肾功能、乳酸脱氢酶、β_2 微球蛋白、传染病检查,以及骨髓细胞学检查和/或骨髓活检等。另外如原发于胃的 MZL,注意进行幽门螺杆菌的检测。影像学的检查为 MZL 的分期、疗效评价及随诊提供依据,根据患者及医院条件进行选择不同的影像学检查。病理诊断是本病及所有淋巴瘤诊断的主要手段,是诊断本病的金标准。患者彩超引导下颈部淋巴结穿刺的病理结果回示惰性非霍奇金B细胞淋巴瘤,为本病的诊断提供重要依据。基因检测为进一步明确类型及预后提供帮助。治疗上应根据患者疾病的分期,以及身体状况和经济状况制订合适的治疗方法。对于无症状、无进行性血细胞减少、无脾大的患者可先观察等待。对伴有脾大且丙型肝炎病毒阳性的患者,如不存在丙肝治疗禁忌证,可给予抗丙肝治疗。对伴有脾大、丙型肝炎病毒阴性患者,如无症状也可先观察等待;对有症状的患者,首选单纯脾切除或单药利妥昔单抗治疗。对于以上治疗后进展的患者,可应用二线治疗方案,复发及进展时发生转化的患者预后较差,对部分诱导化疗后缓解的患者,可以考虑进行自体或异基因造血干细胞移植。

四、练习题

1. 边缘区淋巴瘤患者的典型临床表现有哪些?
2. 边缘区淋巴瘤患者如何进行治疗?

五、推荐阅读

[1]中华医学会血液学分会白血病淋巴瘤学组.B细胞慢性淋巴增殖性疾病的诊断与鉴别诊断中国专家共识[J].中华血液学杂志,2018,39(5):359-366.
[2]中国抗癌协会肿瘤临床化疗专业委员会.中国恶性淋巴瘤诊疗规范(2015年版)[J].中华肿瘤杂志,2015,37(2):148-158.

(田文亮   周可树)

案例 16　伯基特(Burkitt)淋巴瘤

一、病历资料

(一)门诊接诊

1. 主诉　进行性鼻塞2月余。

2. 问诊重点　患者儿童,进行性鼻塞2月余,应重点询问有无发热、咽痛,有无鼻窦炎病史,既往的血常规检验结果、鼻咽部检查、诊治经过、治疗效果等。鼻塞是儿童常见的症状,鼻咽部肿瘤和炎症均可见,以急性鼻炎最为常见。但不可忽视肿瘤因素。应注意询问主要症状及伴随症状特点、诊治经过及治疗效果等。

3. 问诊内容

(1)诱发因素:有无受凉、花粉、皮毛等异物接触等诱发因素。该患者无诱发因素。

(2)主要症状:鼻塞常见于急慢性鼻炎、急慢性鼻窦炎、过敏性疾病、鼻咽癌、急性上呼吸道感染感染、淋巴瘤等血液系统疾病,以及非血液系统疾病。应重点询问起病时间和起病特点;过敏性疾病一般有有无反复发作,间歇减轻的特点;鼻咽癌和淋巴瘤一般是进行性加重的特点。注意患者的年龄,鼻咽癌多发于中老年,鼻咽部淋巴瘤根据病理亚型不同,有不同的发病人群,Burkitt淋巴瘤及淋巴母细胞淋巴瘤好发于儿童。

（3）伴随症状：有无发热、淋巴结肿大、咽腔有无充血、扁桃体有无肿大、有无皮疹、肝脾肿大等症状，还要注意患者有无盗汗及体重变化。

（4）诊治经过：做过何种检验和检查，结果如何，以利于诊断和下一步检查；是否用药、用何种药，具体剂量、效果如何，以利于迅速选择药物。

（5）既往史：有无肝炎、艾滋病、结核等传染病病史，有无 EB 病毒感染史，这些感染都可能引起淋巴系统增殖性疾病。有无哮喘病史。有无药物食物过敏史，均可以引起变应性鼻炎的可能。有无输血史。

（6）个人史：有无药物、化学和放射性毒物接触史，可以引起淋巴瘤等血液系统疾病。

（7）家族史：有无肿瘤家族史。鼻咽癌、淋巴瘤等有家族遗传倾向。

问诊结果

患者儿童，男性，学生，无脑血管、心脏疾病病史，无风湿免疫系统疾病病史，无肝炎、结核、疟疾、伤寒病史，无药物、化学和放射性毒物接触史，无药物食物过敏史，无吸烟、饮酒史。患者于 2 个月前无明显诱因出现鼻塞，进行性加重，伴张口呼吸，咽痛、流涕，涕中偶有血丝，伴头痛、嗅觉丧失。无发热及盗汗，无皮疹，无皮肤黏膜出血，无视物模糊，大小便基本正常，体重无明显下降。于当地医院，行鼻咽部 CT（2021-12-04）：①蝶窦、部分筛窦及两侧后鼻腔软组织密度病变并部分蝶骨破坏；②符合两侧上颌窦炎。鼻内镜（2021-12-04）：双侧鼻甲肥大，鼻腔内黏膜充血水肿，大量分泌物附着。鼻咽部 MRI（2021-12-12）：①双侧鼻腔筛窦、蝶窦区占位性病变，双侧肌锥内直肌、斜坡、双侧上颌窦内侧壁受累。②双侧颌下腺旁、双侧颈动脉鞘旁多发肿大淋巴结影。③腺样体肥大。④双侧上颌窦炎。当地医院予以"糠酸莫米松喷鼻剂"等药物对症治疗无好转。为求进一步诊治来医院。

4.思维引导　患者儿童，急性起病，既往体健，无慢性变应性鼻炎病史，无药物食物过敏史，无哮喘病史，无药物、化学和放射性毒物接触史，进行性鼻塞，考虑局部炎症和肿瘤的可能性较大，需要重点鉴别。Burkitt 淋巴瘤（BL）可累及全身各器官组织，结外部位如鼻咽部、头颈部、腹部、骨髓、中枢神经系统都是 BL 最常累及的部位。骨髓侵犯时，BL 需要和前 B/T 或髓性白血病相鉴别，鉴别时依据细胞形态学，流式免疫表型往往可以鉴别，遗传学特点 t(8;14)(q24;q32) 或 *c-myc* 基因重排阳性是其诊断的金标准。儿童 BL 易累及腹腔和中枢神经系统，须和其他恶性肿瘤相鉴别，包括 Wilms 瘤、神经母细胞瘤、原始神经外胚层肿瘤等。另外，BL 更应与弥漫大 B 细胞淋巴瘤（DLBCL）鉴别，DLBCL 和 BL 均为成熟 B 细胞淋巴瘤，免疫组化显示均为 B 细胞标记，部分 DLBCL *c-myc* 蛋白阳性，甚至 *c-myc* 基因重排阳性；但是相对于 DLBCL，BL 的增殖指数更高（Ki67），一般均在 95% 以上。

（二）体格检查

1.重点检查内容及目的　患者血液系统疾病可能性大，应注意有无淋巴结、肝脾肿大，有无胸骨压痛，全身皮肤黏膜有无瘀点、瘀斑、黄染、皮疹、苍白，有无视物模糊、中枢神经系统受累体征等。

体格检查结果

T 36.6 ℃,P 88 次/min,R 20 次/min,BP 100/65 mmHg

外鼻无畸形,鼻前庭无红肿,鼻黏膜慢性充血,双下甲肥大,鼻中隔向右偏曲,双侧鼻道可见少量黏脓性分泌物,双侧扁桃体Ⅱ度肿大。双侧颈部、锁骨上、锁骨下、腋窝、腹股沟未触及肿大淋巴结。颈软无抵抗,胸骨无压痛,双肺呼吸音粗,未闻及干、湿啰音,心率88次/min,律齐,心脉率一致,各瓣膜听诊区未闻及杂音,无心包摩擦音。腹部柔软,无触痛、压痛及反跳痛,肝脾肋下未触及。双下肢无水肿。双侧巴宾斯基征阴性。

2.思维引导　患者鼻黏膜慢性充血,双下甲肥大,鼻中隔向右偏曲,双侧鼻道可见少量黏脓性分泌物,双侧扁桃体Ⅱ度肿大。影像学显示鼻窦内占位性病变伴骨质破坏,应尽快行肿物活检,明确诊断。

(三)辅助检查

1. 主要内容及目的

(1)血常规+外周血细胞形态分类:手术前常规并看有无异常细胞。

(2)肝肾功能、电解质:判断有肝肾功能的损害、内环境紊乱,LDH 有无增高。

(3)传染病、凝血功能:术前常规。注意有无乙型病毒性肝炎感染。

(4)EBV 核酸定量:判断是否是 EBV 感染相关。

(5)鼻咽部磁共振平扫+增强:进一步明确肿物位置。

(6)颅鼻眶沟通肿物活检送病理免疫组化:明确肿物性质,明确诊断。

(7)骨髓细胞形态学+骨髓流式细胞术检测+骨髓活检:判断有无异常细胞浸润。

(8)全身 PET/CT:明确分期,并了解肿瘤增殖活性。

(9)病理 Ig 重排和荧光原位杂交技术:明确成熟 B 细胞来源,确定有无 t(8;14)(q24;q32)或 c-myc 基因重排阳性。

(10)心脏综合彩超和心电图:明确心脏情况,为治疗做准备。

辅助化验及检查结果

(1)血常规+外周血细胞形态分类:正常。

(2)肝肾功能、电解质、LDH:LDH 324 U/L,尿酸 436 μmol/L,余正常。

(3)传染病、凝血功能:正常。

(4)EBV 核酸定量:<5.00×10^2 IU/mL。

(5)鼻咽部磁共振平扫+增强:颅鼻眶沟通性占位并邻近骨质破坏;双侧上颌窦、筛窦炎;提示腺样体轻度肥大。

(6)颅鼻眶沟通肿物活检送病理免疫组化:(颅鼻眶沟通肿物)肿瘤细胞 CD20(弥漫+),CD19(+),Pax-5(+),CD10(+),Bcl-2(-),Bcl-6(+),Mum-1(散在+),c-Myc(80%+),P53(70%+),Ki67(98%+),LMO2(+),CD30(-)TdT(-),CD2(-),CD99(-),CD3(-),CD5(-),ALK(-),EBERpb(-)。结合形态、免疫组化及分子检查,符合非霍奇金 B 细胞淋巴瘤,高增殖活性,符合 Burkitt 淋巴瘤。

(7)骨髓细胞形态学+骨髓流式细胞学检测+骨髓活检:未见异常细胞。

（8）全身 PET/CT：①鼻咽肿块，累及周围组织并相邻骨质破坏；鼻咽后壁及双侧扁桃体肿大，代谢增高；双侧颈部、颌下多发肿大淋巴结，代谢轻度增高；右侧髂骨及四肢骨骼、双侧足部多发骨质破坏，代谢增高，以上均考虑淋巴瘤活性病灶，多维尔评分 5 分。②双侧腋窝、回盲部周围肠系膜多发淋巴结，不同程度代谢，以上不能除外淋巴瘤病灶。③前上纵隔软组织灶，代谢轻度增高，暂考虑儿童期胸腺组织，不排除淋巴瘤病灶。④双侧锁骨区、腹股沟多发炎性淋巴结。⑤双侧额窦、筛窦、上颌窦炎。

（9）病理 Ig 重排和荧光原位杂交技术：*C-myc* 基因发生断裂。

（10）心脏综合彩超和心电图：正常。

2.思维引导 患者儿童，急性起病，鼻咽部肿物，伴多发骨质破坏，鼻咽部肿物活检病理免疫组化符合非霍奇金 B 细胞淋巴瘤，高增殖活性，CD10（+），Ki67（98%+），荧光原位杂交示 *c-myc* 基因发生断裂，考虑 Burkitt 淋巴瘤诊断。行 PET/CT 及骨髓穿刺活检明确分期，并进行危险度分层。

（四）初步诊断

分析上述病史、查体、病理检查结果，支持以下诊断：结外 NK/T 细胞淋巴瘤鼻型，Ann-Arbor 分期 Ⅱ 期，PINK-E 评分 2 分。

二、治疗经过

（一）治疗过程

（1）"COP"方案[环磷酰胺（CTX）300 mg/m² ，第 1 天；长春新碱（VCR）1 mg/m² ，第 1 天；泼尼松（Pred）60 mg/m² ，第 1~7 天]前期化疗后，COPADM+利妥昔单抗方案[利妥昔单抗 375 mg/m² ，第 0 天；CTX 250 mg/m² q12h，第 2~4 天；VCR 2 mg/m² ，第 1 天；Pred 60 mg/m² ，第 1~5 天；甲氨蝶呤（MTX）3 g/m² civ 3h，第 1 天]诱导 1 个疗程，CYM+利妥昔单抗方案[利妥昔单抗 375 mg/m² ，第 0 天；MTX 3 g/m² civ 3h，第 1 天；阿糖胞苷（Ara-C）100 mg/m² ，civ 24 h，第 2~6 天]巩固治疗，再行 COPADM+利妥昔单抗方案诱导，CYM+利妥昔单抗方案巩固后结束治疗。

（2）其间给予腰椎穿刺，脑脊液检查，并行"甲氨蝶呤+阿糖胞苷+地塞米松"鞘内注射预防中枢受累共计 8 次。脑脊液常规、生化、脑脊液细胞学、流式细胞学均未见明显异常。

（3）注意：Burkitt 淋巴瘤肿瘤细胞倍增时间短、代谢快，化疗后肿瘤细胞极易崩解，所以在首次治疗期间，应高度关注肿瘤溶解综合征的发生，注意水化、碱化，监测肾功能、电解质。可表现为尿少、水肿、腹水或胸腔积液、阴囊水肿、呕吐、抽搐，严重者死亡，实验室检查示水、电解质紊乱，高钾血症、低钙血症、高磷血症和高尿酸血症。

（二）思维引导

患者 Burkitt 淋巴瘤诊断明确，首先应明确全面评估肿瘤侵犯部位、范围和机体功能，进行准确的临床分期。全面评估需要进行全身 CT、MRI 或 PET/CT 检查，骨髓穿刺和活检，脑脊液检查、血常规、生化检查和心脏彩超及心电图。目前儿童 Burkitt 淋巴瘤广泛采用的是 St. Jude 分期系统。其次，根据临床分期进行危险度分层，目前常用的危险度分层为 NHL-BFM-95 方案危险分层和 FAB/LMB-96 方案分层。Burkitt 淋巴瘤的治疗策略是根据危险因素分层治疗，低危患者低强度治疗，高危患者高强度治疗。化疗方案采用短疗程冲击、多药联合、中枢预防策略。治疗以化疗为最主要的治疗手段，治疗疗程取决于危险度分层，化疗总疗程 2~5 个月。中枢侵犯的预防和治疗包括三联鞘内注射和大剂量甲氨蝶呤静脉应用，中枢侵犯患者不需要中枢神经系统放疗。在首次治疗期间，应高度关注肿瘤溶解综合征的发生。这也是正式高强度治疗之前，前期减瘤治疗的原因所在。

（三）治疗疗效

1.症状　治疗 1 周后患者鼻塞症状明显好转。1 个疗程后鼻塞症状消失。

2.查体　外鼻无畸形,鼻前庭无红肿,鼻黏膜无充血,鼻中隔无偏曲,双侧鼻道未见异常分泌物,双侧扁桃体无肿大。双侧颈部、锁骨上、锁骨下、腋窝、腹股沟未触及肿大淋巴结,胸骨无压痛,双肺呼吸音粗,未闻及干、湿啰音,心率 92 次/min,律齐,心脉率一致,各瓣膜听诊区未闻及杂音,无心包摩擦音。腹部柔软,无触痛、压痛及反跳痛,肝脾肋下未触及。双下肢无水肿。

3.辅助检查　治疗结束后 PET/CT 肿瘤全身断层显像:①鼻咽肿块较前明显缩小,代谢较前明显减低;鼻咽后壁及双侧扁桃体肿大较前好转,代谢较前降低;双侧颈部、颌下多发肿大淋巴结较前缩小,代谢较前降低;右侧髂骨及四肢骨骼、双侧足部多发骨质破坏较前好转,代谢趋于正常;以上考虑淋巴瘤治疗响应,多维尔评分 2 分。②双侧腋窝、回盲部周围肠系膜多发淋巴结较前缩小,代谢较前减低或不高。③前上纵隔软组织灶较前增大,代谢较前增高,暂考虑化疗后胸腺反应性改变。④肝实质密度较前弥漫减低,未见异常代谢。⑤双侧额窦、筛窦、上颌窦炎较前好转。⑥躯干及四肢骨骼髓腔代谢弥漫轻度增高,考虑反应性改变。

（四）治疗结束后随访

化疗疗程结束后复查全身 PET/CT 示 CR。血常规及生化常均正常。目前每 3 个月随访 1 次。

三、思考与讨论

Burkitt 淋巴瘤属于非霍奇金淋巴瘤的一种亚型,是一种高度恶性淋巴瘤。恶性程度高,进展快,死亡率高。根据 WHO 2016 造血和淋本组织肿瘤分类标准,归属于高侵袭性成熟 B 细胞非霍奇金淋巴瘤,伴随肿瘤细胞高增殖和 C-MYC 基因异常失调。Burkitt 淋巴瘤/白血病常好发于儿童,占儿童非霍奇金淋巴瘤的 40%,常侵犯颌面骨、腹部、骨髓和中枢神经系统,具有其独特的临床特点和治疗策略。既往治疗预后差。但是随着医学的进步,采用现代标准的短疗程、高强度、多药联合和中枢预防等治疗策略和方案,儿童 Burkitt 淋巴瘤治愈率已达 80% 以上。既往成人 Burkitt 淋巴瘤治疗效果较差,但随着采用高强度、短疗程化疗策略以后,尤其是提高易通过血脑屏障的药物,如阿糖胞苷和甲氨蝶呤的剂量。成人 Burkitt 淋巴瘤的治疗效果已接近儿童。Burkitt 淋巴瘤的复发常发生在诊断后 1 年内,2 年不复发一般可视为治愈。

四、练习题

1. Burkitt 淋巴瘤的病理特点是什么?

2. Burkitt 淋巴瘤治疗以高强度短疗程化疗方案为主,是否需要并如何预防中枢神经系统受累?

五、推荐阅读

[1]孙晓非,甄子俊.儿童淋巴瘤的诊断与治疗[M].广州:广东科技出版社,2016.

[2]中华医学会儿科学分会肿瘤学组,中华医学会儿科学分会血液学组,中国抗癌协会小儿肿瘤专业委员会,等.儿童和青少年侵袭性成熟 B 细胞非霍奇金淋巴瘤诊疗专家共识[J],中华儿科杂志,2020,58(10):790-798.

[3]SWERDLOW S H,CAMPO E,PILERI S A,et al. The 2016 revision of the World Health Organization classification of lymphoid neoplasms[J]. Blood,2016,127(20):2375-2390.

（袁晓莉　周可树）

案例 17　黏膜相关淋巴组织淋巴瘤

一、病历资料

（一）门诊接诊

1. 主诉　间断低热、黑便半个月。

2. 问诊重点　患者黑便,消化道出血可能性大,尤其是上消化道出血多见,消化道疾病及全身性疾病均可见,应重点询问是否有呕血、腹痛、里急后重、全身出血倾向、皮肤改变及腹部肿块等伴随症状,诊治经过及治疗效果等。发热是最常见的症状,可见于感染性和非感染性疾病,应注意询问主要症状及伴随症状特点、诊治经过及治疗效果等。

3. 问诊内容

(1)诱发因素:有无服用铁剂、中药、非甾体抗炎药药物史、粗糙或坚硬食物食用史、酗酒史等诱发因素。

(2)主要症状:黑便常见于服用中药、铁剂、某些食物(动物血、青菜等)导致的黑便,胃十二指肠溃疡、胃癌、肠结核、克罗恩病、食管-胃底静脉曲张等消化道疾病,以及白血病、淋巴瘤、血友病、流行性出血热、重症肝炎、系统性红斑狼疮等全身系统疾病。应重点询问患者起病诱因,有无肝炎、肠结核等慢性病史,初步判断有无出血及出血的病因,监测生命体征变化,有无心率加快、血压降低、呼吸急促等周围衰竭症状,有无血液学改变,有无血红蛋白和血细胞比容减低,判断出血量。

(3)伴随症状:有无恶心、呕血、腹痛、里急后重、心慌胸闷、头晕乏力、全身出血倾向、皮肤改变及腹部肿块等伴随症状,如有乏力胸闷等症状,是否影响患者日常生活或生活自理能力,以便进行体能状态评分,指导治疗;慢性周期性及节律性出血、出血后疼痛减轻多见于消化性溃疡出血;里急后重提示肛门、直肠疾病,见于痢疾、直肠炎及直肠癌;伴发热常见于传染性疾病如败血症、流行性出血热,也见于恶性肿瘤如淋巴瘤、白血病等;皮肤有蜘蛛痣及肝掌者,考虑和肝硬化有关;伴有腹部肿块,考虑结肠癌、肠结核、胃肠淋巴瘤等。

(4)诊治经过:做过何种检验和检查,结果如何,比如是否进行胃肠镜检查,如有异常,是否进行镜下活检送检病理检查,以利于诊断和下一步检查;是否用药、用何种药,具体剂量、效果如何,以利于迅速选择药物。

(5)既往史:有无导致消化道出血的基础疾病,如肝炎、肠结核等传染病病史,有无系统性红斑狼疮等风湿免疫系统疾病,有无胃十二指肠溃疡病史等。

(6)个人史:有无长期服用非甾体抗炎药药物史,有无酗酒史等。

(7)家族史:实体瘤,尤其是直肠癌等有家族遗传倾向。

问诊结果

患者,女性,70 岁,退休职工,既往高血压病史 20 年余,最高达 160/100 mmHg,长期服用硝苯地平缓释片,血压控制在 120/80 mmHg 左右。无风湿免疫系统疾病病史,无消化性溃疡病史,无肝炎、结核、疟疾、伤寒病史,无药物、化学和放射性毒物接触史,无吸烟、饮酒史。半个月前患者无明显诱因出现低热、黑便,色暗红,两次,量一般,呈糊状,低热最高体温 38 ℃,可自行降至正常,无畏寒、寒战,无咳嗽、咳痰,无心慌、胸闷、气短,无呕血、腹痛、腹泻,无黄疸、皮肤黏膜出血,无里急后重,无头晕、乏力、大汗、黑矇、晕厥等,就诊医院消化科。患病以来,神志清,精神一般,饮食一般,小便正常,大便呈黑便,体重无明显变化。

4.思维引导　患者老年女性,既往有高血压病史多年,无风湿免疫系统疾病病史,无消化性溃疡病史,无肝炎、结核、疟疾、伤寒病史,无药物、化学和放射性毒物接触史,无吸烟、饮酒史。黑便伴发热,常见于传染性疾病,如败血症、流行性出血热、钩端螺旋体病,也见于炎症性肠病和部分恶性肿瘤,如溃疡性结肠炎、肠道淋巴瘤、结直肠癌等。传染病发病前有病原菌接触史,且以高热、畏寒起病,全身中毒症状明显,此患者以低热为主,全身中毒症状不明显,需进一步完善血常规、炎症指标、病原学检查进一步排除。炎症性肠病以反复发作的腹泻、黏液脓血便及腹痛发病,伴有发热、营养不良等全身表现。胃肠道淋巴瘤的临床表现缺乏特异性,表现为非特异性的胃肠道症状,如腹痛、腹部包块、排便习惯改变、便血、有或无发热为主。结直肠癌一般表现为排便习惯或粪便性状的改变,多数表现为大便次数增多,不成形或稀便,大便带血及黏液。有时便秘或腹泻与便秘交替,大便变细。中下腹部疼痛,程度轻重不一,多为隐痛或胀痛。右半结肠癌患者常发现腹部肿块,常伴有发热,而这些疾病诊断均需靠内镜活检来诊断。

(二)体格检查

1.重点检查内容及目的　患者消化道出血可能性大,应注意有无全身皮肤黏膜出血点、瘀斑、黄染、皮疹、苍白等,有无淋巴结、肝脾肿大,有无腹部肿块,还应注意有无皮肤的蜘蛛痣、肝掌等。

体格检查结果

T 36.5 ℃,P 80 次/min,R 20 次/min,BP 130/80 mmHg

神志清,精神差,全身皮肤黏膜无黄染,无肝掌、蜘蛛痣,浅表淋巴结未触及,睑结膜无苍白,巩膜无黄染,双侧瞳孔等大等圆,对光反射灵敏,两肺呼吸音清,未闻及干、湿啰音,心率80 次/min,律齐,各心瓣膜未闻及病理性杂音,腹平坦,上腹部压之不适,无反跳痛,未触及包块,肝脾肋下未触及,肝肾区无叩击痛,肠鸣音活跃,双下肢无水肿。

2.思维引导　患者黑便合并低热,伴上腹部压之不适,考虑上消化道出血可能性大,需进一步行实验室检查,血常规、尿常规、粪便常规+潜血、凝血功能、传染病、病毒指标、感染指标、肝功能、肾功能、肿瘤指标、乳酸脱氢酶、β_2 微球蛋白、影像学检查、胃肠镜检查等,明确有无出血、出血部位及性质。

(三)辅助检查

1.主要内容及目的

(1)血常规:明确有无贫血及程度,有无白细胞、血小板异常。

(2)肝肾功能、电解质:判断有无肝肾功能的损害、内环境紊乱。

(3)传染病:重点明确有无乙型病毒性肝炎,排除肝炎肝硬化。

(4)凝血功能:协助判断出血倾向的严重程度。

(5)乳酸脱氢酶、β_2 微球蛋白、铁蛋白:明确有无肿瘤及负荷。

(6)降钙素原、C 反应蛋白:判断是否合并感染。

(7)腹部彩超:判断肝、脾有无肿大。

(8)心电图、心脏彩超:判断有无心律失常和心脏功能。

（9）胃肠镜及镜下活检病理：判断有无肿瘤，及肿瘤性质及来源，明确诊断。

辅助化验及检查结果

（1）血常规：白细胞 $6.7×10^9/L$，红细胞 $4.05×10^{12}/L$，血红蛋白 116 g/L，血小板 $213×10^9/L$。

（2）肝肾功能、电解质、传染病筛查、凝血功能、肿瘤指标：均正常。

（3）病毒指标：阴性。

（4）乳酸脱氢酶、$β_2$ 微球蛋白、铁蛋白：均正常。

（5）降钙素原、C 反应蛋白：均正常。

（6）心电图、心脏彩超：未见明显异常。

（7）胃肠镜：①胃体黏膜病变；②胃多发黏膜下隆起；③胆汁反流性胃炎伴糜烂；④食管炎。肠镜：①结肠多发息肉；②内镜下结肠多发息肉切除术；③内痔。

（8）内镜活检病理及免疫组化（胃体）黏膜慢性炎，间质内见大量挤压变形的淋巴细胞样细胞，免疫组化 AE1/AE3（−），CD20（＋），Ki67（10％），CD3（−），CD10（灶＋），BCL2（＋），Cyclin-D1，CD21（＋），CD79a（＋），CD5（−）。综合考虑符合 B 细胞非霍奇金淋巴瘤，黏膜相关淋巴组织结外边缘区淋巴瘤。（降结肠）管状腺瘤。

2. 思维引导　患者老年女性，黑便，大便潜血强阳性，上腹部压之不适，伴低热，提示消化道出血存在，上消化道出血可能性大，患者无呕血、贫血、头晕、心慌、乏力、晕厥、肢体冷感、血压下降等表现，提示出血量在 50～250 mL，可给予胃肠镜检查诊断消化道出血的病因、部位及出血情况。该患者胃镜提示胃多发黏膜下隆起，内镜下胃体活检及免疫组化符合胃黏膜相关淋巴组织结外边缘区淋巴瘤的诊断，转入血液科继续治疗。对于胃 MALT，临床上常规检查幽门螺杆菌（HP），有条件可行 FISH 检测是否有 t（11；18）易位，常采用 Lugano 分期系统进行分期。诊断和分期明确后，根据 MALT 国际预后指数（MALT-IPI）评估预后，不良预后指标包括年龄 ≥ 70 岁，乳酸脱氢酶升高，Lugano 分期Ⅲ/Ⅳ期。

需进一步完善以下检查进行疾病分期和预后分层。

（1）^{14}碳呼气试验：HP 阳性。

（2）胸部平扫+增强 CT：①左下肺斑片状磨玻璃密度影；②双肺微小结节；双肺钙化灶。全腹+盆腔平扫+增强 CT：①左肾囊肿可能；②小肠周围腹腔脂肪间隙混浊。

（3）骨髓涂片：①骨髓增生活跃。②粒系增生活跃，各阶段细胞比值及形态大致正常。③红系增生活跃，中晚幼红细胞比值增高，各阶段细胞形态大致正常，成熟红细胞色素充盈可。④淋巴细胞大致正常。⑤单核、浆细胞大致正常。⑥全片见巨核细胞 106 个，血小板散在簇状可见。

（4）流式细胞检测术：可见约 2.5％的 CD5 阴性 CD10 阴性成熟单克隆 B 淋巴细胞，免疫表型为 $CD19^+$、$CD5^-$、$CD10^-$、$CD20^+$、$CD11c^+$部分、$CD20^+$、$CD22^+$、$CD23^-$、$CD25^-$、$CD38^-$、$CD79b^-$、$CD103^-$、$CD200^-$、$FMC7^+$少量、IgM+，包膜/内免疫球蛋白 Kappa 轻链限制性表达，提示为单克隆 B 淋巴细胞。

（5）骨髓活检及免疫组化：B 淋巴细胞比例小于 3％，未见明显异常。

（6）染色体核型 46,XX[20]。

（四）初步诊断

分析上述病史、查体、辅助检查结果，支持以下诊断：①原发胃黏膜相关淋巴组织结外边缘区淋巴瘤（胃 MALT）Lugano 分期Ⅳ期 B 组。②高血压 2 级，中危。

二、治疗经过

1. 治疗过程　①抗 HP 治疗：阿莫西林 1 g bid po，克拉霉素 0.5 g bid po，奥美拉唑 20 mg bid po，枸橼酸铋钾 2 g bid po。②免疫治疗：利妥昔单抗 600 mg。③水化、碱化：呋塞米水化，碳酸氢钠片碱化。④监测血常规、肝肾功能、电解质：化疗前后检验。

2. 思维引导　患者胃 MALT 诊断明确，对于原发胃 MALT，治疗原则：① Ⅰ／Ⅱ 期，HP 阳性，t(11.18) 阴性或未知情况下，首选抗 HP 治疗；HP 阳性，t(11.18) 阳性，首选抗 HP 治疗联合受累部位照射（ISRT）。② Ⅱ E、Ⅲ／Ⅳ 期，无治疗指征可观察随访，有治疗指征可按滤泡淋巴瘤的治疗原则，可选用 R-CHOP（利妥昔单抗、环磷酰胺、多柔比星、长春新碱、泼尼松）、BR（苯达莫司丁、利妥昔单抗）、G-CHOP（奥妥珠单抗、环磷酰胺、多柔比星、长春新碱、泼尼松）、R-CVP（利妥昔单抗、环磷酰胺、长春新碱、泼尼松）、R-R（利妥昔单抗、来那度胺）等。老年和体弱者可单用利妥昔单抗，BR（苯达莫司丁、利妥昔单抗）。治疗指征：①可以参加合适的临床试验；②高肿瘤负荷；③有症状；④威胁器官功能、继发性血细胞减少；⑤大肿块；⑥病变持续进展。该患者为老年女性，伴有高血压，骨髓侵犯，Lugano 分期Ⅳ期，HP+，t(11；18) 未查，黑便伴低热，综合考虑抗 HP 治疗+利妥昔单抗治疗。化疗过程中应当密切监测肝肾功能，预防肝肾功能损害发生。另外，应当高度警惕治疗过程中出现肠道大出血和穿孔，可给予小剂量的环磷酰胺进行预处理。

治疗效果

1. 症状　2 个疗程后大便正常，未再发热。

2. 查体　神志清，精神好，全身皮肤黏膜无黄染，无肝掌、蜘蛛痣，浅表淋巴结未触及，睑结膜无苍白，巩膜无黄染，双侧瞳孔等大等圆，对光反射灵敏，两肺呼吸音清，未闻及干、湿啰音，心率 78 次/min，律齐，各心瓣膜未闻及病理性杂音，腹平坦，无压痛及反跳痛，未触及包块，肝、脾肋下未触及，肝肾区无叩击痛，肠鸣音活跃，双下肢无水肿。

3. 辅助检查

（1）血常规：白细胞 $3.8×10^9/L$，红细胞 $4.46×10^{12}/L$，血红蛋白 128 g/L，血小板 $202×10^9/L$。

（2）大便常规+潜血：阴性。

（3）^{14} 碳呼气试验：HP 阴性。

（4）肝肾功能、凝血功能：均正常。

（5）乳酸脱氢酶、$β_2$ 微球蛋白、铁蛋白：均正常。

（6）骨髓常规及流式：均未见单克隆 B 淋巴细胞。

（7）胃镜检查：①胃恶性肿瘤化疗后状态。②胃体上部黏膜隆起糜烂较前缩小，治疗前 1.5 cm×3.0 cm，治疗后 0.5 cm×0.8 cm。③反流性食管炎。

三、思考与讨论

黏膜相关淋巴组织淋巴瘤，全称为结外黏膜相关淋巴组织边缘区 B 细胞淋巴瘤（MALT），为边缘区淋巴瘤（MZL）最常见的一种类型，占非霍奇金淋巴瘤的 7%～8%，呈惰性进展，预后较好，中位发病年龄约 60 岁，男女比例相近。MALT 淋巴瘤分为胃 MALT 和非胃 MALT 淋巴瘤。胃 MALT 淋巴瘤占 MALT 淋巴瘤的 50%，非胃部位包括涎腺、甲状腺、眼眶、结膜、肺、皮肤、乳腺、肝、肾等。少数病例有骨髓受侵，多原发于肺和眼附属器官的 MALT 淋巴瘤。MALT 淋巴瘤的病因与多种微生物慢性感染及自身免疫病密切相关。其中在胃 MALT 淋巴瘤中，HP 检出率高达 90%，抗 HP 治疗是

HP 阳性胃 MALT 淋巴瘤的一线治疗首选,伴有 t(11;18)易位提示抗 HP 治疗效果不佳,可联合放疗、免疫化疗。对于复发难治的患者可选择 BTK 抑制剂、PI3K 抑制剂等靶向治疗。

四、练习题

1. MALT 淋巴瘤的病因有哪些?
2. MALT 淋巴瘤的临床表现有哪些?
3. MALT 淋巴瘤不良预后指标有哪些?

五、推荐阅读

[1]中国临床肿瘤学会指南工作委员会,中国临床肿瘤学会(CSCO).淋巴瘤诊疗指南 2022[M].北京:人民卫生出版社,2022.
[2]张之南,郝玉书.血液病学[M].2 版.北京:人民卫生出版社,2011.

（魏秀丽　周可树）

案例 18　外周 T 细胞淋巴瘤

一、病历资料

(一)门诊接诊

1. 主诉　进行性鼻塞 2 月余。

2. 问诊重点　患者中年女性,进行性鼻塞,伴鼻前庭肿胀,应重点询问既往有无变应性鼻炎、慢性鼻炎病史,有无受凉史。入院前诊治经过、治疗效果等。鼻塞是常见的症状,血液系统疾病和非血液系统疾病均可见,应注意询问有无发热,流脓涕,涕中带血,有无其他异常分泌物情况。注意颜面部有无肿胀,有无咽痛、咳嗽等感染症状;有无皮疹、皮肤瘙痒症状;有无腹痛、腹泻等消化道症状;有无盗汗、体重减轻。

3. 问诊内容

(1)诱发因素:有无受凉、药物过敏等诱发因素。

(2)主要症状:鼻塞常见于急慢性鼻炎、急慢性鼻窦炎、过敏性疾病、鼻咽癌、急性上呼吸道感染感染、淋巴瘤等血液系统疾病以及非血液系统疾病。应重点询问起病时间和起病特点;过敏性疾病一般有反复发作,间歇减轻的特点;鼻咽癌和淋巴瘤一般是进行性加重的特点。注意患者的年龄,鼻咽癌多发于中老年,鼻咽部淋巴瘤根据病理亚型不同,有不同的发病人群,Burkitt 淋巴瘤及淋巴母细胞淋巴瘤好发于儿童。NK/T 细胞淋巴瘤及弥漫大 B 细胞淋巴瘤好发于中年。

(3)伴随症状:有无发热症状,发热可以是感染表现,也可见于淋巴瘤。有无皮疹及结节,如变应性鼻炎可伴有荨麻疹、皮肤风团、红斑及脱屑表现,而淋巴瘤皮肤侵犯多表现为结节和溃疡。有无发热,流脓涕,涕中带血情况。如淋巴瘤和鼻咽癌往往伴随脓涕、涕中带血,往往伴有恶臭味。注意颜面部有无肿胀,从而判断鼻窦及眶周有无肿物。有无咽痛症状,咽痛往往是伴有上呼吸道感染的表现。有无皮肤瘙痒症状;皮肤瘙痒可以是变应性鼻炎的伴随症状,也可以是淋巴瘤的伴随症状;有无腹痛、腹泻等消化道症状;有无盗汗、体重减轻。

（4）诊治经过：做过何种检验和检查，结果如何，以利于诊断和下一步检查；是否用药、用何种药，具体剂量、效果如何，以利于迅速选择药物。

（5）既往史：有无肝炎、艾滋病、结核等传染病病史。有无变应性鼻炎、哮喘等过敏性疾病史，有无慢性鼻炎、鼻窦炎病史，均可以表现鼻塞症状。询问有糖尿病及心血管疾病史。

（6）个人史：有无药物、化学和放射性毒物接触史。

（7）家族史：有无肿瘤家族史。鼻咽癌、有家族遗传倾向。

问诊结果

患者中年女性，文职人员，无脑血管、心脏疾病病史，无变应性鼻炎、哮喘等过敏病史，无慢性鼻窦炎病史，无风湿免疫系统疾病病史，无甲状腺功能减退等内分泌疾病病史，无肝炎、结核、疟疾、伤寒病史，无药物、化学和放射性毒物接触史，无吸烟、饮酒史。患者于2月余前感冒后出现鼻塞，进行性加重，伴右侧鼻前庭肿胀，伴脓涕、涕中带血及嗅觉减退，伴轻度头痛。无发热及盗汗，无皮疹，无咳嗽、咳痰。无腹痛及腹泻。当地医院予"青霉素"等抗生素治疗（具体剂量及用法不详），症状无明显缓解。为求进一步诊治来我院，门诊以"鼻前庭肿物，鼻窦炎？"为诊断收入耳鼻喉科。自发病来，饮食睡眠可，大小便基本正常，体重下降约3kg。

4.思维引导　患者中年女性，急性起病，既往体健，无慢性变应性鼻炎病史，无药物食物过敏史，无哮喘病史，无药物、化学和放射性毒物接触史，进行性鼻塞，鼻前庭肿胀，考虑局部炎症和肿瘤的可能性较大，需要重点鉴别。常见的炎症性病变如鼻息肉和感染性肉芽肿。鼻息肉为慢性炎症所致，好发于中鼻道和下鼻甲后端，常引起漏斗下部扩大，前庭多无累及。常伴全组鼻窦炎。感染性肉芽肿也可表现为软组织肿块伴骨质破坏，可为结核、真菌、梅毒等感染所致，最终依赖病理与实验室检查。鼻咽癌也常有鼻塞，伴血性鼻涕，有恶臭，最终需病理确诊。鼻部淋巴瘤也可表现为鼻塞，其中以结外 NK/T 细胞淋巴瘤最常侵犯鼻咽部，NK/T 细胞淋巴瘤在我国并不少见，需引起重视。

（二）体格检查

1.重点检查内容及目的　患者鼻前庭红肿，鼻咽部肿瘤、慢性鼻炎、鼻息肉可能性大，应注意有无扁桃体肿大，上颚有无坏死及穿孔，鼻腔有无分泌物，分泌物的性质及多少，有无鼻窦及鼻旁窦区压痛，有无浅表淋巴结、肝脾肿大，全身皮肤黏膜有皮疹、结节和破溃等。

体格检查结果

T 36.4 ℃，P 72 次/min，R 18 次/min，BP 124/71 mmHg

外鼻无畸形，右侧面颊肿胀，右侧鼻前庭明显肿胀，鼻黏膜慢性充血，双下甲肥大，鼻中隔无明显偏曲，双侧鼻道可见黏脓性分泌物，双侧扁桃体无肿大。双侧鼻旁窦区无明显压痛。双侧颈部、锁骨上、锁骨下、腋窝、腹股沟未触及肿大淋巴结，胸骨无压痛，双肺呼吸音粗，未闻及干、湿啰音，心率72次/min，律齐，心脉率一致，各瓣膜听诊区未闻及杂音，无心包摩擦音。腹部柔软，无触痛、压痛及反跳痛，肝脾肋下未触及。双下肢无水肿。

2.思维引导　患者右侧面颊肿胀，右侧鼻前庭肿胀明显，可见新生物，鼻黏膜慢性充血，双下甲肥大，双侧鼻道可见较多黏脓性分泌物。应尽快完善鼻部影像学检查，明确病变位置及范围，必要时行鼻窥镜检查，进行肿物活检，明确诊断。

（三）辅助检查

1. 主要内容及目的

（1）血常规+CRP：活检术前常规检查，并判断有无炎症因素。

（2）肝肾功能、电解质：判断有肝肾功能的损害、内环境紊乱，LDH 有无增高；也为活检术前常规检查。

（3）传染病：重点明确有无乙型病毒性肝炎，也为术前常规检查。

（4）凝血功能：活检术前常规检查。

（5）鼻部磁共振平扫+增强 3.0T：了解鼻部局部情况，明确病变局部范围和结构。

（6）鼻内窥镜检查：镜下行鼻前庭肿物活检，明确肿物范围及性质。

（7）鼻前庭肿物活检病理免疫组化：明确肿物性质，明确诊断。

（8）EBV 核酸定量：判断是否是 EBV 感染相关。

（9）骨髓细胞形态学+骨髓流式细胞术检测+骨髓活检：判断有无异常细胞浸润。

（10）全身 PET/CT：明确分期，并了解肿瘤增殖活性。

（11）心脏综合彩超和心电图：明确心脏情况，为治疗做准备。

辅助化验及检查结果

（1）血常规+CRP：均正常。

（2）肝肾功能、电解质、LDH：天冬氨酸转氨酶 101.9 U/L，丙氨酸转氨酶 81.1 U/L，乳酸脱氢酶 304 U/L，其余正常。

（3）传染病：正常。

（4）凝血功能：正常。

（5）鼻部磁共振平扫+增强 3.0T：影像所见右侧鼻道内见等 T_1、短 T_2 软组织肿块影，沿外侧壁生长，右侧鼻道变窄，增强可见中度不均匀强化。鼻中隔居中，左侧下鼻甲黏膜肥厚。所见鼻咽腔对称，双侧耳咽管咽口、咽隐窝基本对称，双侧咽旁间隙对称无狭窄，颅底骨质未见明显破坏。结果示：右侧鼻道内占位性病变，请结合病检；左侧下鼻甲肥大。

（6）鼻内窥镜检查：鼻内窥镜下见右侧鼻前庭外侧、下鼻甲前段及鼻底部大量黄色白黏脓性分泌物附着，清除后见大量新生物，色灰白，质脆，与周围组织界限不清，触之易出血。

（7）鼻前庭肿物活检病理免疫组化（右鼻前庭肿物）：CK（AE1/AE3）（+），Vimentin（+），EMA（+），S-100（-），CD3（T 细胞+），CD2（T 细胞+），CD4（-），CD8（+），CD20（B 细胞+），CD34（血管+），CD5（T 细胞+），CD57（-），CD30（+），Fascin（+），CD56（+），TIA-1（+），Granzyme B（+），＊EBERpb（+），P53（+），Ki67（90%+）。PD-L1（22C3）（CPS=5），PD-1（-）。结合形态、免疫组化及分子检查，符合 NK/T 细胞淋巴瘤，鼻型。

（8）EBV 核酸定量：$1.62×10^3$ IU/mL。

（9）骨髓细胞形态学+骨髓流式细胞术检测+骨髓活检：未见异常。

（10）全身 PET/CT：①右侧鼻道内软组织肿块，代谢增高，符合淋巴瘤改变；鼻腔黏膜增厚，代谢不高，考虑炎性。②双侧颈部及颌下多发淋巴结，右侧较著，代谢轻度增高，其中右侧淋巴结可疑为淋巴瘤病灶，左侧淋巴结暂考虑炎性，建议随诊。③甲状腺左叶良性结节；右肺中叶良性结节，建议随诊。④腹膜后炎性淋巴结。⑤子宫肌瘤，双侧附件囊肿可能，建议结合彩超。

（11）心脏综合彩超和心电图：均正常。

2. 思维引导　患者中年女性,主要症状表现为鼻前庭局部肿胀、鼻塞,伴脓涕。无发热及上呼吸道感染症状。无变应性鼻炎及慢性鼻炎病史。入院查血常规正常,CRP 等炎症指标正常。完善鼻部磁共振平扫加增强示右侧鼻道内占位性病变。鼻道内占位性病变的性质需进一步鼻内窥镜活检明确。右鼻前庭肿物病理结合组化示 NK/T 细胞淋巴瘤,鼻型。行 PET/CT 及骨髓穿刺活检明确分期。并进行危险度分层。

(四)初步诊断

分析上述病史、查体、病理检查结果,支持以下诊断:结外 NK/T 细胞淋巴瘤鼻型,Ann-Arbor 分期Ⅱ期,PINK-E 评分 2 分。

二、治疗经过

(一)初步治疗

1. 治疗过程

(1)PGemox-D 方案:吉西他滨 0.8 g/m^2,第 1、8 天静脉滴注;奥沙利铂 100 mg/m^2,第 1 天静脉滴注;地塞米松 20 mg/d,第 1～4 天静脉滴注;培门冬酶 3 750 U,第 4 天皮下注射。该方案每 21 d 重复 1 次。

(2)成分血输注:FIB<0.8 g/L 输注冷沉淀,纠正低纤维蛋白血症。

(3)止吐、水化、碱化、降尿酸、维持水电解质平衡:注意奥沙利铂的神经毒性,化疗期间尽量充分补液,并适当利尿,减少药物体内过长蓄积。

(4)低脂低蛋白饮食:应用培门冬酶期间及后 2 周注意低脂低蛋白饮食,防止急性胰腺炎的发生。

2. 思维引导　患者中年女性,鼻前庭肿物病理及免疫组化明确诊断为结外 NK/T 细胞淋巴瘤鼻型。首先应明确全面评估肿瘤侵犯部位、范围和机体功能,进行准确的临床分期。全面评估需要进行全身 CT、MRI 或 PET/CT 检查,骨髓穿刺和活检,血常规、生化检查和心脏彩超及心电图。目前鼻型 NK/T 细胞淋巴瘤的分期系统以 Ann Arbor 分期应用最广泛。该患者右侧鼻腔及右颈部淋巴结受累,分期为Ⅱ期。结外 NK/T 细胞淋巴瘤的预后评估目前多采用的示 PINK-E 预后模型(包括年龄>60 岁;Ⅲ～Ⅳ期;远处淋巴结受侵;非鼻腔;血浆 EBV-DNA 阳性)。Ⅰ～Ⅱ期 NK/T 细胞淋巴瘤的治疗以化疗联合放射治疗(简称放疗)为主。可以化疗序贯放疗,也可以同步放化疗。NK/T 细胞淋巴瘤对蒽环类的化疗不敏感,所以 CHOP 类方案不适合应用。目前常用的化疗方案为以培门冬酶为主的方案。化疗方案中往往含有铂类、依托泊苷、氨甲蝶呤或异环磷酰胺。在应用培门冬酶期间应注意急性胰腺炎和低纤维蛋白血症等不良反应。

治疗效果

1. 症状　第 1 个化疗疗程结束后患者鼻塞症状明显好转。2 个疗程结束后鼻塞症状完全消失。

2. 查体　外鼻无畸形,鼻前庭无红肿,鼻黏膜无充血,鼻中隔无偏曲,双侧鼻道未见异常分泌物,双侧扁桃体无肿大。双侧颈部、锁骨上、锁骨下、腋窝、腹股沟未触及肿大淋巴结,胸骨无压痛,双肺呼吸音粗,未闻及干、湿啰音,心率 92 次/min,律齐,心脉率一致,各瓣膜听诊区未闻及杂音,无心包摩擦音。腹部柔软,无触痛、压痛及反跳痛,肝脾肋下未触及。双下肢无水肿。

3.辅助检查

(1)治疗4个疗程后复查PET/CT肿瘤全身断层显像:与首次治疗前对比:①右侧鼻道软组织肿块较前基本消失,代谢趋于正常,符合淋巴瘤治疗后基本完全响应(局部多维尔评分4分);鼻腔黏膜增厚较前消失。②双侧颈部及颌下多发淋巴结较前略变小,多考虑炎性,建议随诊。③甲状腺左叶良性结节;右肺中叶良性结节,建议随诊。④腹膜后炎性淋巴结。⑤子宫肌瘤,双侧附件囊肿可能,建议结合彩超。

(2)血浆EB病毒核酸定量:<5.00×10^2 IU/mL 正常。

(二)局部放疗

4个疗程 PGemox-D 方案治疗结束后中期评估为 CR。后转放疗科行局部放疗,放疗剂量:6 MV-XIMRT 95% PTV 50.4 Gy/1.8 Gy/28 f。

(三)治疗结束后

辅助化验及检查结果

(1)血常规、生化检查及凝血功能:均正常。

(2)乙肝等传染病检查:正常。

(3)血浆EB病毒核酸定量:<5.00×10^2 IU/mL 正常。

(4)凝血功能:正常。

(5)放疗结束后3个月复查PET/CT肿瘤全身断层显像:①鼻腔未见异常增厚及代谢增高灶,多维尔评分1~2分。②鼻咽后壁代谢较前增高;咽淋巴环较前稍增大,代谢增高;双侧颈部及颌下多发淋巴结较前增大,代谢较前增高,可暂考虑炎性。③甲状腺代谢较前弥漫增高,左叶低密度结节,代谢减低,多考虑炎性。④双侧附件区囊状低密度影较前缩小,代谢缺失,考虑良性。⑤双侧肩周炎。

三、思考与讨论

结外 NK/T 细胞淋巴瘤,鼻型(ENKTL)属于外周 T 细胞淋巴瘤的一个亚型,好发于中年男性,中位发病年龄为45岁,占非霍奇金淋巴瘤的5%~15%。其发病有明显的地域差异,欧美国家少见,亚洲和南美较为多见,尤以中国、日本和韩国多见,是我国发病率最高的外周 T 细胞亚型。ENKTL 中约80%来源于 NK 细胞,约10%~30%来源于 NK 样 T 细胞。ENKTL 临床主要表现为鼻或面部中线的进行性破坏性病变。67%~80%患者为Ⅰ、Ⅱ期,最常见症状表现为局部肿胀、鼻塞、鼻出血,进而局部糜烂坏死、溃疡形成;后期可出现上颚、鼻中隔穿孔伴恶臭,肉芽样新生物形成伴坏死、出血。病理特征表现为血管中心性病变,肿瘤细胞侵犯小血管或血管周围组织,导致血管闭塞、组织缺血和广泛坏死。免疫表型是肿瘤细胞表达 NK 或 T 细胞抗原,CD56$^+$(少数 CD56$^-$者胞质 CD3$^+$)TIA$^+$、Granzyme B$^+$、EBER$^+$。约20% ENKTL 为晚期患者,主要累及皮肤、软组织、睾丸、呼吸道、肝脾和其他组织器官,易并发噬血细胞综合征,表现为高热、肝功能损害、血细胞减少。

目前对于早期局部的 ENKTL,局部放疗联合以培门冬酶为主的化疗是目前国内外较常用的方案;放疗常用扩大侵犯野放疗包括对穿野覆盖鼻腔、鼻窦,照射总量55 Gy;有颈部淋巴结侵犯则加颈区照射。对于广泛期(Ⅲ、Ⅳ期)ENKTL 目前尚无标准治疗方法,NCCN 及 CSCO 指南均建议积极参加合适的临床试验。自体造血干细胞移植对化疗敏感的广泛期患者可能是一个选择。近期来，免疫检查点抑制剂单药或联合化疗在复发难治和晚期 ENKTL 临床研究越来越多的开展，并显示出较好的疗效，目前仍在探索中。

四、练习题

1. 结外 NK/T 细胞淋巴瘤的常见临床表现是什么？

2. 影响结外 NK/T 细胞淋巴瘤的预后不良因素有哪些？

3. 目前局限期结外 NK/T 细胞淋巴瘤的主要治疗原则是什么？

五、推荐阅读

[1] YAMAGUCHI M, SUZUKI R, OGUCHI M. Advances in the treatment of extranodal NK/T cell lymphoma, nasal type[J]. Blood, 2018, 13(23): 2528-2540.

[2] 姜文奇, 王华庆, 高子芬, 等. 淋巴瘤诊疗学[M]. 北京: 人民卫生出版社, 2017.

[3] 周璇, 王亮. 结外 NK/T 细胞淋巴瘤的免疫靶向治疗进展[J]. 中国癌症防治杂志, 2019, 11(4): 282-288.

（袁晓莉　周可树）

案例 19　噬血细胞综合征

一、病历资料

（一）门诊接诊

1. 主诉　间断发热 2 月余。

2. 问诊重点　患者间断发热 2 月余，应重点询问既往有无明确发热诱因，体温规律及辅助检查结果，诊治经过、治疗效果等。发热是常见的症状，血液系统疾病和非血液系统疾病均可见，应注意询问主要症状及伴随症状特点、诊治经过及治疗效果等。

3. 问诊内容

（1）诱发因素：有无受凉、劳累等诱发因素，既往有无呼吸道疾病病史。

（2）主要症状：发热常见于感染性疾病、结缔组织病、肿瘤性疾病、组织细胞坏死性淋巴结炎及噬血细胞综合征等疾病。应重点询问起病时间和起病特点，感染性疾病通常起病急，病史较短，有的患者有感染灶及特殊接触史。结缔组织病病史较长，可能有畏光、皮疹及"蝶形"红斑等皮肤表现。组织细胞坏死性淋巴结炎前期通常有感染病史，后期应用抗生素效果不佳，糖皮质激素治疗有效。噬血细胞综合征患者的症状通常呈逐渐加重的过程，伴有肝功能损害，发热不易控制等。观察血细胞计数有无进行性下降、能否恢复正常，肝功能情况及感染指标变化等。

（3）伴随症状：有无咳嗽、咳痰、胸闷、皮疹、关节痛、头痛、腰痛、眼眶痛、恶心、呕吐、腹泻、尿频、尿急及尿痛等伴随症状，如流行性出血热患者发作时关节痛、头痛、腰痛、眼眶痛；尿频、尿急及尿痛时考虑泌尿系统感染可能，伴有咳嗽、咳痰及胸闷时考虑肺部感染可能；有无头晕、乏力、出血倾向等贫血、血小板减少的症状。

（4）诊治经过：做过何种检验和检查，结果如何，以利于诊断和下一步检查；是否用药、用何种药，具体剂量、效果如何，以利于迅速选择药物。

（5）既往史：有无肝炎、艾滋病、结核等传染病病史，有无支气管扩张等可以引起继发性感染的疾病。有无系统性红斑狼疮等风湿免疫系统疾病，有无甲状腺功能亢进等内分泌系统疾病，均可以引起发热。有无输血史。

（6）个人史：有无药物、化学和放射性毒物接触史，有无接触牛羊史、受伤史、接触结核患者史等可以引起发热的感染性疾病。

（7）家族史：家族中有无出现顽固性发热的患者，有无肿瘤家族史。

问诊结果

患者老年女性，农民，无脑血管、心脏疾病病史，无风湿免疫系统疾病病史，无甲状腺功能减退等内分泌疾病病史，无肝炎、结核、疟疾、伤寒病史，无药物、化学和放射性毒物接触史，无吸烟、饮酒史。2个月前淋雨后出现发热，体温最高39 ℃，无明显规律，伴咳痰，性状呈黄色脓痰或白色黏痰，伴畏寒、寒战、后背疼痛、全身乏力，就诊于当地医院，给予对症治疗（具体不详）后好转出院。出院2 d后再次出现发热，当地医院查血常规：白细胞$3.79×10^9$/L，红细胞$3.4×10^{12}$/L，血小板$72×10^9$/L，血红蛋白110 g/L，中性粒细胞绝对值$2.61×10^9$/L；C反应蛋白123.3 mg/L。胸部CT：左侧第5、6肋陈旧性骨折。肝胆胰脾彩超：主胰管内径增宽。诊断为"尿路感染"，给予对症治疗后好转出院。后再次出现发热，遂就诊于医院。

4. 思维引导　患者老年女性，急性起病，既往体健，无肝病、风湿免疫系统疾病病史，无药物、化学和放射性毒物接触史，发热、贫血、血小板减少，不排除血液系统疾病或感染性疾病，需要重点鉴别肺部感染、噬血细胞综合征，以及淋巴瘤、急性白血病等血液系统疾病。细菌感染白细胞往往增多，伴有核左移，骨髓象可见中晚幼粒细胞比值增高，粒细胞可有中毒颗粒；病毒感染淋巴细胞比值往往增高，可伴有血小板减少；噬血细胞综合征可反复发热，可伴有肝脾、淋巴结肿大，以及肝功能损害，骨髓可见噬血现象。淋巴瘤患者可有顽固性发热，感染指标不高或略增高，抗生素治疗效果不佳，侵及骨髓时可见异常淋巴细胞，可伴有肝脾、淋巴结肿大。急性白血病时外周血可见原始及幼稚细胞，网织红细胞比例和绝对值下降；骨髓增生往往明显活跃或极度活跃，原始及幼稚细胞比例增高，大于20%。骨髓增生异常综合征可表现为一系、二系血细胞减少，也可表现为全血细胞减少，网织红可以轻度升高，也可以不高甚至降低。骨髓多为增生性骨髓象，也可呈低增生性，一系、二系或三系血细胞发育异常，原始细胞比例可以升高，但小于20%，典型的染色体异常包括+8、−7/del(7q)、del(20q)、−5/del(5q)和−Y等。

（二）体格检查

1. 重点检查内容及目的　患者感染性疾病及血液系统疾病可能性大，应注意有无淋巴结、肝脾肿大，有无肺部啰音，有无肝功能损害，铁蛋白是否明显增高，有无胸骨压痛，全身皮肤黏膜有无瘀点、瘀斑、黄染、皮疹、苍白，有无浸润表现等。此外还应注意有无面部皮肤"蝶形"红斑、手指畸形等。

体格检查结果

T 38.2 ℃,P 104 次/min,R 25 次/min,BP 125/75 mmHg

轻度贫血貌,全身皮肤未见出血点及瘀斑,以双下肢为重,双侧颈部、锁骨上、锁骨下、腋窝、腹股沟未及肿大淋巴结,胸骨无压痛,双肺呼吸音粗,未闻及干、湿啰音,心率 104 次/min,律齐,心脉率一致,各瓣膜听诊区未闻及杂音,无心包摩擦音。腹部柔软,无触痛、压痛及反跳痛,肝、脾肋下未触及。双下肢无水肿。

2. 思维引导　患者轻度贫血,可能与长期感染或血液系统疾病相关,无淋巴结及肝脾肿大,需进一步行实验室检查,血常规+网织红细胞计数+外周血细胞形态分类、尿常规、凝血功能、传染病筛查、肝功能、肾功能、甲状腺功能、血脂检查等一般检查,并完善噬血细胞综合征相关指标、病毒定量、肿瘤标志物及肝胆脾胰腺彩超,骨髓穿刺送骨髓涂片,根据初步结果必要时做流式细胞术检查或骨髓活检等,必要时查 PET/CT 明确诊断。

(三)辅助检查

1. 主要内容及目的

(1)血常规+网织红细胞计数+外周血细胞形态分类:明确有无核左移或原始及幼稚细胞,有无噬血现象。

(2)肝肾功能、血脂:判断有无血脂增高、肝肾功能的损害、内环境紊乱失衡。

(3)凝血功能:协助判断出血倾向的严重程度。

(4)铁蛋白、可溶性 CD25、NK 细胞活性:排除噬血细胞综合征。

(5)骨髓涂片:判断骨髓增生程度,各类及各阶段细胞比例及细胞形态发育有无异常,有无非造血系统细胞浸润或噬血现象等。

(6)流式细胞检测术:明确各系血细胞免疫表型,判断有无发育异常及克隆性增生。

(7)骨髓活检:判断骨髓增生程度,各类及各阶段细胞比例及细胞形态发育有无异常,有无纤维化及严重程度,有无非造血系统细胞浸润等。

(8)病毒全套、病毒定量:有无常见病毒感染。

(9)肿瘤标志物:进行肿瘤筛查。

(10)颈部浅表淋巴结彩超:判断淋巴结有无肿大。必要时行淋巴结活检。

(11)腹部彩超:判断肝、脾有无肿大。

(12)胸部 CT:判断有无肺部感染。

(13)PET/CT:明确有无恶性肿瘤。

辅助化验及检查结果

(1)血常规+网织红细胞计数+外周血细胞形态分类:白细胞 $3.40×10^9$/L,红细胞 $2.53×10^{12}$/L,血红蛋白 75.0 g/L,血小板 $54×10^9$/L,中性粒细胞绝对值 $0.43×10^9$/L。网织红细胞计数及外周血细胞形态分类正常。

(2)肝功能:天冬氨酸转氨酶 143 U/L,丙氨酸转氨酶 72 U/L,白蛋白 25.0 g/L,总胆红素 42.90 μmol/L,直接胆红素 41.30 μmol/L。肾功能正常。

(3)凝血功能:正常。

(4)血脂:甘油三酯 1.89 mmol/L。

（5）铁蛋白 6 618.60 ng/mL。

（6）NK 细胞活性：正常。

（7）可溶性 CD25：46 101.86 pg/mL。

（8）病毒定量：EB 病毒 DNA 3.22×10^5 copies/mL，巨细胞病毒 DNA $<5.00\times10^2$ copies/mL。

（9）EBV 淋巴细胞亚群：T 淋巴细胞、B 淋巴细胞、NK 细胞均有 EB 病毒感染。

（10）感染指标：C 反应蛋白 38.10 mg/L，降钙素原 0.637 ng/mL。

（11）骨髓涂片：①骨髓增生活跃。②粒系增生活跃，以杆状核、分叶核粒细胞为主，其他阶段粒细胞比值大致正常，形态大致正常。③红系增生活跃，晚幼红细胞比值增高，幼红细胞形态正常。成熟红细胞大小形态正常，血红蛋白充盈可。④淋巴细胞比值降低，形态正常。⑤巨核细胞 17 个/片，血小板可见。

（12）流式细胞检测术：①淋巴细胞（A 门）占 22.4%，比例正常。其中 CD3$^+$T 细胞占 86.4%，比例增高，CD4/CD8 = 1.86，比值正常，其余 T 系抗原表达大致正常；CD20$^+$B 细胞占 4.9%，比例减低；CD56$^+$NK 细胞占 5.7%，比例减低。②CD34$^+$CD117$^+$早期髓系细胞（B 门）占 0.3%，比例正常，表型正常。③粒细胞（C 门）占 67.0%，比例正常。各阶段粒细胞比例、表型大致正常。④单核细胞（D 门）占 5.5%，比例增高。主要为 CD14$^+$CD64$^+$成熟单核细胞，表型大致正常。

（13）骨髓活检：①HE 及 PAS 染色示骨髓组织增生活跃，粒红比例大致正常。脂肪组织大致正常。②粒细胞系增生活跃，各阶段粒细胞均可见，以中幼粒细胞及以下阶段成熟粒细胞为主，形态大致正常。③红细胞系增生活跃，各阶段幼红细胞可见，以中晚幼红细胞为主，形态大致正常。④巨核细胞比值大致正常。⑤Gomori 染色：（–）。免疫组化：CD34 血管+，CD117$^-$，MPO 粒细胞+，Lysozyme–，CD235a 红细胞+CD20 个别+，CD3 部分+，CD61 巨核细胞+。结论：骨髓组织增生活跃，粒红系增生，巨核细胞不少；请结合临床。

（14）腹部及颈部浅表淋巴结彩超：肝大，肝内稍高回声结节（考虑肝血管瘤）门静脉增宽，脾大并脾静脉增宽。左侧颈部 Ⅳ 区（锁骨上窝）、双侧腋窝淋巴结肿大。

（15）胸部 CT：左肺下叶胸膜下轻微炎症。

（16）左锁骨上颈部淋巴结活检：（左侧锁骨上肿大淋巴结穿刺活检）淋巴结 T 区增生，伴 EB 病毒感染，考虑 EB 病毒相关淋巴组织增生性淋巴结疾病，请结合临床。免疫组化：AE1/AE3（–）CD20（+），CD79a（+），CD3（+），CD43（+），Bcl–2（+），Bcl–6（–），CD10（–）CD21（FDC+），Ki–67（约 20%+）。原位杂交：EBER（+）。

（17）PET/CT 检查结论：①双颈部、左侧内乳淋巴链、纵隔、双侧腋窝、腹腔肝胃间、腹膜后、右侧髂血管旁及双侧腹股沟多发淋巴结代谢活跃，肝稍大伴多处片状代谢较活跃，脾大代谢不均匀性活跃，所见中央及外周骨髓代谢活跃，多考虑血液系统疾病，建议结合病理。②左侧顶叶局部代谢活跃灶，建议结合 MRI；双侧筛窦及双侧上颌窦炎；左颈 Ⅴ 区条絮状软组织影代谢较活跃，考虑术后改变。③双侧甲状腺密度欠均匀代谢未见异常，建议结合超声。④右肺中叶钙化灶；双肺下叶炎症；右肺下叶部分膨胀不全；双侧胸腔积液。⑤前列腺钙化灶。⑥脊柱退行性变。

2. 思维引导　患者老年女性，急性起病。①发热：间断发热 2 个月，最高 40 ℃；②血细胞减少：白细胞 3.22×10^9/L，红细胞 4.31×10^{12}/L，血红蛋白 133.9 g/L，血小板 53×10^9/L，中性粒细胞绝对值 1.79×10^9/L；③骨髓噬血现象：无；④铁蛋白：6 618.60 ng/mL；⑤NK 细胞活性：正常；⑥甘油三酯血症 1.89 mmol/L；⑦无低纤维蛋白原血症：2.9 g/L；⑧sCD25 水平：46 101.86 pg/mL；⑨脾大：厚

53 mm,长 156 mm;⑩EB 病毒阳性,左侧锁骨上肿大淋巴结穿刺活检考虑 EB 病毒相关淋巴组织增生性淋巴结疾病,PET/CT 未见明显肿瘤表现。

(四)初步诊断

分析上述病史、查体、辅助检查结果,支持以下诊断:EB 病毒相关性噬血细胞综合征。

二、治疗经过

(一)初步治疗

1. 治疗过程

(1)HLH-94 方案治疗:①地塞米松每日 10 mg/m² ×2 周,每 2 周减半量,第 7 周每日 1.25 mg/m²,第 8 周减停;②依托泊苷 50~75 mg/m²,治疗开始的前两周每周 2 次×2 周,以后每周 1 次×6 周,共 8 周;③环孢素 A 4~6 mg/(kg·d),使血药浓度维持在 150~300 μg/kg,直到第 52 周结束。

(2)成分血输注:必要时输注机采血小板、悬浮红细胞、新鲜冰冻血浆、冷沉淀等,纠正患者出血、贫血倾向。

(3)注射用人白介素-11 针 3 mg 皮下注射:促进血小板产生。

(4)控制感染:比阿培南 0.3 g q8h 静脉滴注。

(5)水化、碱化、降尿酸、维持水电解质平衡。

2. 思维引导 患者噬血细胞综合征(HLH)诊断明确,对于新诊断的噬血细胞综合征患者需要积极筛查潜在原发病,如感染因素、肿瘤因素、风湿免疫系统疾病、遗传缺陷,以及其他原因等。对于有家族史患者、父辈近亲结婚的患者、8 岁以下患者、原因不明患者、反复复发不能用原发病解释的患者要进行基因检测。治疗首选 HLH-94 方案或 HLH-04 方案治疗,其中部分巨噬细胞活化综合征(MAS)和轻型的 HLH 患者可以在单纯应用糖皮质激素冲击治疗后获益,一些特殊病原体(如杜氏利士曼原虫、布鲁氏菌病等)感染的 HLH 患者可以通过针对原发病的治疗获得缓解,无须加用细胞毒性药物及免疫调节药物。EB 病毒相关性噬血细胞综合征,以及肿瘤相关性噬血细胞综合征首选 1994-HLH 方案,并根据患者年龄进行依托泊苷剂量调整(15 岁以下,75~150 mg/m²;15~39 岁,75~100 mg/m²;39 岁以上,50~75 mg/m²),治疗过程中监测血常规、凝血功能、铁蛋白及甘油三酯等相关指标,并予以积极的对症支持治疗及抗感染治疗,尤其注意真菌的预防。如果患者出现中枢神经系统症状如易激惹、惊厥、癫痫、脑膜刺激征等表现者需查头颅磁共振及脑脊液检查,并进行鞘内注射甲氨蝶呤及地塞米松进行治疗。患者年龄大,不考虑后期进行异基因造血干细胞移植。

治疗效果

1. 症状 1 周后患者未再发热。

2. 查体 轻度贫血貌,全身皮肤未见出血点及瘀斑,胸骨无压痛,双肺呼吸音清,双侧未闻及干、湿啰音,心率 90 次/min,律齐,心脉率一致,各瓣膜听诊区未闻及杂音,无心包摩擦音。腹部柔软,无触痛、压痛及反跳痛,肝脾肋下未触及。双下肢轻度水肿。

3. 辅助检查(治疗 4 周后) ①血常规:白细胞 8.2×10⁹/L,红细胞 2.9×10¹²/L,血红蛋白 89 g/L,血小板 124×10⁹/L。②凝血功能:正常。

(二)病情变化

治疗 2 个月后患者再次发热,最高体温 39.0 ℃,伴有畏寒、寒战,无咳嗽、咳痰,无胸闷、气短,贫血貌,双肺呼吸音粗,双侧未闻及啰音。

1.患者病情变化的可能原因及应对　合并感染? 疾病复发? 完善血培养、炎症指标、G 试验+GM 试验、胸部 CT,动态监测血常规、凝血功能。

辅助化验及检查结果

(1)血常规:白细胞计数 $2.50×10^9$/L,红细胞计数 $3.08×10^{12}$/L,血红蛋白99.0 g/L,血小板计数 $79×10^9$/L,中性粒细胞绝对值 $1.77×10^9$/L。

(2)骨髓噬血现象:有。

(3)铁蛋白:8 517.20 ng/mL。

(4)NK 细胞活性:降低。

(5)甘油三酯:1.91 mmol/L。

(6)纤维蛋白原:2.85 g/L。

(7)sCD25 水平升高。

(8)脾:不大。

(9)EB 病毒 DNA $1.08×10^4$ copies/mL。

2.思维引导　患者既往诊断 EB 病毒相关性噬血细胞综合征,HLH-94 方案治疗后病情好转,现再次出现发热、全血细胞减少、骨髓再次出现噬血现象、铁蛋白增高、NK 细胞活性下降、sCD25 水平升高,并且 EB 病毒定量再次升高,考虑疾病复发。EB 病毒相关性噬血细胞综合征常常与 EB 病毒再次活跃有关,所以抗病毒治疗对控制 HLH 有重要作用,抗病毒治疗同时,可予以查 EB 病毒感染的细胞亚群,如果 EB 病毒仅仅感染 B 淋巴细胞,我们通过应用利妥昔单抗杀伤 B 淋巴细胞,从而杀灭 EB 病毒。另外,可以考虑应用 HLH 挽救方案 L-DEP 方案治疗,芦可替尼可减少炎症,明显改善体温、铁蛋白、可溶性 CD25 和细胞因子水平。L-DEP 方案联合芦可替尼片(10 mg bid po)治疗,每 2 周重复一次。抗菌、抗病毒治疗同时应用伏立康唑预防真菌感染。

治疗 2 周后

1.症状　无发热。

2.查体　轻度贫血貌,全身皮肤无出血点,双侧颈部、锁骨上、锁骨下、腋窝、腹股沟未及肿大淋巴结,胸骨无压痛,双肺呼吸音清,双侧肺底未闻及干、湿啰音,心率 78 次/min,律齐,心脉率一致,各瓣膜听诊区未闻及杂音,无心包摩擦音。腹部柔软,无触痛、压痛及反跳痛,肝脾肋下未触及。双下肢无水肿。

3.辅助检查

(1)体温:无发热。

(2)血常规:白细胞 $8.40×10^9$/L,红细胞 $3.12×10^{12}$/L,血红蛋白 101.8 g/L,血小板 $90×10^9$/L,中性粒细胞绝对值 $7.74×10^9$/L。

(3)铁蛋白:2 852.40 ng/mL。

(4)甘油三酯:0.78 mmol/L。

（5）纤维蛋白原：2.96 g/L。

（6）EB 病毒 DNA 阴性。

三、思考与讨论

　　噬血细胞综合征也称噬血细胞淋巴组织细胞增生症（hemophagocytic lymphohistiocytosis，HLH），1979 年首先由 Risdall 等报告。HLH 是一组少见的临床综合征，目前认为它是由不同原因导致的以过度炎症反应综合征为共同临床表现的一组疾病。这种免疫调节异常主要由淋巴细胞、单核细胞和巨噬细胞系统异常激活、增殖，分泌大量炎性细胞因子而引起的一系列炎症反应。临床以持续发热、肝脾肿大、全血细胞减少，以及骨髓、肝、脾、淋巴结组织发现噬血现象为主要特征。噬血细胞综合征分为继发性和原发性 HLH，继发性 HLH 常见病因为感染、恶性肿瘤、风湿免疫系统疾病及其他类型 HLH，就本病例来说，考虑为 EB 病毒相关的噬血细胞综合征，EB 病毒感染都可能参与在各种类型 HLH 的复杂的疾病过程中，诊断 EBV-HLH 需要全血和/或血浆中检测出 EBV-DNA，和/或活体组织病理检查 EBV 编码的小 RNA（EBER）阳性，并排除其他可能导致 HLH 的原因，血清 EBV 抗体阳性可作为 EB 病毒感染的参考，单纯 B 细胞感染的患者预后相对较好，弥漫感染的患者和 NK 细胞感染的患者预后差。治疗首选 HLH-94 方案治疗，适合移植的患者建议疾病缓解后尽快进行异基因造血干细胞移植，不适合移植的患者继续应用 HLH-94 方案治疗，复发后可选择挽救方案或靶向药物治疗。

四、练习题

　　1. 噬血细胞综合征的诊断标准是什么？

　　2. 噬血细胞综合征的典型临床表现有哪些？

　　3. 噬血细胞综合征如何进行维持治疗？

五、推荐阅读

[1]噬血细胞综合征中国专家联盟，中华医学会儿科学分会血液学组. 噬血细胞综合征诊治中国专家共识（2018 年版）[J]. 中华血液学杂志，2018，98（2）：91-95.

[2]中国医师协会血液科医师分会，中华医学会儿科学分会血液学组，噬血细胞综合征中国专家联盟. 中国噬血细胞综合征诊断与治疗指南（2022 年版）[J]. 中华医学杂志，2022，102（20）：1492-1499.

（田文亮　周可树）

第四章　浆细胞疾病

案例 20　**无症状多发性骨髓瘤**

知识拓展

一、病历资料

（一）门诊接诊

1. 主诉　体检发现球蛋白水平降低 1 年 3 月余。

2. 问诊重点　女性患者 51 岁，1 年 3 月余前体检发现球蛋白水平降低，未诊治，今门诊复查肝功能仍提示球蛋白降低。应询问平素是否容易发生感染，是否有乏力、骨痛、肢体麻木，以及其他不适症状；并询问既往体检时化验血常规、肾功能和电解质的结果，以便了解是否存在贫血、肾功能损害和高钙血症；同时询问是否曾行 X 线、CT、MRI 等影像学检查，以了解是否存在骨质破坏；还应关注既往是否存在肝疾病或其他病史影响球蛋白的生成。

3. 问诊内容

（1）诱发因素：有无受凉、劳累、外伤等诱发因素。

（2）主要症状：有无发热、咳嗽（感染表现），无乏力、头晕、心慌（贫血表现），无骨痛（骨质破坏表现），无血尿、泡沫尿（肾损害表现）等。

（3）伴随症状：有无皮肤黏膜瘀点瘀斑、牙龈出血（出血表现），有无恶心、呕吐、烦渴、厌食（高钙血症表现），有无腹泻、肢体麻木、疼痛、活动障碍等（淀粉样变性、脊髓受压、中枢受累、周围神经病变等表现）。

（4）诊治经过：做过何种检验和检查，结果如何，以利于诊断和下一步检查；该患者院外未曾治疗，若为经过治疗的患者，还需明确用何种治疗措施，药物具体剂量，疗效如何，尤其应重点询问是否曾应用免疫抑制剂及肾上腺皮质类固醇。

（5）既往史：有无高血压、糖尿病、冠心病、慢性阻塞性肺疾病等内科慢性疾病史，以及有无肿瘤、系统性红斑狼疮、甲状腺功能亢进或减退等免疫相关疾病；有无肝炎、结核、艾滋病核等传染病病史；有无外伤及手术史；有无输血、献血史；有无药物过敏史；预防接种史。

（6）个人史：出生和成长地（以除外地域性疾病）；学历和职业（了解是否有职业接触史）；外出旅居史，疫区居住史，有毒有害物质接触史，放射性物质接触史；吸烟、饮酒史（需询问接触时间、平均每日接触量）；冶游史。

（7）家族史：应包括父母、兄弟姐妹、子女健康状况，尤其应关注是否有先天性免疫缺陷病，是否有血液、免疫系统疾病、肿瘤性疾病等家族史（如先天性丙种球蛋白缺乏症、先天性骨髓造血衰竭性疾病如先天性角化不良、纯红细胞再生障碍性贫血、Fanconi 贫血等有家族遗传倾向）。

问诊结果

患者中年女性,自由职业,办公室文员。体检发现球蛋白水平降低,无明显诱发因素。无发热、乏力、骨痛、血尿、泡沫尿,无皮肤和牙龈出血,无恶心、呕吐、腹泻,无肢体麻木、疼痛、活动障碍等。由于无特殊不适,院外未诊治。1年3月余前血常规、肾功能和电解质水平正常,未行X线、CT、MRI等影像学检查。既往体健,无其他疾病史,无长期服药或保健品史。无药物、化学和放射性毒物接触史,无烟酒史及其他不良嗜好。家族史无特殊。

4.思维引导   患者中年女性,无特殊不适,精神、饮食、睡眠、大小便正常,体检发现球蛋白水平降低。既往体健,无病毒性肝炎、肝硬化、自身免疫性肝炎等肝病史及其他疾病史,无长期使用免疫抑制剂及肾上腺皮质类固醇,无化学和放射性毒物接触史。体检报告:肝功能球蛋白18.3 g/L,转氨酶、胆红素和白蛋白水平正常,血常规、肾功能、电解质水平正常。该患者球蛋白水平下降,球蛋白包括α_1、α_2、β、γ球蛋白等类型,主要在肝合成,其中免疫球蛋白为B淋巴细胞和浆细胞生成,提示接诊医师在行体格检查时特别关注肝疾病、淋巴系统疾病或浆细胞疾病相关的体征。

(二)体格检查

1.重点检查内容及目的   怀疑患者为肝疾病、淋巴系统疾病或浆细胞疾病可能性大,体格检查应重点关注以下部位:皮肤黏膜(贫血、出血表现),舌体(轻链淀粉样变性),扁桃体、淋巴结、肝脾(淋巴瘤、肝疾病),骨骼尤其胸骨和脊柱骨(浆细胞肿瘤)的情况。具体应注意:是否有贫血面容,有无皮肤或皮下软组织包块,全身皮肤黏膜有无瘀点、瘀斑,颈部、锁骨上窝、腋窝、腹股沟等部位浅表淋巴结是否肿大,舌体是否肥大,扁桃体是否肿大,胸骨、胸廓是否有压痛,是否有肝脾肿大,脊柱各棘突是否有压痛,神经系统检查是否存在异常等。

体格检查结果

T 36.3 ℃,P 78 次/min,R 18 次/min,BP 116/78 mmHg

发育正常,营养良好,体型匀称,正常面容,神志清楚,查体合作。无皮肤或皮下软组织包块,全身皮肤黏膜未见出血点,颈部、锁骨上窝、腋窝、腹股沟浅表淋巴结未触及肿大;舌体无肥大,扁桃体无肿大;胸骨、胸廓无压痛,双肺听诊呼吸音清,未闻及干、湿啰音和胸膜摩擦音,心前区无异常搏动,心率78 次/min,律齐,心脉率一致,各瓣膜听诊区未闻及杂音,无心包摩擦音;腹平坦、柔软软,无压痛及反跳痛,肝脾肋下未触及;双下肢无水肿;脊柱各棘突无压痛;神经系统检查未见异常。

2.思维引导   球蛋白降低,无特殊不适症状,查体未见明显异常。分析球蛋白水平降低可能的原因,以便安排下一步辅助检查。分析思路如下。

(1)球蛋白水平降低:分为合成减少和消耗增多。合成减少:应用免疫抑制剂导致免疫球蛋白合成受抑(通过问诊,此项可排除);肝疾病导致球蛋白合成障碍(排查肝疾病);轻链重链生成或组装异常(需排查淋巴瘤或浆细胞肿瘤)。消耗增多:如自身免疫病消耗补体(需排查自身免疫病)。

(2)免疫球蛋白的克隆性分析:血和尿M蛋白鉴定等。

（三）辅助检查

1. 主要内容及目的

（1）血常规+网织红细胞计数+外周血细胞形态分类：了解是否存在异常淋巴细胞、是否存在浆细胞、是否存在红细胞"缗钱"样改变等。

（2）肝肾功能、心肌酶、电解质：判断肝功能、心脏功能、LDH 水平，以及是否存在肾功能损害、内环境紊乱。

（3）凝血功能：明确是否存在凝血功能异常。

（4）传染病八项：重点了解有无乙型、丙型病毒性肝炎，协助排除肝疾病。

（5）自身免疫抗体及相关：抗核抗体、ENA 抗体谱、补体 C3、补体 C4、ESR、CRP、甲状腺功能等，协助排除自身免疫病所致的球蛋白异常。

（6）血和尿 M 蛋白鉴定：血清免疫球蛋白定量（IgA、IgG、IgM 等）、血清免疫固定电泳（IgA、IgG、IgM、IgE、IgD、Kappa、lambda）、血清蛋白电泳、血清游离轻链（Kappa、lambda 定量）、血 β_2 微球蛋白；尿常规、尿蛋白电泳、尿免疫固定电泳、尿 β_2 微球蛋白、24 h 尿蛋白、24 h 尿轻链等检查。

（7）肌钙蛋白和 NT-proBNP：怀疑心脏淀粉样变性时需做。

（8）外周血流式（有条件的单位可做）：鉴定淋巴细胞和浆细胞的数量和克隆性。

（9）骨髓涂片：了解骨髓增生程度，各系细胞阶段、形态和数量发育有无异常，有无非造血系统细胞浸润等，尤其应重点关注淋巴细胞和浆细胞发育情况。

（10）骨髓流式细胞术检查：明确各系血细胞免疫表型，判断有无发育异常及克隆性增生。

（11）骨髓活检：判断骨髓增生程度，各类及各阶段细胞比例及细胞形态发育有无异常，有无纤维化及严重程度，有无非造血系统细胞浸润等。必要时加免疫组化，若发现浆细胞增多，建议免疫组化至少包括以下抗体：CD19、CD20、CD56、CD38、CD138、Kappa 轻链、lambda 轻链。

（12）染色体核型及荧光原位杂交技术：明确有无遗传学异常。

（13）融合基因筛查：明确有无分子学异常。

（14）基因突变检测：明确有无分子学异常。

（15）心电图：了解心电活动。

（16）彩超：①浅表淋巴结彩超可判断淋巴结有无肿大。②腹部彩超可判断肝脾有无肿大。③心脏彩超可判断心脏功能、室壁厚度和室间隔厚度等（排查淀粉样变性）。

（17）影像学检查：①X 线/CT 可排除淋巴瘤、了解有无肺部感染、全身骨质破坏等情况。②MRI。若 X 线/CT 未发现骨质破坏，排查 SLiM 时，需行 MRI 了解是否存在直径较小的骨质破坏病灶。

辅助化验及检查结果

（1）血常规+网织红细胞计数+外周血细胞形态分类：白细胞 $3.87×10^9$/L，红细胞 $3.86×10^{12}$/L，血红蛋白 123 g/L，血小板 $213×10^9$/L，中性粒细胞百分数 58.9%，淋巴细胞百分数 34.1%；网织红细胞 1.13%；外周血细胞分类未见明显异常。

（2）肝肾功能、心肌酶、电解质：球蛋白 17.3 g/L，肾功能、心肌酶、电解质结果正常。

（3）凝血功能：血凝四项、D-二聚体、FDP 正常。

（4）传染病八项：正常。

（5）自身免疫抗体及相关：抗核抗体、ENA 抗体谱、补体 C3、补体 C4、ESR、CRP、甲状腺功能均正常。

（6）血和尿 M 蛋白鉴定：具体结果包括以下内容。血清免疫球蛋白定量：IgA 0.61 g/L、IgG 7.08 g/L、IgM 0.43 g/L。血 β_2 微球蛋白：1.3 mg/L。血清免疫固定电泳：未见异常单克隆免疫球蛋白条带。血清蛋白电泳：未见单克隆免疫球蛋白组分。血清游离轻链：游离 κ 186.00 mg/L，游离 λ17.4 mg/L，κ/λ10.6897。尿常规：正常。尿 β_2 微球蛋白：0.39 mg/L。尿免疫固定电泳：未见明显单克隆条带。24 h 尿轻链：尿轻链 Kappa 定量<7.13 mg/L。

（7）肌钙蛋白和 NT-proBNP 怀疑心脏淀粉样变性时需做，该患者未做。

（8）外周血流式：①CD38$^+$ 浆细胞占有核细胞的 0.03%，表达 138 dim，不表达 CD19、CD81、CD56、CD27，为表型异常浆细胞，浆细胞胞浆轻链呈 Kappa 单克隆表达。②每个测试管分析 50 000 个有核细胞。

（9）骨髓涂片：①取材，涂片，染色良好。②骨髓增生尚活跃，其中粒系占 47.20%，红系占 22.60%，粒：红=2.09：1。③粒系增生尚活跃，分叶核阶段粒细胞比值略高，余阶段比值大致正常，部分细胞可见核浆发育不平衡。④红系增生尚活跃，以中晚幼红细胞增生为主，形态大致正常。成熟红细胞形态大致正常。⑤淋巴细胞占 16.60%，形态大致正常。⑥浆细胞占 12.20%，幼稚浆细胞占 10%。⑦全片共见到巨核细胞 72 个，分类 25 个，其中幼稚巨核细胞 2 个、颗粒巨核细胞 19 个、产板巨核细胞 4 个，血小板散在，小堆易见，量不少。请结合免疫分型及其相关检查。

（10）骨髓流式细胞术检查：①CD38$^+$CD138$^+$ 浆细胞占有核细胞的 21.11%，部分表达 CD81、BCMA、CD56，不表达 CD19、CD27、CD28、CD20、CD200，为表型异常浆细胞，浆细胞胞浆轻链呈 Kappa 单克隆表达。②每个测试管分析 50 000 个有核细胞。

（11）骨髓活检：骨髓增生大致正常（约 50%），浆细胞比例增高（30%～40%），散在或簇状分布，成熟形态，粒红巨三系造血细胞可见。免疫组化：CD38（浆细胞+），CD138（浆细胞+），Kappa（+），Lambda（-），Mum1（-），CD56（+）。特殊染色结果显示：网染（2 级），PAS（粒系及巨核+），铁染（-）。诊断：浆细胞骨髓瘤。

（12）染色体核型分析和荧光原位杂交技术：染色体核型分析：46，XX［20］。FISH（经 CD138 分选）：RB1（13q14.2），RB1 基因缺失阳性，信号为 1 绿 54%；D13S319（13q14），D13S319 基因缺失阳性，信号为 1 红 60%；IGH 基因（14q32）：断裂阳性，信号为 1 红 1 黄 75%，提示 IGH 基因断裂合并末端缺失；P53 基因缺失阴性；1q21 阴性。

（13）融合基因（IGH 重排伙伴基因）筛查：如下。FGFR3/IGH［t(4;14)］：基因重排阴性。MAF/IGH［t(14;16)］：基因重排阴性。CCND1/IGH［t(11;14)］：基因重排阳性，信号为 2 红 1 绿 1 融合 71%。

（14）基因突变检测：未检出 TP53 突变。

（15）心电图：正常。

（16）彩超：①浅表淋巴结彩超示颈部、锁骨上窝、腋窝、腹股沟淋巴结无肿大。②腹部彩超示肝胆胰脾未见明显异常。③心脏彩超示左室射血分数 65%、室壁厚度和室间隔厚度正常。

（17）影像学检查：全身低剂量 CT 骨扫描结果如下。①双侧骶髂关节髂骨面硬化，请结合临床，建议必要时 MRI 进一步检查。②右侧骶髂关节增生变尖。③左侧股骨头骨岛。

磁共振全身弥散加权成像（DWI）（1.5T）：①全身弥散加权成像扫描未见明显骨质破坏征象，建议结合临床，定期复查，必要时结合 PET/CT 检查协诊。②双侧颈部散在小结节可见。③所示颈椎曲度反弓，序列失稳；腰 4 椎体向前Ⅰ度滑脱。请结合临床。

2. 思维引导　　球蛋白总量降低,免疫球蛋白 IgA、IgG、IgM 均降低,无先天性丙种球蛋白缺乏症病史,未曾应用免疫抑制剂,相关检查可排除肝疾病、自身免疫病,外周血和骨髓检出异常 Kappa 单克隆浆细胞,骨髓形态示异常浆细胞 12.2%,骨髓活检示异常浆细胞 30%~40%,无 CRAB(高钙血症、肾功能不全、贫血、骨质破坏),无 SLiM(骨髓浆细胞比例<60%,游离轻链比值<100,MRI 未发现骨质破坏),无淀粉样变性表现,可确诊"无症状型骨髓瘤(冒烟型骨髓瘤)"。

(四)初步诊断

分析上述病史、查体、辅助检查结果,支持以下诊断:无症状骨髓瘤(冒烟型骨髓瘤)-Kappa 游离轻链型(非高危)-*RB*1 基因缺失阳性,*D*13*S*319 基因缺失阳性,*CCND*1/*IGH*[t(11;14)]基因重排阳性。

二、治疗经过

1. 治疗过程　　该患者诊断为无症状骨髓瘤(冒烟型骨髓瘤),非高危型,暂不推荐治疗,建议定期复查随诊。

2. 思维引导　　患者"无症状骨髓瘤(冒烟型骨髓瘤)"诊断明确。对于无症状骨髓瘤(冒烟型骨髓瘤),非高危型暂不推荐治疗,高危型可应用 R 单药(来那度胺)、Rd 方案(来那度胺+地塞米松)治疗,或进入临床试验。

高危无症状骨髓瘤的诊断标准为符合以下 3 条中的 2 条:①骨髓浆细胞比例>20%;②血清 M 蛋白>20 g/L;③游离轻链比值>20。

该患者虽骨髓浆细胞>20%(骨髓活检 30%~40%),但血清 M 蛋白<20 g/L(Kappa 游离轻链 186 mg/L),游离轻链比值<20(κ/λ 10.6897),不符合高危型,故暂不推荐治疗。需定期复查随诊,有治疗指征时及时启动治疗控制病情,延缓转化为症状性骨髓瘤的时间,延长生存。

三、思考与讨论

多发性骨髓瘤(multiple myeloma,MM)是发生于终末分化阶段 B 细胞(浆细胞)的恶性疾病。浆细胞(骨髓瘤细胞)异常增生能够产生完整和/或部分(轻链)单克隆免疫球蛋白(M 蛋白),进而引发相关组织及器官损伤的一种血液系统恶性肿瘤,严重威胁人类健康,影响生活质量。而在 1980 年 Kyle 和 Greipp 教授首先发现有 6 例患者按照当时的诊断标准可以诊断为 MM,疾病一直未进展而且临床并不是侵袭性过程,之后便将这种 MM 称之为"冒烟型骨髓瘤"(smoldering myeloma,SMM),即"无症状骨髓瘤"。SMM 患者 5 年内进展的风险为每年 10%,5 到 10 年间进展的风险为每年 3%,之后每年进展的风险为 1%。IMWG 对 SMM 最新的诊断标准:血清 M 蛋白≥30 g/L 或 24 h 尿轻链≥1 g/L 和/或骨髓单克隆浆细胞比例为 10%~60%,无相关器官及组织损害(包括无 CRAB 和 SLiM,无淀粉样变性,无髓外浆细胞瘤等)。美国梅奥诊所定义的高危无症状骨髓瘤的诊断标准为符合以下 3 条中的 2 条:①骨髓浆细胞比例>20%;②血清 M 蛋白>20 g/L;③游离轻链比值>20。西班牙 PETHEMA 工作组曾发表一项针对高危 SMM 的随机对照研究结果,共入组 125 例高危患者,随机分为应用来那度胺和小剂量地塞米松(Rd)方案治疗组和观察组,治疗组共应用 Rd 治疗 9 个疗程,然后 R 单药维持治疗 2 年,中位随访 40 个月,发现 Rd 组中位进展时间未达到,而观察组为 21 个月,首次证明了高危 SMM 治疗干预可延缓疾病进展,并带来生存获益。在新药辈出的时代,鼓励高危型 SMM 患者进入临床试验。无治疗指征的 SMM 患者建议每 3 个月随诊 1 次,以早期发现疾病进展,有治疗指征时及时启动治疗。

四、练习题

1. 无症状骨髓瘤(冒烟型骨髓瘤)的诊断标准是什么?

2. 高危型无症状骨髓瘤的诊断标准是什么？

五、推荐阅读

[1]中国医师协会血液科医师分会,中华医学会血液学分会.中国多发性骨髓瘤诊治指南(2022年修订)[J].中华内科杂志,2022,61(5):480-487.

[2]程涛,安刚,邵英起,等.威廉姆斯血液学手册[M].9版.北京:科学出版社,2020.

（王　冲　郭树霞）

案例21　多发性骨髓瘤伴肾功能不全

一、病历资料

（一）门诊接诊

1. 主诉　胸背部疼痛 1 月余,恶心、食欲缺乏 15 d。

2. 问诊重点　患者胸背部疼痛,存在骨质破坏可能性大,骨痛是常见的症状,浆细胞疾病和骨关节疾病均可见。导致恶心、食欲缺乏的病因有很多,大致可归类为药物和中毒因素、感染因素、胃肠道异常、中枢神经系统疾病、内分泌和代谢因素及其他因素 6 类。结合本患者的病史、体格检查及辅助检查结果、相关情况,我们初步考虑其恶心症状可能与心力衰竭、肾脏功能不全、恶性肿瘤、药物因素等相关。应重点询问既往的血常规、肝肾功能等检验结果、X 线、CT、MRI 等影像检查结果,有无血细胞减少等相关症状、诊治经过、治疗效果等。心慌说明患者可能存在心脏相关疾病,应注意重点询问心脏相关疾病病史。应注意询问主要症状及伴随症状特点、诊治经过及治疗效果等。

3. 问诊内容

(1)诱发因素:有无外伤、受凉、劳累等诱发因素。

(2)主要症状:有无发热、咳嗽(感染表现)、乏力、头晕、心慌(贫血表现),有无骨痛(骨质破坏表现),有无血尿、泡沫尿(肾损害表现)等。有无腹泻、肢体麻木、疼痛、活动障碍等(淀粉样变性、脊髓受压、中枢受累、周围神经病变等表现)。应重点询问起病时间、起病特点和外伤史,有无伴随出血、感染等相关血常规降低的情况。疾病的演变过程,血细胞计数有无进行性下降、能否恢复正常等。

(3)伴随症状:有无食欲缺乏、呕吐、乏力、意识模糊、多尿或便秘等血钙升高的症状,主要由广泛的溶骨性改变和肾功能不全所致;蛋白尿、血尿、管型尿和急、慢性肾衰竭等肾功能损害症状;有无头晕、乏力、胸闷、恶心等贫血症状;有无其他部位骨痛的症状,以腰骶部最多见,其次为胸部和下肢。活动或扭伤后剧痛者有病理性骨折的可能。

(4)诊治经过:做过何种检验和检查,结果如何,以利于诊断和下一步检查;是否用药、用何种药,具体剂量、效果如何,以利于迅速选择药物;尤其应重点询问是否曾应用免疫抑制剂及肾上腺皮质激素。

(5)既往史:有无高血压病、糖尿病、冠心病、慢性阻塞性肺疾病等内科慢性病史,以及有无肿瘤、系统性红斑狼疮、甲状腺功能亢进或减退等免疫相关疾病;有无肝炎、结核、艾滋病等传染病病史;有无外伤及手术史;有无输血、献血史;有无药物过敏史;预防接种史。

（6）个人史：出生和成长地（以除外地域性疾病）；学历和职业（了解是否有职业接触史）；外出旅居史，疫区居住史，有毒有害物质接触史，放射性物质接触史；吸烟、饮酒史（需询问接触时间、平均每日接触量）；冶游史。

（7）家族史：应包括父母、兄弟姐妹、子女健康状况，尤其应关注是否有先天性免疫缺陷病，是否有血液系统疾病、免疫系统疾病、肿瘤性疾病等家族史（如先天性丙种球蛋白缺乏症、先天性骨髓造血衰竭性疾病如先天性角化不良、纯红细胞再生障碍性贫血、Fanconi 贫血等有家族遗传倾向）。

问诊结果

患者 57 岁，男性，退休职员，1 月余前出现胸背部疼痛，以双侧肋骨处及背后肩胛骨处疼痛明显，呈持续性隐痛，伴活动受限，疼痛与体位有明显关系，平卧时疼痛稍减轻。15 d 前无明显诱因出现恶心、食欲缺乏，偶有呕吐，无发热、腹痛、腹泻，无咳嗽、心慌、胸闷，无头痛、头晕不适视物模糊等症状，就诊于当地诊所，给予"奥美拉唑肠溶胶囊、多潘立酮片"药物后，恶心、食欲缺乏稍好转，疼痛无明显缓解。遂来医院。小便可见泡沫尿、大便无异常。既往"高血压"病史 20 年余，最高血压 165/110 mmHg，规律服用"硝苯地平缓释片 20 mg qd"，平素血压波动在120 ~ 130/80 ~ 90 mmHg。3 个月前因胸椎骨折于当地医院行"经皮椎弓根钉内固定术"，当地医院胸腰椎 MRI 提示胸、腰椎压缩性骨折。无风湿免疫系统疾病、内分泌疾病、心脏病、糖尿病等病史，无肝炎、结核、疟疾、伤寒病史，无药物、化学和放射性毒物接触史，无吸烟史，少量饮酒史。家族史无特殊。

4. 思维引导　患者中年男性，既往高血压、胸椎骨折术后，合并腰椎压缩性骨折，肋骨、肩胛骨处明显疼痛，偶有腰痛，小便可见泡沫尿，无肝病、风湿免疫系统疾病病史，无药物、化学和放射性毒物接触史，恶心、食欲缺乏考虑持续疼痛引起的胃肠道反应相关，无发热、无皮肤散在瘀点瘀斑、无全血细胞减少等，考虑多发性骨髓瘤可能性大，需要重点鉴别反应性浆细胞增多、骨转移瘤、巨球蛋白血症、肾病综合征等相关疾病。反应性浆细胞增多可由慢性炎症、结缔组织病、恶性肿瘤等引起，浆细胞一般不超过 10% 且无形态异常，无骨骼损害，反应性浆细胞的免疫表型为 CD38+、CD56−，IgH基因克隆性重排阴性且不伴有 M 蛋白。骨转移瘤有骨痛和骨质破坏，常伴有成骨过程，骨缺损周围有骨密度增加，且常伴血清碱性磷酸酶升高，与骨髓瘤的凿孔样溶骨性改变不同，骨髓涂片检查如发现成堆的癌细胞或发现原发病灶，有助于鉴别。巨球蛋白血症因骨髓中浆细胞样淋巴细胞克隆性增生所致，M 蛋白为 IgM，无骨质破坏，与 IgM 型多发性骨髓瘤不同。肾病综合征可由多种病因引起，以肾小球基膜通透性增加，表现为大量蛋白尿、低蛋白血症、高度水肿、高脂血症的一组临床症候群，其不存在血液系统异常情况。

（二）体格检查

1. 重点检查内容及目的　怀疑患者为浆细胞疾病、肾病可能性大，体格检查应重点关注以下部位：皮肤黏膜（贫血、出血表现），舌体（轻链淀粉样变性），肾区叩击痛（有无肾结石、肾炎、肾脏肿瘤等），骨骼尤其胸廓和脊柱骨（浆细胞肿瘤）的情况，活动有无受限（骨折及疼痛患者可有活动受限）。具体应注意：是否有贫血面容，有无皮肤或皮下软组织包块，全身皮肤黏膜有无瘀点、瘀斑，颈部、锁骨上窝、腋窝、腹股沟等部位浅表淋巴结是否肿大，舌体是否肥大，扁桃体是否肿大，胸骨、胸廓是否有压痛，是否有肝脾肿大，脊柱各棘突是否有压痛，神经系统检查是否存在异常等。

体格检查结果

T 36.5 ℃,P 80 次/min,R 20 次/min,BP 115/85 mmHg

正常面容,体型匀称,神志清楚,查体合作。全身皮肤黏膜无出血、皮疹及结节。全身浅表淋巴结未触及。胸骨压痛,多处肋骨压痛,双侧肩胛骨压痛,未触及包块。心前区无异常搏动,心率 80 次/min,律齐,心脉率一致,各瓣膜听诊区未闻及杂音,无心包摩擦音。腹平坦,柔软,无压痛及反跳痛,无腹壁静脉曲张,无胃肠型,无蠕动波,胸腹式呼吸,肝脾肋下未触及,无肾区叩击痛。脊柱多个棘突压痛,活动受限;双下肢肌力、肌张力正常。神经系统检查未见异常。

2. 思维引导　患者胸骨、棘突压痛、活动受限与全身多发骨折相关,肩胛骨、肋骨疼痛与溶骨性破坏相关,无淋巴结及肝脾肿大,恶心、食欲缺乏可能与持续疼痛引起的胃肠道反应或肾功能不全相关,需进一步行实验室检查,血常规+网织红细胞计数+外周血细胞形态分类、尿常规、粪常规、凝血功能、血清蛋白电泳(包括 M 蛋白含量)、免疫固定电泳(必要时加做 IgD)、尿本周蛋白、24 h 尿蛋白、炎症指标(CRP、PCT、ESR)、传染病、肝功能、肾功能、电解质、心电图、心肌酶、BNP,骨髓穿刺送骨髓涂片,根据初步结果必要时做染色体核型和/或 FISH、基因二代测序,骨髓活检,X 线、CT、MRI等,明确诊断。

(三)辅助检查

1. 主要内容及目的

(1)血常规+网织红细胞计数+外周血细胞形态分类:了解是否存在异常淋巴细胞、是否存在浆细胞、是否存在红细胞"缗钱"样改变等。

(2)肝肾功能、电解质、尿常规:判断肝功能、LDH 水平,以及是否存在肾功能损害、内环境紊乱。

(3)血清蛋白电泳、免疫固定电泳:重点明确血及尿中有无单克隆的免疫球蛋白及其类型。

(4)传染病:重点明确有无乙型病毒性肝炎。

(5)甲状腺功能及结缔组织全套:判断有无甲状腺功能异常及风湿免疫系统疾病。

(6)凝血功能:协助判断有无出血倾向。

(7)心电图:了解心电活动。

(8)骨髓涂片:判断骨髓增生程度,各类及各阶段细胞比例及细胞形态发育有无异常,有无非造血系统细胞浸润,尤其应重点关注浆细胞发育情况。

(9)流式细胞检测术:明确各系血细胞免疫表型,判断有无发育异常及克隆性增生。

(10)骨髓活检:判断骨髓增生程度,各类及各阶段细胞比例及细胞形态发育有无异常,有无纤维化及严重程度,有无非造血系统细胞浸润等。必要时加免疫组化,若发现浆细胞增多,建议免疫组化至少包括以下抗体:CD19、CD20、CD56、CD38、CD138、Kappa 轻链、Lambda 轻链。

(11)染色体核型和/或荧光原位杂交技术:传统的细胞遗传学通过获得有丝分裂中期分裂象来进行显带分析(G 带)。由于骨髓瘤细胞为终末分化细胞,增殖率低,很难获得足够的分裂象。多发性骨髓瘤浆细胞中复杂核型多见,染色体形态差,仅靠显带技术难以判断,成功率低(为 15% ~ 30%)。FISH 的敏感性高,缺点仅能检测已知的异常,常见的异常为涉及免疫球蛋白重链(IgH)异位,包括 t(11.14)、t(4;14)、t(14;16),还有 del(13),1q21 扩增 13q14 缺失和 del(17p)等。

(12)基因二代测序:明确有无分子学异常。

(13)彩超:浅表淋巴结彩超,判断淋巴结有无肿大。腹部彩超,判断肝、脾有无肿大。心脏彩超,判断心脏功能、室壁厚度和室间隔厚度等(排查淀粉样变性)。泌尿系统彩超,判断有无泌尿系统结石、肾体积大小及肾异常信号。下肢动静脉彩超,判断有无血栓形成。

（14）CT、MRI：判断有无肺部感染、全身骨质破坏及有无髓外病变等情况。

辅助化验及检查结果

（1）血常规+外周血细胞形态分类：白细胞 4.2×10^9/L，红细胞 2.84×10^{12}/L，血红蛋白 99 g/L，血小板 200×10^9/L，中性粒细胞百分数39.1%，平均红细胞血红蛋白含量34.9 pg。外周血涂片：中性杆状核粒细胞2%，中性分叶核粒细胞65%，淋巴细胞32%。单核细胞1%。红细胞成"缗钱样"改变。

（2）尿常规：隐血弱阳性，尿蛋白（++），葡萄糖（+），黏液丝大量。

（3）肝肾功能、电解质：尿素 14.19 mmol/L，肌酐 257 μmol/L，尿酸 374 μmol/L，尿素氮 16.54 mmol/L，$β_2$ 微球蛋白 3.42 mg/L，天冬氨酸转氨酶 21 U/L，丙氨酸转氨酶 32 U/L，白蛋白 36 g/L，LDH 225 U/L，肾小球滤过率 22.5 mL/min，钾 5.2 mmol/L，钙 2.45 mmol/L，钠 141 mmol/L。

（4）传染病、甲状腺功能、结缔组织全套：均无异常。

（5）凝血功能：凝血酶时间 13.9 s，D-二聚体 0.65 mg/L，其余正常。

（6）血轻链检测：游离 Lambda 轻链 192.5 mg/L，游离 Kappa 轻链 40.20 mg/L，游离轻链比值 0.21，游离轻链差值 152.30。

（7）尿液轻链：尿总 Kappa 轻链 112.0 mg/L，尿总 Lambda 轻链 149.0 mg/L，尿游离 Kappa 轻链 327.5 mg/L，尿游离 Lambda 轻链 235.0 mg/L，尿游离 Kappa/尿游离 Lambda 1.39。

（8）血清蛋白电泳：血清免疫球蛋白 IgA 3.69 g/L。血清免疫球蛋白 IgG 12.2 g/L，血清免疫球蛋白 IgM 0.95 g/L，M 蛋白 10.8 g/L。

（9）免疫固定电泳：IgG Lambda 型并 IgA Lambda 型伴随 Lambda 游离轻链型。

（10）尿 M 蛋白：24 h 尿 M 蛋白含量 0.42 g。

（11）尿本周蛋白：Lambda 阳性。

（12）骨髓涂片：①骨髓增生尚活跃，粒：红=27.5：1。②粒系增生活跃，中性晚幼粒细胞比值减低.中性分叶核粒细胞比值增高，粒细胞形态大致正常。可见嗜酸性粒细胞。③红系增生减低，2%。成熟红细胞呈明显"串钱状"排列，血红蛋白充盈可。④淋巴细胞比值正常，形态正常。⑤浆细胞占23%，幼浆细胞占13%。

（13）流式细胞检测术：CD45⁻CD38⁺浆细胞（B 门）占有核细胞 3.0%，高表达 CD138、CD38、CD56、CD27、CD117、cLambda，不表达 CD19、CD20、CD28、CD81、CD10、CD25、CD33、cKappa，提示为异常克隆性浆细胞。

（14）FISH：*RB*1（13q14）、*P*53（17p13.1）、*D13S*319（13q14.3）基因缺失阴性、*IGH*（14q32）基因易位阴性、1q21 基因扩增阴性。

（15）染色体核型：46，XY[10]。

（16）MRI：①双侧下颌骨、斜坡、双侧肋骨、脊柱、胸骨、双侧锁骨、双侧肩胛骨、双侧肱骨干上段、骨盆诸骨、双侧股骨异常信号，考虑弥漫性伴局灶性浸润，建议结合临床并动态复查。②右侧胸壁、双侧肋骨、部分椎体及附件区局部形成软组织包块，考虑髓外浸润可能，建议结合临床并动态复查。③颈腰椎体部分椎体变扁，考虑压缩性骨折。④肝囊肿。⑤胸、腰椎区可见磁敏感伪影，考虑术后改变。

（17）CT：①双肺胸膜下少许炎症，以双肺下叶为著。②左肺上叶胸膜下肺大疱。③双侧胸膜腔少量积液；双侧胸膜肥厚。④经皮椎弓根钉内固定术改变，请结合临床。⑤骨质多发密度异常，符合骨髓瘤表现，并两侧肋骨多发病理性骨折。⑥所示右侧第7前肋软组织密度团块。

（18）心电图：正常范围心电图。

（19）彩超：①肝囊肿。②二尖瓣轻度关闭不全，左室舒张功能下降。

2. 思维引导　按照《中国多发性骨髓瘤诊治指南（2022 年修订）》所提出诊断标准，活动性骨髓瘤（aMM）诊断标准：骨髓单克隆浆细胞比例≥10% 和/或组织活检证明为浆细胞瘤，且有 SLiM CRAB 特征之一。CRAB：血钙增高、肾功能不全、贫血及骨病。SLiM［S］骨髓单克隆浆细胞比例≥60%；［Li］受累/非受累血清游离轻链比≥100（受累轻链数值至少≥100 mg/L）；［M］MRI 检测有>1 处 5 mm 以上局灶性骨质破坏。双克隆型骨髓瘤：较为罕见，仅占 1%，表现出两种不同的单克隆蛋白，包括不同重链、不同轻链等表现。

患者 57 岁，男性，全身多发骨质破坏，肾功能不全，M 蛋白 10.8 g/L。骨髓穿刺结果提示浆细胞占 23%，幼浆细胞占 13%。MRI 提示多处骨质异常信号。综上所述患者多发性骨髓瘤诊断明确。一般而言，自体造血干细胞移植（auto-HSCT）在 65 岁以下且无严重脏器功能障碍的患者中进行，但 auto-HSCT 的年龄上限在国际上逐渐放宽。>65 岁的体能状态佳（fit）的 MM 患者实施 auto-HSCT 也可使 PFS 和 OS 获益，且未显著增加移植相关死亡率。但对于有合并症的 MM 患者，接受 auto-HSCT 有增加移植不良反应和相关死亡率的风险，因此，65 岁以上 MM 患者实施 auto-HSCT 应在经验丰富的治疗团队进行仔细的体能状态评估后，在评分为 fit 的患者中进行。对此患者进行评估后，可对其在后期进行自体造血干细胞移植。

（四）初步诊断

根据 mSMART 3.0 分层系统对患者进行危险分层，高危：存在下列高危细胞遗传学异常之一：t(4;14)、t(14;16)、t(14;20)、del(17p)、*P53* 突变、1q 扩增、R-ISS 分期为Ⅲ期，S 期（增殖期）浆细胞高比例，GEP：高危基因表达谱标志。标危：所有其他类型，包括三倍体、t(11;14)、t(6;14)。

分析上述病史、查体、辅助检查结果，支持以下诊断：①多发性骨髓瘤 IgG Lambda 型并 IgA Lambda 型伴随 Lambda 游离轻链型（DS 分期Ⅲ B 组，ISS 评分Ⅰ期，R-ISS 分期Ⅰ期，mSMART 评分标危）。②高血压 2 级。③胸椎骨折内固定术后。

二、治疗经过

（一）初步治疗

1. 治疗过程

（1）RVd 方案诱导化疗：硼替佐米 1.3 mg/m^2，第 1、4、8、11 天，皮下注射；地塞米松 20 mg/d，第 1、2、4、5、8、9、11、12 天，静脉滴注；来那度胺 10 mg/d，第 1～21 天，口服。

（2）保护骨质：伊班膦酸钠注射液 6 mg 静脉滴注。

（3）预防病毒感染：喷昔洛韦 0.25 g q12h 静脉滴注。

（4）水化、碱化、降尿酸、维持水电解质平衡：碳酸氢钠林格注射液、非布司他等药物应用。

（5）预防血栓形成：阿司匹林药物口服。

（6）改善肾损伤：百令胶囊、海昆肾喜胶囊等药物口服治疗。

2. 思维引导　患者多发性骨髓瘤诊断明确，此病好发于中老年群体，虽然新药的应用延长了多发性骨髓瘤患者的预后，但新药时代老年患者获益并不明显。20%～50%患者在初诊或在病程的不同时期会发生肾损伤，约 50%患者经治疗肾功能可完全逆转；其余可能演化成不同程度的肾功能不全，2%～12%需要肾脏替代治疗。本患者肾脏损伤情况并不严重，尿量正常，电解质正常，心功能正常，可以首先选择治疗原发病。

治疗效果

1. 症状　骨痛症状明显减轻，恶心、食欲缺乏症状消失。

2. 查体　轻度贫血貌。右侧肋缘下及腰背部出现大片沿神经呈带状分布的水疱，疱液澄清，外周伴红晕，伴皮损处明显神经痛，部分水疱破溃，全身浅表淋巴结未触及。胸骨、脊柱多个棘突压痛较前缓解，活动受限较前减轻；双肺呼吸音清，未闻及干、湿啰音。肝脾未触及。

3. 辅助检查

(1)血常规+外周血细胞形态分类：白细胞6.4×10^9/L，红细胞2.30×10^{12}/L，血红蛋白100 g/L，血小板220×10^9/L，中性粒细胞绝对值4.92×10^9/L。外周血细胞分类：中性杆状核细胞2%，中性分叶54%，淋巴细胞38%，单核细胞6%。

(2)炎症指标：CRP 9.02 mg/L，降钙素原1.040 ng/mL。

(3)凝血功能：D-二聚体(DDU)0.54 mg/L，考虑为患者胸椎骨折内固定术后所致反应性升高，给予阿司匹林口服抗凝治疗，监测患者双下肢有无疼痛、肿胀、浅静脉曲张等临床表现，嘱患者在床上主动屈伸下肢作跖屈和背屈运动预防深静脉血栓形成，并给予弹力袜等机械性预防措施应用。

(4)病毒全套：疱疹病毒IgG抗体阳性、IgM抗体阳性。

(二)病情变化

化疗后患者恶心、食欲缺乏症状消失，泡沫尿减少；骨痛明显减轻，活动受限减轻。但化疗结束1周后患者出现右侧肋缘下及腰背部出现大片沿神经呈带状分布的水疱，疱液澄清，外周伴红晕，部分水疱破溃，疼痛明显；伴低热，体温波动在37.5~38.0 ℃，无寒战、咳嗽、咳痰等症状。

1. 患者病情变化的可能原因及应对　带状疱疹病毒感染？完善血培养、炎症指标、病毒检查、胸部CT，动态监测血常规、凝血功能，给予喷昔洛韦抗病毒，神经妥乐平肌内注射，甲钴胺口服营养神经，同时给予更昔洛韦凝胶及软膏外用涂于患处。

辅助化验及检查结果

(1)血常规：白细胞5.52×10^9/L，红细胞2.84×10^{12}/L，血红蛋白106 g/L，血小板134×10^9/L，中性粒细胞绝对值4.73×10^9/L。

(2)电解质：钾3.74 mmol/L，钙2.02 mmol/L。

(3)凝血功能：正常。

(4)病毒结果：疱疹病毒IgG抗体阳性、IgM抗体阴性。

(5)炎症指标：CRP 5.50 mg/L，降钙素原0.04 ng/mL。

(6)CT：①双肺少许炎症，较前变化不大。②左肺上叶肺大疱。③双侧胸膜肥厚，较前略好转。④经皮椎弓根钉内固定术改变。⑤骨质多发密度异常，符合骨髓瘤表现，并两侧肋骨多发病理性骨折，较前变化不大。

2. 思维引导　患者初诊为多发性骨髓瘤，给予患者RVd方案化疗，化疗结束一周后患者出现右侧肋缘下及腰背部出现大片沿神经呈带状分布的水疱，疱液澄清，外周伴红晕，部分水疱破溃，疼痛明显；伴低热，体温波动在37.5~38 ℃，无寒战、咳嗽、咳痰等症状。多发性骨髓瘤患者，化疗后免疫力下降，易合并病毒感染，疱疹病毒是常见的病毒感染之一，患者病毒全套结果提示人类疱疹病毒

IgM 抗体阳性,且患者大面积带状疱疹伴疼痛,给予抗病毒及营养神经治疗,由于患者疱疹面积较大,部分疱疹破溃化脓,引起发热,炎症指标 PCT 升高,同时需要给予抗细菌治疗。

治疗 4 周后

1. 症状   恶心、食欲缺乏症状消失,泡沫尿消失。脊柱多个棘突压痛较前缓解,活动正常;疱疹情况较前好转,未有其他不适症状。

2. 查体   轻度贫血貌,全身皮肤无出血点,右侧胸部疱疹结痂,部分有褐色色素沉着。双飞呼吸音清,未闻及干、湿啰音。心率 80 次/min,律齐,各瓣膜听诊区未闻及杂音,无心包摩擦音。腹平坦,肝脾肋下未触及。

3. 辅助检查

(1)血常规:白细胞 4.15×10^9/L,红细胞 3.23×10^{12}/L,血红蛋白 105 g/L,血小板 217×10^9/L,中性粒细胞绝对值 3.20×10^9/L。

(2)凝血功能:正常。

(3)肝肾功能:尿素 4.67 mmol/L,肌酐 132 μmol/L,尿酸 320 μmol/L,尿素氮 12.54 mmol/L。肾小球滤过率 48.7 mL/min。天冬氨酸转氨酶 38 U/L,丙氨酸转氨酶 34 U/L,白蛋白 43.3 g/L,LDH 220 U/L。钾 4.5 mmol/L,钙 2.1 mmol/L,钠 140 mmol/L。

(4)血清蛋白电泳:M 蛋白 2.8 g/L。

(5)血清游离轻链:游离 Lambda 轻链 35.2 mg/L,游离 Kappa 轻链 25.3 mg/L,游离轻链比值 0.71。

三、思考与讨论

多发性骨髓瘤(MM)是浆细胞异常增生并分泌单克隆免疫球蛋白及其片段(M 蛋白),进而引发相关组织及器官损伤的一种血液系统恶性肿瘤,严重威胁人类健康,影响生活质量。其临床表现复杂多样,而多发性骨髓瘤骨病(MBD)是其进展的重要临床表现。MBD 是指由 MM 细胞所致的骨破坏病变,临床表现上表现为骨质疏松、高钙血症、溶骨性破坏,以及病理性骨折等。骨病是 MM 最常见的并发症之一,超过 90% 的 MM 患者在疾病过程中进行影像学检查,往往显示有不同程度的骨病变。多发性骨髓瘤骨病的治疗包括抗骨髓瘤药物、骨靶向药物治疗、局部放疗、手术治疗,以及镇痛等措施。多发性骨髓瘤合并肾损伤发生率高,预后差。肾损伤的骨髓瘤患者需要快速有效地减轻肿瘤负担以实现肾脏恢复,这与患者的预后相关。尽早启动抗骨髓瘤药物治疗,特别在新药时代,可有效改善肾功能,延长患者生存。抗骨髓瘤治疗后,肾功能改善预示着更好的生存。以硼替佐米为基础的治疗方案仍是治疗多发性骨髓瘤肾功能损伤的基石,肾损伤逆转率高,肾缓解速度更快。来那度胺联合地塞米松能够在大部分的肾损伤患者中改善预后,在轻中度肾损害患者中效果更明显。严重急性肾损伤和终末期肾衰竭进行血液净化治疗:血浆置换、普通血液透析、高通量透析等。治疗过程中需密切关注肾功能情况,肾功能好转后可调整治疗方案和药物用量。对于多发性骨髓瘤伴肾损伤的初始防治,指南治疗建议为:①抗骨髓瘤治疗同时开始水化治疗,3 L/d 或约 2 L/(m^2·d)。②高钙血症时,双膦酸盐可降低钙水平,但帕米膦酸盐和唑来膦酸均不应用于重度肾损伤患者。③对于伴有肾损伤的骨髓瘤患者,避免使用肾毒性药物,如氨基糖苷类抗生素、呋塞米和造影剂。在使用来那度胺是要需按照肾功能状况确定来那度胺的起始剂:①肾功能正常至轻度肾功能不全(肌酐清除率≥60 mL/min),来那度胺 25 mg/d,第 1~21 天,口服,每 28 天为一周期;②中度肾功能不全(肌酐清除率≥30 mL/min,但<60 mL/min)来那度胺:10 mg/d,第 1~21 天,口

服,第 28 天为一周期。③重度肾功能不全(肌酐清除率<30 mL/min,不需要透析),来那度胺:15 mg/d,隔日(即第 1、3、5、7、9、11、13、15、17、19 和 21 天)口服,每 28 天为一周期,治疗 3 周;④重度肾功能不全(肌酐清除率<30 mL/min,需要透析的终末期肾病(ESRD),来那度胺:5 mg/d,第 1 ~ 21 天,口服,每 28 天为一周期。透析治疗当日,应透析结束后口服。

四、练习题

1. 多发性骨髓瘤的诊断标准是什么?
2. 多发性骨髓瘤的疗效评价标准是什么?
3. 多发性骨髓瘤伴肾损伤的治疗原则是什么?

五、推荐阅读

[1]中华医学会血液学分会. 中国多发性骨髓瘤自体造血干细胞移植指南(2021 年版)[J]. 中华血液学杂志,2021,42(5):353-357.

[2]彭彰婧,杨亦彬. 多发性骨髓瘤肾病的诊治进展[J]. 医学综述,2020,26(2):291-295.

(王 冲 郭树霞)

案例 22　多发性骨髓瘤伴骨质破坏

一、病历资料

(一)门诊接诊

1. 主诉　腰痛 2 年余,加重 6 个月,左髋部剧烈疼痛 1 d。

2. 问诊重点　腰痛,进行性加重是多发性骨髓瘤常见症状,患者慢性发病,问诊时应注意 2 年余的病程中,主要症状及伴随症状特点、疾病演变过程、诊治方法、治疗效果等。突然出现左髋部剧烈疼痛并左下肢活动受限,考虑骨折可能,注意问诊骨折有无诱因,有无骨折引起出血等相关表现。多部位疼痛,可以考虑多发性骨髓瘤,还要警惕转移癌可能,进行初步鉴别。

3. 问诊内容

(1)诱发因素:有无活动、外伤等诱发因素。

(2)主要症状:患者以腰痛为主诉就诊,呈进行性加重趋势,引起腰痛进行性疼痛加重的常见病因有腰椎间盘局部病变、腰肌劳损、骨质疏松等疾病,要注意询问患者腰痛发作的时间,有无诱因,做的相关辅助检查,采用何种治疗手段,效果如何。患者 1 d 前出现左髋部剧烈疼痛的诱因,因患者发生多部位疼痛,考虑多发骨质破坏,要重点考虑全身性疾病引起的多发骨质破坏,引起多发骨质破坏常见的疾病有多发性骨髓瘤、骨转移癌、甲状旁腺功能亢进和骨质疏松等,应重点对这几种疾病进行问诊鉴别。注意问诊引起骨转移癌的常见肿瘤,如乳腺与妇科肿瘤、消化道肿瘤和呼吸道肿瘤相关症状,还要注意询问有无贫血、肾损伤等相关表现,如乏力、困倦、小便泡沫增多等症状。

(3)伴随症状:腰痛是否有神经压迫症状,如下肢放射性疼痛、一过性活动障碍等,如有压迫症状考虑神经受压或者侵犯;尿量是否正常,是否有泡沫尿,伴有泡沫尿增多或者尿量减少可能为肾损伤所致;如有乏力、困倦、心悸等表现要考虑贫血或高钙血症所致;是否有咳嗽、咯血,消化道梗阻、便血，乳腺肿物、妇科出血等原发肿瘤的临床表现，常见上述实体肿瘤晚期均可引起骨转移导致多发骨质破坏。

（4）诊治经过：采取的检查方法，作何诊断，是否进行治疗，治疗所用药物和治疗方法、具体剂量和疗程、效果如何。

（5）既往史：老年患者大多有多种基础疾病，如患者既往有高血压、糖尿病时晚期可出现水肿、尿蛋白增多等肾病表现，伴有肾性贫血也可出现乏力、心悸等表现，长期骨质疏松可引起低钙血症，导致手足搐搦等表现，严重者也会导致病理性骨折发生。

（6）个人史：长期从事重体力劳动可能引起腰椎间盘突出和腰肌劳损等疾病，呼吸道肿瘤和长期抽烟可能有关系，消化道肿瘤与长期饮酒可能相关，宫颈 HPV 感染可能会引起宫颈癌等。

（7）家族史：如多发性骨髓瘤、乳腺与妇科肿瘤、消化道肿瘤和呼吸道肿瘤等有家族遗传倾向。

问诊结果

患者中年女性，事业单位职工，无长期重体力劳动史，无呼吸道疾病、慢性肾脏疾病、高血压、糖尿病、冠心病等病史，无烟酒等不良嗜好。患者 2 年余前活动后出现腰痛，未在意，后腰痛反复发作，活动后明显加重，至附近医院就诊，考虑腰肌劳损，给予局部按摩、针灸等康复理疗处理后症状有所缓解，但仍然反复发作。半年前疼痛加重，再次至当地医院就诊，行 X 线检查提示腰 2、3 椎体压缩性骨折，建议患者手术，但患者拒绝，自行卧床休息，疼痛有所减轻。1 d 前下楼梯时出现左髋部剧烈疼痛，同时左下肢活动受限，卧床休息未缓解，今为进一步治疗来诊。

---

4. 思维引导　患者反复腰痛 2 年余，活动后加重，给予局部按摩、针灸等康复理疗处理后症状有所缓解，但仍然反复发作，不符合腰肌劳损疾病特点。发作期间没有下肢疼痛、麻木，如坐骨神经痛，则会出现臀部、下肢后侧或外侧、足部出现疼痛、麻木等表现，严重者可引起大小便功能障碍等表现。半年前疼痛加重时于当地医院就诊，行 X 线检查提示腰 2、3 椎体压缩性骨折，患者无明确外伤史，椎体压缩性骨折多考虑病理性骨折，应考虑骨结核可能，也不排除骨转移癌。骨结核多由肺结核继发，患者无低热盗汗、乏力、食欲缺乏等结核中毒症状，注意放射线检查，结核病变多为肺尖后段、下叶背段，痰查结核菌可证实；骨转移癌最常见的发病部位为脊柱、骨盆、肋骨和肢体的近端，多由乳腺癌、肺癌、宫颈癌及消化道肿瘤晚期多发转移所致，往往有相应原发实体肿瘤的临床表现，但有少数患者以骨转移癌起病，原发肿瘤表现并不明显。但该患者未行进一步检查，自行休息未见明显减轻，并且再次出现左髋部剧烈疼痛，活动受限，考虑股骨颈病理性骨折可能。患者半年内反复出现了骨破坏，即使没有癌症病史，也要优先考虑多发性骨髓瘤和转移癌。重点进行多发性骨髓瘤相关临床表现的问诊和引起骨转移癌常见肿瘤的原发表现询问，关注有无贫血、泡沫尿等相关临床表现，以及有无肿瘤性疾病家族史。

（二）体格检查

1. 重点检查内容及目的　患者多发骨质破坏，考虑多发性骨髓瘤和转移癌可能性大，应注意有无其他骨质破坏相关表现，如肋骨、骨盆、胸椎等部位，有无胸廓、胸廓挤压痛和胸椎叩击痛等。贫血相关体征，如口唇、睑结膜苍白，重度贫血可听到心脏杂音；肝、脾淀粉样变性可引起肝脾体积增大，要注意肝脾触诊，还要注意乳腺癌、肺癌、宫颈癌及消化道肿瘤等引起骨转移癌的原发实体肿瘤相关系统查体，如乳腺触诊，肺部听诊异常呼吸音等。

体格检查结果

T 36.3 ℃,P 82 次/min,R 20 次/min,BP 120/85 mmHg

神志清,痛苦面容,强迫卧位,口唇及睑结膜无苍白,浅表淋巴结未触及肿大。气管居中,胸廓对称,无胸廓挤压痛,胸骨无压痛及叩击痛,呼吸运动正常,双肺叩诊清音,双肺听诊呼吸音清晰,未闻及干、湿啰音及胸膜摩擦音。心界不大,心率 82 次/min,律齐,各瓣膜听诊区未闻及病理性杂音。腹软,无压痛及反跳痛,肝脾肋下未触及,移动性浊音阴性。左髋部轻度肿胀,腰椎叩击痛阳性,左髋部叩击痛阳性,左下肢 40°外旋畸形,轻度屈髋屈膝,活动障碍。双下肢无水肿。

2.思维引导 患者反复腰痛 2 年余,活动后加重,给予局部按摩、针灸等康复理疗处理后症状有所缓解,但仍然反复发作,半年前疼痛加重时于当地医院就诊,行 X 线检查提示腰 2、3 椎体压缩性骨折,患者无明确外伤史,椎体压缩性骨折多考虑病理性骨折,1 d 前再次出现左髋部剧烈疼痛,活动受限,结合查体结果,左髋部轻度肿胀,腰椎叩击痛阳性,左髋部叩击痛阳性,左下肢 40°外旋畸形,轻度屈髋屈膝,活动障碍,考虑股骨颈病理性骨折可能。患者半年内发生了多处病理性骨折,考虑多发骨质破坏所致,最常见的原因为多发性骨髓瘤和骨转移癌,进一步的检查应行左侧髋关节正侧位 X 线和左髋关节 MRI 检查,了解局部情况,全身长骨 X 线、脊柱的 MRI 平扫,躯干骨的 CT 扫描都可以考虑,了解全身骨骼情况。血常规和肝肾功能、心肌酶谱等生化检查是必须的,为排除实体瘤引起多发骨转移,可以进行肿瘤标志物检测,全身 PET/CT 扫描有助于了解原发肿瘤情况及全身骨破坏情况,血清蛋白电泳、免疫固定电泳、尿本周氏蛋白定性检测及血尿游离轻链检测有助于多发性骨髓瘤的诊断,如果有异常检查结果提示多发性骨髓瘤,骨髓穿刺检查则是必要的。

(三)辅助检查

1. 主要内容及目的

(1)血常规、肝肾功能、电解质、免疫球蛋白定量、β_2 微球蛋白:了解有无贫血、是否有肝肾功能的损害、高钙血症、免疫球蛋白等情况。

(2)心肌酶谱、急性心肌损伤标志物、脑利尿钠肽(BNP)、肿瘤标志物检测:通过心肌酶学改变、BNP 水平协助判断心脏淀粉样变性线索及有无原发实体肿瘤倾向。

(3)血清蛋白电泳、免疫固定电泳(加做 IgD、IgE)及血、尿游离轻链检测:查单克隆免疫球蛋白,明确多发性骨髓瘤诊断及亚型鉴别。

(4)全脊柱 MRI 检查、左髋关节正侧位 X 线、左髋关节 MRI 检查:了解脊椎及左髋关节病变情况,查找骨破坏病灶及鉴别原发肿瘤情况。

(5)全身 PET/CT 检查:了解全身骨破坏情况及鉴别原发肿瘤。

(6)心电图:明确是否有心肌缺血、心律失常等。

(7)心脏、肝胆胰脾肾彩超检查:了解心脏大小、心脏内部结构、室间隔厚度及射血分数等情况,了解肝脾大小、肾大小及结构。

(8)骨髓穿刺行骨髓细胞形态学、流式细胞术、染色体、FISH 和基因检测:了解骨髓增生情况,浆细胞比例、单克隆浆细胞比例、细胞遗传学异常、基因突变等信息,对多发性骨髓瘤诊断及预后做出精准分层。

辅助化验及检查结果

（1）血常规：白细胞 $3.78×10^9$/L，红细胞 $4.28×10^9$/L，血红蛋白 114 g/L，血小板 $223×10^9$/L。

（2）肝肾功能、$β_2$ 微球蛋白、电解质：碱性磷酸酶 70 U/L，白蛋白 32.6 g/L，球蛋白 43.8 g/L，乳酸脱氢酶 118 U/L，血尿素氮 4.3 mmol/L，肌酐 42 μmol/L，未测定阴离子 380 μmol/L，$β_2$-MG 4.51 mg/L，Ca^{2+} 2.59 mmol/L。

（3）心肌酶谱、急性心肌损伤标志物、脑利尿钠肽：乳酸脱氢酶 267 U/L，肌酸激酶 53 IU/L，肌酸激酶同工酶 23 U/L，心肌肌钙蛋白 T 0.01 ng/mL，心肌肌钙蛋白 I 0.04 ng/mL，肌红蛋白 10.74 ng/mL，脑利尿钠肽 76.07 pg/mL。

（4）血清免疫球蛋白定量：IgG 3 240 mg/dL，IgA 39.4 mg/dL，IgM 27.4 mg/dL，κ 9.67 g/L，λ 0.31 g/L。

（5）血清蛋白电泳、免疫固定电泳：γ 区可见 M 蛋白，占 23.2%，IgG、κ 单克隆免疫球蛋白阳性。

（6）肿瘤标志物：未发现异常。

（7）心电图：未见明显异常。

（8）全身 PET/CT：①胸骨、双侧多发肋骨、多发椎骨及骨盆诸骨等全身多发骨骼呈溶骨性骨质破坏，代谢不均匀增高，考虑多发骨恶性病变，请结合临床；②右侧第 5、6 肋局部走行欠自然，代谢未见异常，陈旧性外伤后改变可能性大，"L_2、L_3 椎体压缩性骨折"改变；③"左侧股骨头骨折"改变。

（9）心脏、肝胆胰脾、肾脏彩超检查示左心房前后径 31 mm，右心房内径 31 mm×42 mm，右心室内径 19 mm，左心室内径 48 mm，室间隔厚度 9 mm，EF 68%；二尖瓣、三尖瓣少量反流，左室舒张功能减退。肾超声及肝胆胰脾超声未见明显异常。

（10）骨髓细胞形态学：骨髓有核细胞增生活跃，淋巴细胞比例减低，形态大致正常，单核细胞比例、形态大致正常，浆细胞占 32.8%，形态未见明显异常。

（11）流式细胞术：可见异常单克隆浆细胞群，约占 11.69%，表达 CD38、CD138、CD56、cKappa，不表达 CD19、CD20、CD45、CD81、CD117、CD200、cLambda。

（12）常规染色体核型分析：未见异常。

（13）FISH 检测：P53 缺失阳性信号。

（14）多发性骨髓瘤相关基因检测：未见异常。

2.思维引导　患者中年女性，慢性起病，患者反复腰痛 2 年余，行 X 线检查提示腰 2、3 椎体压缩性骨折，左髋部疼痛，左髋关节 X 线检查提示左侧股骨头骨折，血钙水平 2.59 mmol/L，校正血清钙 2.775 mmol/L，肝功能检查提示球蛋白升高，血清免疫球蛋白定量示 IgG、κ 水平升高，血清蛋白电泳可见单克隆免疫球蛋白，免疫固定电泳示 IgG、κ 阳性，骨髓细胞学检查发现成熟浆细胞比例 32.8%，外周血涂片未见浆细胞，流式细胞学检测发现单克隆浆细胞，比例占 11.69%，常规染色体核型分析未见异常，FISH 检测提示 P53（+），RB1（-），D13S319（-），IGH（-），1Q21（-）。多发性骨髓瘤二代测序未发现异常基因。全身 PET/CT 示胸骨、双侧多发肋骨、多发椎骨及骨盆等全身多发骨骼呈溶骨性骨质破坏，代谢不均匀增高，考虑多发骨恶性病变。妇科肿瘤、呼吸系统及消化道肿瘤标志物检测均为阴性，结合患者多发骨质破坏及病理性骨折，综上所述考虑多发性骨髓瘤 IgG Kappa 型 DS 分期Ⅲ期 A 组，ISS 分期Ⅱ期，P53 缺失，RISS 分期Ⅱ期。根据 Mayo 骨髓瘤分层及风险调整治疗分层系统（mSMART）存在下列高危细胞遗传学异常之一：t（4；14）（t 14；16）、（t 14；20）、 del(17p)、p53 突变、1q 扩增遗传学异常，R-ISS 分期为Ⅲ期，S 期(增殖期)浆细胞高比例。GEP：基因表达谱高危标志。该患者 FISH 检测发现 P53 缺失，故将该患者分为高危组。

(四)初步诊断

分析上述病史、查体、实验室检查结果，支持以下诊断：①多发性骨髓瘤 IgG Kappa 型 DS 分期Ⅲ A 期，ISS 分期Ⅱ期，R-ISS 分期：Ⅱ期，伴 P53 缺失，mSMART 分层：高危组。②腰椎 2、3 椎体压缩性骨折。③左侧股骨头骨折。

二、治疗经过

1. 治疗过程

(1)外科治疗：患者存在腰椎及左侧股骨头骨折，请骨外科评估手术指征，先行外科手术治疗，同时取局部骨组织活检，进一步查找骨折原因。

(2)原发病治疗：患者符合活动性多发性骨髓瘤诊断标准，多发性骨髓瘤诊断明确，具有多发骨破坏、高钙血症靶器官损害证据，可以启动治疗，根据《中国多发性骨髓瘤诊治指南(2022 年修订)》中新诊断多发性骨髓瘤的治疗推荐，对于年龄≤70 岁，体能状况好，或虽然>70 岁，但经全身体能状态评分良好的患者，经有效的诱导治疗后应将自体造血干细胞移植作为首选。拟行 auto-HSCT 的患者，在选择诱导治疗方案时需避免选择对造血干细胞有毒性的药物，含来那度胺的疗程数应不超过 4 个疗程，尽可能避免使用烷化剂，以免随后的干细胞动员采集失败和/或造血重建延迟。目前诱导多以蛋白酶体抑制剂联合免疫调节剂及地塞米松的三药联合方案为主，三药联合优于二药联合方案，加入达雷妥尤单抗的四药联合方案可达到更好的诱导后疗效，尤其 MRD 转阴率，但目前在中国尚未批准为初诊适于移植多发性骨髓瘤患者的一线治疗。该患者中年女性，年龄<70 岁，故在设计方案的时候要将 auto-HSCT 考虑在患者的全程管理范围内，由于患者存在多处骨折，活动不便，体质有待进一步恢复，首次诱导方案可选择蛋白酶体抑制剂联合免疫调节剂及地塞米松的三药联合方案，如硼替佐米+来那度胺+地塞米松方案(VRD 方案)，为减少周围神经病变发生率，硼替佐米可皮下使用。该患者年龄<65 岁，诱导治疗后早期序贯 auto-HSCT，auto-HSCT 前需进行干细胞的动员，动员方案可用大剂量环磷酰胺联合粒细胞集落刺激因子，必要时联用普乐沙福(CXCR4 拮抗剂)，auto-HSCT 所需 CD34$^+$细胞数建议≥2×10^6/kg，理想细胞数是 5×10^6/kg。

(3)水化、利尿、纠正高钙血症、维持水电解质平衡：患者新诊断多发性骨髓瘤，肿瘤负荷多数较大，高钙血症，可以给予碱化、水化、利尿剂、双膦酸盐类药物、降钙素、糖皮质激素等药物应用，利尿剂可采用呋塞米或托拉塞米等强利尿剂，作用于肾小管髓袢升支粗段，抑制钠和钙的重吸收，促进尿钙排泄。双膦酸盐药物可以抑制破骨细胞对骨小梁的溶解和破坏，降低高钙血症，减少骨事件的发生，应用的时候注意肾功能情况，对伴有肾功能异常的患者慎重应用，可以选择对肾功能影响较小的因卡膦酸二钠针，但也要依据肌酐清除率调整剂量。降钙素可以直接作抑制破骨细胞骨吸收，同时减少肾小管钙的重吸收，增加尿钙排泄，降低血钙水平。糖皮质激素可以通过多种途径达到降低血钙的目的，如抑制肠钙吸收，增加尿钙排泄等。

治疗效果

1. **症状**　2 周期后患者疼痛症状明显减轻，但手指及脚趾麻木明显，伴针刺样疼痛，精细动作功能障碍，并有腹胀。

2. **查体**　胸廓对称，无胸廓挤压痛，胸骨无压痛及叩击痛，呼吸运动正常，双肺叩诊清音，双肺听诊呼吸音清晰，未闻及干、湿啰音及胸膜摩擦音，心界不大，心率 87 次/min，律齐，各瓣膜听诊区未闻及病理性杂音,腹平坦,无压痛及反跳痛,肝脾肋下未触及,叩诊鼓音,移动性浊音阴性,听诊肠鸣音弱,左髋部外侧可见一长约10.0 cm手术切口,已拆线,愈合好,腰椎叩击痛阳性,左下肢活动正常,双下肢无水肿,其余查体正常。

3. 辅助检查

(1)血常规:白细胞 $3.57×10^9$/L,红细胞 $4.17×10^9$/L,血红蛋白 127 g/L,血小板 $273×10^9$/L。

(2)肝肾功能:碱性磷酸酶 59 U/L,白蛋白 48.2 g/L,球蛋白 28.5 g/L,乳酸脱氢酶 137 U/L,血尿素氮 5.4 mmol/L,肌酐 62 μmol/L,未测定阴离子 119 μmol/L,$β_2$-MG 2.17 mg/L,Ca 2.26 mmol/L。

(3)心肌酶谱、急性心肌损伤标志物:乳酸脱氢酶 137 U/L,肌酸激酶 19 U/L,肌酸激酶同工酶 14 U/L,心肌肌钙蛋白 T 0.04 ng/mL,心肌肌钙蛋白 I 0.02 ng/mL,肌红蛋白 8.38 ng/mL,脑利尿钠肽 71.18 pg/mL。

(4)血清免疫球蛋白定量:IgG 2 183 mg/dL,IgA 41.7 mg/dL,IgM 125.1 mg/dL,κ 5.65 g/L,λ 0.43 g/L。

(5)血清蛋白电泳、免疫固定电泳:γ区可见M蛋白,占 8.2%,IgG、κ单克隆免疫球蛋白阳性。

(6)骨髓细胞形态学:骨髓有核细胞增生活跃,淋巴细胞比例减低,形态大致正常,单核细胞比例、形态大致正常,浆细胞占 6.5%,形态未见明显异常。

(7)流式细胞术:共获取有核细胞 500 000 个,其中 CD38+、CD138+、CD56+、cKappa+、cLambda-、CD19-、CD20-、CD45-异常浆细胞占 1.67%。

(8)四肢肌电图检查:MAUP波时限增宽(20%),波幅增高,多相波百分比增高,神经轻度传导阻滞。

2. 思维引导　患者初诊多发性骨髓瘤,经 VRD 方案诱导治疗,用药过程中出现四肢末端麻木表现,腹胀明显,结合肌电图检查,考虑硼替佐米引起的周围神经损伤,患者达到 2 级周围神经病变标准,建议在以后的治疗中暂时停用硼替佐米,可更换为神经毒性较低的其他蛋白酶体抑制剂如伊沙佐米、卡非佐米,同时可及时使用神经保护剂,尽可能修复神经病理变化,减轻周围神经损伤程度。可选择的药物包括维生素(B_1、B_6、B_{12}、甲钴胺、腺苷钴胺、叶酸)、神经妥乐平、神经生长因子、神经节苷脂等促进神经修复的药物,以及谷胱甘肽抗体氧化剂(α-硫辛酸)等。如果再次诱导出现神经病变加重的情况,就要停用蛋白酶体抑制剂应用,直至周围神经病变恢复至 2 级及以下。

患者 2 周期治疗后,疗效评估达部分缓解(PR),骨髓检查仍有浆细胞残留,后续治疗可考虑加入达雷妥尤单抗的四药联合方案可达到更好的诱导后疗效,尤其是 MRD 转阴,然后计划行 auto-HSCT。

三、思考与讨论

多发性骨髓瘤是浆细胞异常增生并分泌单克隆免疫球蛋白及其片段(M蛋白),进而引发相关组织及器官损伤的一种血液系统恶性肿瘤,严重威胁人类健康,影响生活质量。其临床表现复杂多样,而骨病是 MM 最常见的并发症之一,超过 90% 的 MM 患者进行影像学检查,显示有不同程度的骨病变。该患者即以骨痛起病,完善相关检查后诊断为 MM。经过手术治疗病理性骨折后积极治疗原发病,患者中年女性,经积极诱导治疗后早期序贯 auto-HSCT,移植后进行维持治疗,因患者存在高危因素,故可选择蛋白酶体抑制剂为基础的联合用药方案进行维持,维持治疗期间每 3 个月复查相关指标。包括血肌酐、白蛋白、乳酸脱氢酶、血清钙、$β_2$微球蛋白、血清免疫球蛋白定量、血清蛋白电泳及血免疫固定电泳、24 h尿总蛋白、尿蛋白电泳及尿免疫固定电泳,血清游离轻链有助于判断疾病进展。骨骼检查每年进行一次或在有临床症状时进行。

四、练习题

1. 多发性骨髓瘤的诊断标准是什么?

2. 多发性骨髓瘤骨病鉴别诊断有哪些?

3. 多发性骨髓瘤周围神经病变诊断标准有哪些?

4. 常用的治疗多发性骨髓瘤药物有哪些?

五、推荐阅读

[1]中国医师协会血液科医师分会,中华医学会血液学分会.中国多发性骨髓瘤诊治指南(2022年修订)[J].中华内科杂志,2022,61(5):480-487.

[2]中国临床肿瘤学会(CSCO)指南工作委员会.多发性骨髓瘤骨病临床诊疗专家共识(2021)[J].临床肿瘤学杂志,2022,27(1):65-72.

[3]中国医师协会血液科医师分会,多发性骨髓瘤专业委员会.多发性骨髓瘤周围神经病变诊疗中国专家共识(2015)[J].中华内科杂志,2015,54(9):821-824.

[4]黄晓军,黄河.血液内科学[M].2版.北京:人民卫生出版社,2014.

（林全德　郭树霞）

案例23　浆细胞白血病

一、病历资料

（一）门诊接诊

1. 主诉　间断发热伴腰部疼痛1月余。

2. 问诊重点　患者间断发热,应注意询问患者发热时间、热峰,及发热与腰痛有无关系,发热时是否伴有寒战、大汗、咳嗽、咳痰、疼痛等症状。腰部疼痛,应重点询问既往的X线、CT、MRI等影像检查结果、血常规检验结果、有无全血细胞减少相关症状、诊治经过、治疗效果等。间断发热见于多种疾病,如细菌、病毒感染,恶性肿瘤等。需要关注患者血常规是否存在异常情况。腰部疼痛是常见的症状,骨关节系统疾病和血液系统疾病均可见,应注意询问主要症状及伴随症状特点、诊治经过及治疗效果等。

3. 问诊内容

(1)诱发因素:有无受凉、劳累、外伤等诱发因素。

(2)主要症状:间断发热见于多种疾病,如细菌、病毒感染,恶性肿瘤等。需要关注患者血常规是否存在异常情况。腰痛伴发热需要询问有无尿频、尿急、尿频及有无血尿等。腰部疼痛还常见于腰椎相关疾病,如腰椎间盘突出、骨质增生、外伤等,应行MRI检查。如果发现异常情况如占位、骨质异常疏松、骨质溶骨性改变、骨折等,考虑恶性肿瘤导致,如多发性骨髓瘤,浆细胞瘤等恶性肿瘤,特别是血液系统疾病。骨髓增生异常综合征、多发性骨髓瘤及浆细胞白血病等可以隐匿慢性起病,在诱发因素影响下急性加重,而急性白血病通常急性起病。疾病的演变过程,血细胞计数有无进行性下降、能否恢复正常等。

(3)伴随症状:有无皮肤黏膜瘀点瘀斑、牙龈出血、腹痛、黑便、血尿、头痛、意识障碍等出血症状,如阵发性睡眠性血红蛋白尿症患者发作时尿液呈酱油或者浓茶色,而血小板减少引起的肉眼血尿多为鲜红色,头痛和意识障碍提示可能伴有脑出血,腹痛和黑便提示可能有上消化道出血;有无头晕、乏力、胸闷、恶心等贫血症状;有无间断发热、反复感染等白细胞减少相关症状。肝脾及淋巴结肿大等髓外浸润情况。

(4)诊治经过:做何种检验和检查,结果如何,以利于诊断和下一步检查;是否用药、用何种药,具体剂量、效果如何,以利于迅速选择药物。

(5)既往史:有无肝炎、艾滋病、结核等传染病病史。有无系统性红斑狼疮等风湿免疫系统疾病,有无甲状腺功能减退等内分泌系统疾病,均可以引起一系或者多系血细胞减少。有无外伤、手术史。有无输血史。

(6)个人史:有无药物、化学和放射性毒物接触史,可以引起再生障碍性贫血、急性白血病等血液系统疾病。

(7)家族史:先天性骨髓造血衰竭性疾病如先天性角化不良、纯红细胞再生障碍性贫血、Fanconi贫血等有家族遗传倾向。

问诊结果

患者中年男性,农民,无脑血管、心脏疾病病史,无糖尿病、甲状腺功能减退等内分泌疾病病史,无肝炎、结核、疟疾、伤寒病史,无药物、化学和放射性毒物接触史,无吸烟、饮酒史。患者于1个月前无明显诱因出现腰部疼痛,伴有发热、恶心,最高体温38.2 ℃,无尿急、尿频、尿痛及血尿等,当地医院按"腰椎间盘突出症"治疗。后症状逐渐加重,行PET/CT:①全身广泛骨质密度不均匀,部分溶骨性骨质破坏(双侧多根肋骨及L_2椎体病理性骨折),FDG代谢不均匀弥漫增高、部分呈局灶性,脾大并FDG代谢轻度弥散增高以上考虑血液系统肿瘤可能大(淋巴瘤),建议骨穿。②右第8后肋旁及T4椎体右旁胸膜多发结节状增厚,FDG代谢轻度增高,髓外造血可能,建议随访,必要时活检除外胸膜原发肿瘤。③慢性胃炎,十二指肠球炎,肝右叶钙化灶,前列腺钙化灶。未进行相关治疗。

4.思维引导   患者中年男性,既往体健,无肝病、风湿免疫系统疾病病史,无药物、化学和放射性毒物接触史,伴发热、恶心,检查PET/CT提示多发溶骨性病变,未行骨髓穿刺,考虑血液系统疾病可能性最大,需要重点鉴别多发性骨髓瘤、白血病、反应性浆细胞增多、骨转移瘤、巨球蛋白血症等血液系统疾病。多发性骨髓瘤是恶性浆细胞疾病,多发于老年,目前仍无法治愈。MM常见的症状包括骨髓瘤相关器官功能损伤的表现,即"CRAB"症状(血钙增高、肾功能损害、贫血、骨病),以及淀粉样变性等靶器官损害等相关表现。白血病患者可以表现为外周血血细胞减少,但外周血原始或幼稚细胞比例往往升高,可伴有肝脾、淋巴结肿大。骨髓增生明显活跃,原始或幼稚细胞比例大于20%。反应性浆细胞增多可由慢性炎症、结缔组织病、恶性肿瘤等引起,浆细胞一般不超过10%且无形态异常,无骨骼损害,反应性浆细胞的免疫表型为CD38$^+$、CD56$^-$,IgH基因克隆性重排阴性且不伴有M蛋白。骨转移瘤有骨痛和骨质破坏,但后者常伴有成骨过程,骨缺损周围有骨密度增加,且常伴血清碱性磷酸酶升高,与骨髓瘤的凿孔样溶骨性改变不同,骨髓涂片检查如发现成堆的癌细胞或原发病灶,有助于鉴别。巨球蛋白血症因骨髓中浆细胞样淋巴细胞克隆性增生所致,M蛋白为IgM,无骨质破坏,与IgM型多发性骨髓瘤不同。

（二）体格检查

1. 重点检查内容及目的　患者血液系统疾病可能性大,应注意有无淋巴结、肝脾肿大,有无胸骨压痛,全身皮肤黏膜有无瘀点、瘀斑、黄染、皮疹、苍白,有无髓系肉瘤、皮肤浸润等。此外,还应注意既往有无血液系统疾病、恶性肿瘤等。

体格检查结果

T 36.6 ℃,P 80 次/min,R 20 次/min,BP 120/78 mmHg

贫血面容,全身皮肤无黄染、出血点及瘀斑,双侧颈部、锁骨上、锁骨下、腋窝、腹股沟未及肿大淋巴结,胸骨无压痛,双肺呼吸音粗,未闻及干、湿啰音,心率 80 次/min,律齐,心脉率一致,各瓣膜听诊区未闻及杂音,无心包摩擦音。腹部柔软,无触痛、压痛及反跳痛,肝肋下未触及,脾肋下可触及。脊柱四肢无畸形,脊柱活动时伴疼痛,受限,关节无红肿。双下肢无水肿。

2. 思维引导　患者间断发热,脾可触及肿大,需进一步行实验室检查,血常规+网织红细胞计数+外周血细胞形态分类、尿常规、凝血功能、传染病、肝功能、肾功能、溶血试验、炎症指标、血培养,骨髓穿刺送骨髓涂片,根据初步结果必要时做染色体核型和/或 FISH、基因突变检测,骨髓活检等,明确诊断。

（三）辅助检查

1. 主要内容及目的

（1）血常规+网织红细胞计数+外周血细胞形态分类:明确有无原始及幼稚细胞,以及外周血白细胞分类中浆细胞比例。

（2）肝肾功能、电解质:判断有无溶血、肝肾功能的损害、内环境紊乱。

（3）传染病:重点明确有无乙型病毒性肝炎、艾滋病、梅毒等。

（4）炎症指标、血培养:明确患者是否存在感染及细菌、真菌感染类型。

（5）甲状腺功能:判断有无甲状腺功能异常引起的全血细胞减少。

（6）凝血功能:协助判断是否有出血倾向。

（7）血清蛋白电泳、免疫固定电泳:判断是否存在 M 蛋白。

（8）骨髓涂片:判断骨髓增生程度,各类及各阶段细胞比例及细胞形态发育有无异常,有无非造血系统细胞浸润等。

（9）流式细胞检测术:明确各系血细胞免疫表型,判断有无发育异常及克隆性增生。

（10）骨髓活检:判断骨髓增生程度,各类及各阶段细胞比例及细胞形态发育有无异常,有无纤维化及严重程度,有无非造血系统细胞浸润等。

（11）染色体核型和/或荧光原位杂交技术:传统的细胞遗传学通过获得有丝分裂中期分裂象来进行显带分析(G 带)。由于骨髓瘤细胞为终末分化细胞,增殖率低,很难获得足够的分裂象,多发性骨髓瘤浆细胞中复杂核型多见,染色体形态差,仅靠显带技术难以判断,成功率低(为15% ~ 30%)。FISH 的敏感性高,缺点仅能检测已知的异常,常见的异常为:涉及免疫球蛋白重链(lgH)异位,包括1(11.14)1(4;14)t(14;16),del(13),1q21 扩增,13q14 缺失和 del(17p)等。

（12）基因二代测序:明确有无分子学异常。

（13）颈部浅表淋巴结彩超:判断淋巴结有无肿大。

（14）腹部彩超:判断肝、脾有无肿大。

（15）CT:判断有无肺部感染、全身骨质及软骨损伤情况。

（16）心电图：判断是否存在心脏基础疾病。

辅助化验及检查结果

（1）血常规+网织红细胞计数+外周血细胞形态分类：白细胞 $19.42×10^9$/L，红细胞 $2.12×10^{12}$/L，血红蛋白 67 g/L，血小板 $110×10^9$/L，中性粒细胞绝对值 $6.31×10^9$/L，淋巴细胞56.1%，单核细胞百分数 36%。网织红细胞1.2%。外周血细胞形态分类：晚幼粒细胞2%，中性杆状核粒细胞4%，中性分叶核粒细胞30%，淋巴细胞37%。浆细胞比例26%。红细胞成"缗钱"样改变。

（2）肝肾功能、电解质：钙 2.75 mmol/L，尿素 20.18 mmol/L，肾小球滤过率 10.916 mL/（min·1.73 m^2），肝功能正常。

（3）传染病、甲状腺功能：正常。

（4）炎症指标：降钙素原（PCT）0.302 ng/mL，C反应蛋白 11.61 mg/L。血培养 5 d 未见异常。

（5）凝血功能：凝血酶时间 24.6 s，D-二聚体 1.83 mg/L，纤维蛋白降解产物 7.67 mg/L，其余正常。

（6）血清蛋白电泳、免疫固定电泳：总 Kappa 轻链 0.39 g/L，总 Lambda 轻链 73.60 g/L，总轻链比值 0.01，游离 Lambda 轻链 617.50 mg/L，游离轻链比值 0.01，受累的血清游离轻链 617.50 mg/L，血清免疫球蛋白 IgA 0.05 g/L，血清免疫球蛋白 IgG 64.70 g/L，血清免疫球蛋白 IgM 0.08 g/L，IgG/Lambda 伴随 lambda 游离轻链型。M 蛋白 51.00 g/L。尿 M 蛋白阳性（+）。

（7）骨髓涂片：①骨髓增生活跃，粒：红=3.5∶1。②粒系增生减低，中性中幼粒细胞以下阶段粒细胞比值减低，形态大致正常。可见嗜酸性粒细胞。③红系增生减低，中晚幼红细胞比值减低，幼红细胞形态正常。成熟红细胞呈"串钱"状排列，血红蛋白充盈可。④淋巴细胞比值减低，形态正常。⑤浆细胞占 67.2%，原+幼浆细胞占 29.2%。⑥巨核细胞 75 个片，血小板少见。

（8）流式细胞检测术：①CD138$^+$CD38$^+$浆细胞（B）占有核细胞 37.4%，位于 CD45 阳性区域，高表达 CD138、CD38、CD28、CD81、cLambda，部分表达 CD27，不表达 CD56、CD19、CD20、CD10、CD25、CD33、CD117、cKappa，提示为异常克隆性浆细胞。②淋巴细胞（A 门）口14.1%，比例偏低。其中 CD3$^+$T 细胞占 77.8%，比例正常，CD4/CD8=0.68，比值正常；CD20$^+$B 细胞占 7.6%，比例正常，Kappa/Lambda=1.08，比值正常，表型正常；CD56$^+$NK 细胞占19.3%，比例正常。③粒细胞（C 门）占 38.9%，比例减低。④单核细胞（D1）占 6.6%，比例增高。⑤可见嗜碱粒细胞占 0.2%。

（9）染色体核型：46，XY[3]。

（10）荧光原位杂交技术：RB1(13q14)，基因缺的细胞占总细胞数89.0%（阈值9.01%），基因缺失阳性。P53(17p13.1)，基因缺失的细胞占总细胞数76.0%（阈值8.57%），基因缺失阳性。D13S319(13q14.3)，基因缺失的细胞占总细胞数80.0%（阈值9.43%），基因缺失阳性。IGH(14q32)，基因断裂的细胞占总细胞数91.0%（阈值9.19%），基因易位阳性。1q21，未见基因扩增细胞（阈值8.09%），基因扩增阴性。统计 500 个细胞，未见 IGH/CCND1 基因融合细胞，为阴性。（阈值为5%）；统计 500 个细胞，未见 IGH/FGFR3 基因融合的细胞，为阴性。（阈值为5.0%）；统计 500 个细胞，未见 IGH/MAF 基因融合的细胞，为阴性（阈值为5.0%）。

（11）基因二代测序：TP53 突变阳性（18.9%）。

（12）腹部彩超：左侧颈部Ⅳ区（锁骨上）淋巴结肿大，双肾弥漫性回声改变并血流灌注减少，前列腺体积增大并结石，肝内稍高回声结节（考虑肝血管瘤），肝内钙化灶，脾大并脾静脉增宽，左室舒张功能下降。

（13）CT：双肺下叶胸膜下轻微炎症，右肺下叶炎症。双侧胸膜局限性增厚，较前好转。部分胸椎椎体及附件多发低密度灶。所示肝内钙化灶。脾大。

（14）心电图：未见异常。

2. 思维引导　患者中年男性，外周血涂片：浆细胞比例25%。骨髓：浆细胞占 67.2%，原+幼浆细胞占 29.2%，占比大于20%，考虑符合浆细胞白血病诊断。流式检查提示 CD138⁺CD38⁺浆细胞（B 门）占有核细胞 37.4%，位于 CD45 阳性区域，高表达 CD138、CD38、CD28、CD81、cLambda，部分表达 CD27，不表达 CD56、CD19、CD20、CD10、CD25、CD33、CD117、cKappa，提示为异常克隆性浆细胞。TP53 突变阳性（18.9%），综上所述考虑浆细胞白血病诊断明确。

（四）初步诊断

分析上述病史、查体、实验室检查结果，支持以下诊断：浆细胞白血病。

二、治疗经过

（一）初步治疗

1. 治疗过程

（1）PAD 方案诱导化疗：硼替佐米 2.2 mg，第 1、4、8、11 天，皮下注射；多柔比星 15 mg，第 1~4 天，静脉滴注；地塞米松 20 mg，第 1、2、4、5、8、9、11、12 天，静脉滴注。

（2）成分血输注：必要时输注悬浮红细胞等血液成分，纠正患者贫血倾向。

（3）控制感染：比阿培南 0.3 g q8h 静脉滴注。

（4）预防骨质疏松：维生素 D₃、钙片口服。

（5）预防病毒感染：喷昔洛韦静脉滴注。

（6）水化、碱化、降尿酸、维持水电解质平衡：碳酸氢钠林格注射液、兰索拉唑等药物应用。

（7）化疗后骨髓抑制期：人血小板生成素、人粒细胞刺激因子肌内注射，必要时输注血液成分。

2. 思维引导　患者浆细胞白血病诊断明确，原发性浆细胞白血病极罕见，而继发性浆细胞白血病是多发性骨髓瘤的终末期表现之一，也就是由 MM 进展而来。既往研究表明年龄（≥60 岁）、血小板（≤100×10⁹/L）和循环 PCs（≥20×10⁹/L）是有价值的预后参数。另外，高危细胞遗传学、诱导治疗反应、TP53 突变、LDH≥300 U/L、低白蛋白血症、高钙血症、ECOG 状态、β₂-微球蛋白和尿酸水平与原发性浆细胞白血病的预后也相关，本例患者诱导治疗后复查提示较前缓解，说明有诱导治疗有效，可继续此方案诊疗。

（二）病情变化

患者1周期化疗后复查骨髓，提示达完全缓解（CR）。但患者出现腹胀、不排气等胃肠道症状，未再诉发热。

1. 患者病情变化的可能原因及应对　化疗相关胃肠道不良反应？硼替佐米引起的胃肠道神经功能紊乱？肠梗阻？行腹部平片、CT 检查。血小板计数允许情况下行清洁灌肠，改善肠梗阻症状，严重时可行胃肠道减压。后继续行第二疗程化疗，查突变基因情况。

辅助化验及检查结果

(1)血常规:白细胞5.39×10⁹/L,红细胞2.54×10¹²/L,血红蛋白77 g/L,血小板436×10⁹/L。

(2)凝血功能:正常

(3)CT:肝内钙化灶。胆囊炎。脾大。升结肠扩张,多发内容物。前列腺增生伴钙化。腹水。部分胸腰椎椎体及附件多发低密度灶,骨盆诸骨多发低密度灶,请结合临床。心包腔密度减低,考虑贫血。心包少量积液,双侧胸腔少量积液。

2.思维引导　患者初诊浆细胞白血病,PAD诱导化疗,治疗初期随着诱导分化外周血白细胞计数逐渐增加,外周血细胞形态分类中幼稚细胞比例逐渐下降。化疗后2周左右,CT提示患者出现机械性肠梗阻并多浆膜腔积液,给予患者利那洛肽胶囊每日1次,开塞露2~3支纳肛,并复方氨基酸营养支持。情况好转后行第二周期"PAD"诱导治疗。

治疗后

1.症状　无发热,腰痛明显好转。

2.查体　贫血貌,全身皮肤无出血点,双侧颈部、锁骨上、锁骨下、腋窝、腹股沟未触及肿大淋巴结,胸骨无压痛,双肺呼吸音清,双侧肺底未闻及干、湿啰音,心率110次/min,律齐,心脉率一致,各瓣膜听诊区未闻及杂音,无心包摩擦音。腹部柔软,无触痛、压痛及反跳痛,肝肋下未触及,脾肋下可触及,较前减轻。双下肢轻度水肿。

3.辅助检查

(1)血常规:白细胞5.27×10⁹/L,红细胞2.62×10¹²/L,血红蛋白80 g/L,血小板38×10⁹/L,中性粒细胞百分数90.9%。

(2)凝血功能:正常。

(3)骨髓涂片:符合浆细胞白血病治疗后完全缓解(CR)骨髓象。

(4)流式细胞检测术:MRD=0.234%。

(5)突变基因检测:TP53阴性。

三、思考与讨论

原发性浆细白血病是浆细胞白血病中的一种。浆细胞白血病是一种较为罕见的恶性血液病,在欧洲的发病率约为0.04/10万,除原发性浆细白血病之外,还有继发性浆细白血病。原发性浆细白血病诊断时白血病期已经存在,而继发性浆细白血病通常为复发和/或难治性多发性骨髓瘤进展而来,约60%的浆细胞白血病患者为原发性浆细白血病。原发性浆细白血病的预后差、死亡率高。近年来,该病分子生物学上的进一步认识以及治疗上的进展,使患者的生存时间得到了延长。原发性浆细白血病患者的临床表现差、死亡率高,目前推荐以硼替佐米为主的化疗方案作为一线治疗方案,但原发性浆细白血病在很大程度上仍然无法治愈,而且大多数患者最终会对所有可用的治疗产生耐药性。对于年轻的患者可以考虑异基因造血干细胞移植。目前开发具有不同作用机制的新药和合理组合非常有必要。而且原发性浆细白血病的治疗仍需要进行更多的前瞻性研究和大样本量的回顾性研究,制订出更详细的治疗策略,寻找更有效的治疗靶点,进一步改善患者预后。

四、练习题

1. 浆细胞白血病的诊断标准是什么?
2. 骨髓抑制期的易发危险情况及处理措施有哪些?
3. 如何预防中枢神经系统白血病?

五、推荐阅读

[1]沈悌,赵永强.血液病诊断及疗效标准[M].4版.北京:科学出版社,2018.
[2]陈宏伟,陈雪艳,李婷.血液病形态学诊断精选病例解析[M].北京:科学技术文献出版社,2017.
[3]ALBARRACIN F,FONSECA R.Plasma cell leukemia[J].Blood Rev,2011,25(3):107-112.

（王　冲　郭树霞）

第五章　骨髓增殖性疾病

案例 24　真性红细胞增多症

一、病历资料

（一）门诊接诊

1. 主诉　消瘦 4 个月,发现血细胞升高 2 周。

2. 问诊重点　患者消瘦 4 个月,病史较长,慢性起病可能性大,当地就诊发现血细胞增多,应重点询问既往的血常规检验结果、有无血细胞增多相关症状、诊治经过、治疗效果等。消瘦是常见的症状,血液系统疾病和非血液系统疾病均可见,尤其应重视肿瘤及其他慢性消耗性疾病的鉴别。应注意询问主要症状及伴随症状特点、诊治经过及治疗效果等。

3. 问诊内容

（1）诱发因素:有无受凉、劳累、感染等诱发因素。

（2）主要症状:血细胞增多常见于慢性髓细胞性白血病(CML)、真性红细胞增多症(PV)、原发性血小板增多症(ET)等慢性骨髓增殖性肿瘤(MPNs),红细胞增多还可见于高原地区及其他如肺气肿、发绀性先天性心脏病、肺源性心脏病、慢性风湿性心脏瓣膜病等慢性缺氧导致机体代偿性红细胞增多。另外一些分泌促红细胞生成素增多的情况如肾囊肿、肾盂积水、肾动脉狭窄等或患肝癌、肺癌、小脑血管母细胞瘤、子宫平滑肌瘤等肿瘤时均可引起继发性红细胞增多症。个别可由于脱水、烧伤等血液浓缩导致相对性红细胞增多症。应重点询问起病时间和起病特点,CML、PV、ET 等慢性骨髓增殖性疾病等可以隐匿慢性起病。而继发性红细胞增多症和相对性红细胞增多症常有相应基础疾病和诱因,且红细胞压积一般轻度增高。注意疾病的演变过程,既往体检发现血细胞计数有无进行性增高等。

（3）伴随症状:有无腹泻、食欲缺乏,有无咳嗽、咳痰,有无疲劳、早饱感、腹部不适、皮肤瘙痒和骨痛,以及活动力、注意力、此前 1 年内体重下降情况,有无不明原因的发热或重度盗汗及其持续时间。怀疑 MPN 建议在初诊时及治疗过程中评估患者疗效时采用骨髓增殖性肿瘤总症状评估量表(MPN-SAF TSS;MPN-10)对患者进行症状负荷评估。

（4）诊治经过:做过何种检验和检查,结果如何,以利于诊断和下一步检查;是否用药、用何种药,具体剂量、效果如何,有利于为临床选药提供线索。

（5）既往史:必须仔细询问患者年龄,有无呼吸系统和心血管系统疾病导致的慢性缺氧史,有无泌尿系统疾病及实体瘤病史,有无血栓病史,有无心血管高危因素(如高血压、高血脂、糖尿病、吸烟和充血性心力衰竭)。

（6）个人史:有无长期高原生活史。

（7）家族史:家族有无类似患者。

问诊结果

患者男性,65岁,农民,既往体健,无脑血管、心脏疾病病史,无血栓史,无肝炎、结核、疟疾、伤寒病史,久居本地,无药物、化学和放射性毒物接触史,无吸烟、饮酒史。患者于4个月前无明显诱因出现消瘦,2个月体重下降10 kg,伴盗汗,无明显乏力、食欲缺乏、皮肤瘙痒等。1月余前发现血压升高,最高180/108 mmHg,口服"硝苯地平缓释片"治疗,血压控制不佳。2周前于当地体检查血常规:白细胞32.4×10^9/L,红细胞7.6×10^{12}/L,血红蛋白217 g/L,血小板380×10^9/L,考虑"感染",给予"阿奇霉素、头孢氨苄"等药物治疗1周,效果不佳,复查血常规仍示三系增高。患者为进一步诊治至医院。

4.思维引导 患者老年男性,慢性起病,既往体健,无长期高原地区居住史,无药物、化学和放射性毒物接触史,消瘦、盗汗、疾病进展中出现高血压,血常规提示全血细胞增多,无感染症状及体征,当地抗感染治疗效果不佳。考虑MPN可能性最大。结合各系血细胞增高水平,需要重点鉴别真性红细胞增多症及CML。真性红细胞增多症诊断参考2016版WHO真性红细胞增多症诊断标准。主要标准:①血红蛋白>165 g/L(男性),>160 g/L(女性)或红细胞压积(HCT)>49%(男性),>48%(女性)或红细胞容量(RCV)升高。②骨髓活检示与年龄不符的细胞过多伴三系增生(全骨髓增生),包括显著红系、粒系、巨核系增生并伴有多形性成熟巨核细胞。③有JAK2V617F或JAK2第12号外显子基因突变。次要标准:血清EPO低于正常水平。诊断需满足3项主要标准或前2项主要标准加1项次要标准。CML起病缓慢,其自然病程包括慢性期、加速期及急变期。慢性期患者主要临床表现为贫血和脾大相关的症状。白细胞数升高是CML的显著特征,诊断时白细胞通常在25×10^9/L以上,一半以上患者白细胞高达100×10^9/L以上,而红细胞正常或减少,血小板多数增高或正常。外周血分类中可见到各阶段原始及幼稚粒细胞,形态基本正常;嗜酸性粒细胞、嗜碱性粒细胞比例/绝对值增加。骨髓明显增生或极度增生,以粒系增生为主,外周血或骨髓的中性粒细胞碱性磷酸酶(ALP)水平明显减低,约90% CML患者粒细胞缺乏此酶;CML具有特征性细胞遗传学改变,发现Ph染色体或BCR-ABL1基因重排(BCR/ABL1融合基因)存在均可确定CML的诊断。

(二)体格检查

1.重点检查内容及目的 患者MPN可能性大,应注意全身皮肤黏膜有无多血质表现,尤其颜面部有无红紫,口唇有无发绀,有无肝脾肿大,有无胸骨压痛,有无下肢水肿,此外还应注意有无血栓形成、栓塞和出血等。

体格检查结果

T 36.2 ℃,P 80次/min,R 20次/min,BP 160/95 mmHg

颜面及眼结膜、双手掌显著充血,全身皮肤无出血,双侧颈部、锁骨上、锁骨下、腋窝、腹股沟未及肿大淋巴结,胸骨无压痛,双肺呼吸音清,未闻及干、湿啰音,心率80次/min,律齐,各瓣膜听诊区未闻及杂音,无心包摩擦音。腹部柔软,无触痛、压痛及反跳痛,肝肋下未触及,脾肋下3指。双下肢无水肿。

2.思维引导 患者颜面、眼结膜及双手掌明显充血,考虑与红细胞、血红蛋白增高有关,脾大,需进一步行实验室检查,血常规+网织红细胞计数+外周血细胞形态分类+ALP积分、血清EPO、血清铁、血清铁蛋白水平、乳酸脱氢酶(LDH)、尿酸和尿常规、凝血六项、肝功能、肾功能等,心电图,必要时冠状动脉 CTA,头颅 MRA、下肢血管彩超等。骨髓穿刺送骨髓涂片,根据初步结果必要时做融合基因、染色体核型和/或 FISH、基因突变检测,骨髓活检等,明确诊断。

(三)辅助检查

1. 主要内容及目的

(1)血常规+网织红细胞计数+外周血细胞形态分类+ALP 积分:明确有无原始及幼稚细胞,判断红细胞体积大小及增生程度。根据 ALP 积分判断中性粒细胞成熟程度。

(2)肝肾功能、电解质、尿酸及 LDH:判断有无肝肾功能的损害、内环境紊乱失衡。

(3)凝血功能:协助判断有无高凝状态或隐匿血栓形成可能。

(4)EPO 水平:判断有无 EPO 水平增高导致继发性红细胞增多症。

(5)血清铁、血清铁蛋白水平:判断有无缺铁;

(6)骨髓涂片:判断骨髓增生程度,各类及各阶段细胞比例及细胞形态发育有无异常,有无非造血系统细胞浸润等。

(7)骨髓活检:判断骨髓增生程度,各类及各阶段细胞比例及细胞形态发育有无异常,有无纤维化及严重程度,有无非造血系统细胞浸润等。

(8)染色体核型和/或荧光原位杂交技术:明确有无细胞遗传学异常。

(9)融合基因筛查:明确有无分子学异常。

(10)基因突变检测:明确有无分子学异常。

(11)腹部彩超:判断肝、脾有无肿大及程度。

(12)下肢静脉彩超:判断有无血栓形成。

(13)心电图:判断有无心肌缺血。

(14)冠状动脉 CTA:判断冠状动脉有无狭窄、阻塞及程度。

(15)头颅 MRA、MRV:判断头颅血管有无狭窄、阻塞及程度。

辅助化验及检查结果

(1)血常规+网织红细胞计数+外周血细胞形态分类:白细胞 23.18×10^9/L,红细胞 7.2×10^{12}/L,血红蛋白 221 g/L,红细胞压积 67.40%,血小板 355×10^9/L;网织红细胞百分数 0.9%,网织红细胞绝对值 0.03×10^{12}/L;中性杆状粒细胞 6%,中性分叶粒细胞 84%,淋巴细胞 5%,嗜酸性粒细胞 4%,嗜碱性粒细胞 1%。ALP 积分正常。

(2)肝肾功能、电解质、LDH、尿酸:肝肾功能及电解质均正常,乳酸脱氢酶 395 U/L,尿酸 647 μmol/L。

(3)贫血四项:叶酸 3.26 ng/mL,维生素 B$_{12}$ 119 pg/mL,铁蛋白 38.6 ng/mL,EPO 1.82 mIU/mL。

(4)凝血功能:正常。

(5)骨髓涂片:①骨髓增生明显活跃。②粒系增生明显活跃,中晚幼粒细胞比值增高,其余各期细胞比值大致正常,可见浆内颗粒粗大的粒细胞。嗜酸性粒细胞可见。③红系增生活跃,各阶段细胞比值,形态大致正常。成熟红细胞形态无明显异常,多呈堆积样分布。④淋巴细胞比值减低,单核细胞比值大致正常,形态未见明显异常。浆细胞可见。⑤全片见巨核细胞 451 个,分类 25 个,其中颗粒巨核细胞 15 个,产板巨核细胞 9 个,裸巨核细胞 1 个,血小板散在、成簇易见。形态大致正常。⑥ALP:阳性率及积分均正常。

（6）骨髓活检：骨髓增生极度活跃，粒红比大致正常，粒系增生明显活跃，以中幼核细胞及以下阶段粒细胞为主。红系增生明显活跃，以中晚幼红细胞为主，巨核细胞增多，散在或小簇状分布，胞体明显大小不等。免疫组化：CD34（少数+），CD117（散在+），CD235a（红系+），MPO（粒系+），Lysozyme（髓系+），CD3（散在+），CD20（散在+），CD61（巨核细胞+）。网状纤维染色（MF-0 级）。

（7）染色体核型：46,XY[20]。

（8）融合基因筛查：*BCR-ABL*190、*BCR-ABL*210、*BCR-ABL*230 融合基因阴性。

（9）骨髓增殖性肿瘤（MPN）相关基因突变检测：*JAK2V617F* 基因突变阳性。

（10）彩超：脾厚径 52 mm，长径 172 mm。浅表淋巴结未见肿大。

（11）心电图：部分导联 ST 段轻度压低。

（12）冠状动脉 CTA：冠状动脉前降支、回旋支部分管腔软斑形成，轻度狭窄。

（13）头颅 MRA、MRV：双侧颈内动脉颅内段局灶性变细，脑 MRV 未见明显异常。

2. 思维引导　患者老年男性，慢性起病，全血细胞增高，血红蛋白>165 g/L，红细胞压积>0.49，外周血细胞分类红细胞形态无明显异常，中性分叶粒细胞比值增高，ALP 积分正常。骨髓增生明显活跃，中、晚幼粒细胞比值增高，红系增生活跃，骨髓活检骨髓增生极度活跃，巨核细胞增多，胞体明显大小不等，*JAK2V617F* 基因突变阳性，*BCR-ABL*190、*BCR-ABL*210、*BCR-ABL*230 融合基因阴性，染色体正常核型，EPO 水平降低。综上所述考虑真性红细胞增多症诊断明确。依据 MPN-10 量表（疲劳，早饱感，腹部不适，活动力不佳，注意力不集中，夜间盗汗，皮肤瘙痒，骨痛，发热，体重下降，每个症状从轻到重评分 0 到 10 分，所有症状评分相加得出总评分，得分区间为 0 到 100），患者评分为 28 分。预后分组：①血栓风险分组，患者年龄≥65 岁，虽然此前无 PV 相关动脉或静脉血栓，仍属高危组。②生存预后分组，患者未行 NGS 筛查基因突变，采用 IWG-PV 预后分组积分系统，依据年龄（≥67 岁，5 分；57～66 岁，2 分）、白细胞>15×10^9/L（1 分）和静脉血栓（1 分），分为低危组（0 分）、中危组（1 或 2 分）和高危组（≥3 分），该患者评分为 3 分，为高危组。有条件患者建议进行 NGS 基因突变筛查，判断有无 *ASXL*1、*SRSF*2、*IDH*1/2、*RUNX*1 等独立于年龄、染色体核型及 IWG-PV 预后系统的生存预后不良分子生物学改变。

（四）初步诊断

分析上述病史、查体、辅助检查结果，支持以下诊断：①真性红细胞增多症（血栓风险高危，生存预后高危）；②高血压。

二、治疗经过

（一）初步治疗

1. 治疗过程

（1）静脉放血：每周放血 3 次，每次 400 mL；首选单采，静脉放血有一定的禁忌证。

（2）血栓形成的预防：口服阿司匹林 100 mg/d 长期预防血栓治疗。

（3）降细胞治疗：羟基脲 30 mg/（kg·d），定期复查血常规，维持白细胞（3.5～5.0）×10^9/L。

（4）水化、碱化、降尿酸：口服非布司他 40 mg qd 降尿酸、碳酸氢钠片 0.5 tid 碱化尿液，补液治疗。

2. 思维引导　患者真性红细胞增多症诊断明确，PV 的治疗目标是避免初发或复发的血栓形成、控制疾病相关症状、预防 post-PV MF 和/或急性白血病转化。现阶段治疗策略主要依据患者血栓风险预后分组来加以制定。多血症期治疗目标是控制 HCT<45%。高危患者一线治疗选择：①共存疾患和对症处理,有高血压、高血脂、糖尿病等共存疾病的患者应同时与相关科室配合积极进行相应处理,控制病情。②血栓预防,由于血栓是 PV 患者死亡的主要原因,因此,确诊患者均应进行血栓预防。首选口服低剂量阿司匹林(70~100 mg/d),不能耐受阿司匹林的患者可选用口服氯吡格雷75 mg/d 或双嘧达莫 25~50 mg 每日 3 次。③静脉放血,一般来说,静脉放血开始阶段为每次 300~450 mL,每周 1 次或 2 次,HCT 降至正常(<45%)后可延长放血间隔时间,以维持红细胞数正常的状态。HCT>64% 的患者初期放血间隔期应更短,体重低于 50 kg 的患者每次放血量应减少,对于有心血管疾病的患者放血应采用少量多次的原则。静脉放血可使头痛等症状得到改善,但不能降低血小板和白细胞水平,对皮肤瘙痒和痛风等症状亦无效。年龄低于 50 岁且无血栓病史患者可首选此种治疗方法。红细胞单采术可在短时间内快速降低 HCT,必要时可以采用此治疗。反复静脉放血治疗可出现铁缺乏的相关症状和体征,但一般不进行补铁治疗。④降细胞治疗:血栓预后分组为高危患者应予降细胞治疗。羟基脲或常规剂型干扰素 α(IFN-α)和长效 INF-α(聚乙二醇干扰素 α 和聚乙二醇脯氨酸干扰素 α)为任何年龄需降细胞治疗 PV 患者的一线药物。年轻患者(<60 岁)推荐首选干扰素。年长患者(>70 岁)可考虑口服白消安(2~4 mg/d)。

治疗效果

1.**症状**　静脉放血联合羟基脲口服治疗 1 周,患者多血质面貌明显改善,头晕不适较前明显缓解。MPN-10 评分降至 15 分。

2.**查体**　正常面容,全身皮肤黏膜无出血,浅表淋巴结未触及,胸骨无压痛,双肺呼吸音清,心率 78 次/min,律齐,血压 130/85 mmHg,各瓣膜听诊区未闻及杂音,无心包摩擦音。腹部柔软,无触痛、压痛及反跳痛,肝肋下未触及,脾肋下 3 指,质地较前变软。双下肢无水肿。

3.**辅助检查**

(1)血常规:白细胞 $10.2×10^9$/L,红细胞 $5.9×10^{12}$/L,血红蛋白 148 g/L,血小板 $320×10^9$/L。

(2)LDH 及尿酸:LDH 305 U/L,尿酸 507 μmol/L。

(二)方案调整及随访

羟基脲减量为 20 mg/(kg·d),其余用药不变,定期复查血常规。最终以羟基脲 10 mg/(kg·d)一周服用 5 d 与 20 mg/(kg·d)一周服用 2 d 维持治疗。阿司匹林 100 mg/d 长期预防血栓治疗。每个月门诊随访。每 3 个月采用 MPN-10 进行症状负荷的评估。

三、思考与讨论 》》

真性红细胞增多症(PV)简称真红,是一种以获得性克隆性红细胞异常增多为主的慢性 MPNs。其外周血细胞比容增加,血液黏稠度增高,常伴有白细胞和血小板增高、脾大,病程中可出现血栓和出血等并发症。疾病进展可向 MF 或 AML 转化。中老年人发病居多,男性稍多于女性,起病缓慢,病变若干年后才会出现症状,或偶然查血常规时发现。90%~95% 患者都可发现 $JAK2V617F$ 基因突变阳性。临床上需要与继发性红细胞增多症及相对性红细胞增多症相鉴别。PV 治疗目标是避免血栓形成,控制疾病相关症状,延缓疾病进展。目前采取基于血栓风险分层的治疗策略,对血栓高危患者建议控制心血管疾病风险因素,小剂量阿司匹林长期预防,单采、静脉放血及降细胞治疗。羟基脲和干扰素常作为一线降细胞治疗,2014 年 12 月芦可替尼被美国食品药品监督管理局(FDA)批准用于治疗羟基脲疗效不佳或不能耐受的 PV 患者。post-PV MF 和白血病变患者的治疗原则参考 PMF 及白血病相应指南。疗效评价主要包括临床血液学及骨髓组织学评价两方面。分子生物学疗效对于评价完全缓解(CR)或部分缓解(PR)不是必需的。

四、练习题

1. 真性红细胞增多症的诊断标准是什么?
2. 真性红细胞增多症的治疗目标有哪些?
3. 血栓高危风险的 PV 一线治疗如何选择?

五、推荐阅读

[1] 中华医学会血液学分会白血病淋巴瘤学组. 真性红细胞增多症诊断与治疗中国指南(2022 年版)[J]. 中华血液学杂志,2022,43(7):537-541.

[2] GERDS A T, GOTLIB J, ALI H, et al. Myeloproliferative neoplasms, version 3. 2022, NCCN clinical practice guidelines in oncology[J]. J Natl Compr Canc Netw,2022,20(9):1033-1062.

（刘艳慧　吴　隼）

案例 25　原发性血小板增多症

一、病历资料

(一)门诊接诊

1. 主诉　发现血小板升高 3 年,头晕 2 d。

2. 问诊重点　患者慢性起病,应重点询问既往的血常规检验结果、有无血小板增多相关症状、诊治经过、治疗效果等。头晕是常见的症状,缺血缺氧、高血压等血液系统疾病和非血液系统疾病均可见,应注意询问主要症状及伴随症状特点、诊治经过及治疗效果等。

3. 问诊内容

(1)诱发因素:有无受凉、劳累、饮食不洁等诱发因素。

(2)主要症状:血小板增多可见于慢性炎症、急性感染恢复期、肿瘤、大量出血后、缺铁性贫血、脾切除术后或使用肾上腺皮质激素及促血小板生成药物等,慢性骨髓增殖性疾病(MPN)如原发性血小板增多症(ET)、真性红细胞增多症(PV)、慢性粒细胞白血病(CML)、原发性骨髓纤维化(PMF)等均可见血小板增多。继发性血小板增多常常病程较短,基础疾病控制后血小板可恢复正常,药物引起的血小板增多同样停药以后可自行下降。MPN 起病缓慢,早期可无任何症状,仅在体检查血常规时发现,出血或血栓形成为主要临床表现,可有疲劳、乏力、脾大等。

(3)伴随症状:有无血管性头痛、视物模糊、肢端感觉异常和手足发绀等微循环障碍症状,有无疲劳、腹部不适、皮肤瘙痒、盗汗、骨痛、体重下降等情况,怀疑 MPN 建议在初诊时及治疗过程中评估患者疗效时采用骨髓增殖性肿瘤总症状评估量表(MPN-SAF TSS;MPN-10)对患者进行症状负荷评估。

(4)诊治经过:做过何种检验和检查,结果如何,以利于诊断和下一步检查;是否用药、用何种药,具体剂量、效果如何,有利于为临床选药提供线索。

(5)既往史:有无慢性炎症、急性感染、肿瘤、大量出血后、缺铁性贫血、脾切除术后等病史。有无心血管高危因素(如高血压、高血脂、糖尿病、吸烟和充血性心力衰竭),有无血管栓塞病史(脑卒中、短暂性缺血发作、心肌梗死、外周动脉血栓和下肢静脉、肝静脉、门静脉及肠系膜静脉等深静脉血栓)。

(6)个人史:有无使用肾上腺皮质激素及促血小板生成药物等特殊用药史。

(7)家族史:家族中有无类似疾病患者。

问诊结果

患者女,52岁,银行职员,无慢性炎症病史,无心脑血管疾病史,无外伤手术史,近期无感染史,无特殊用药史,无药物、化学和放射性毒物接触史,无吸烟、饮酒史。3年前体检发现血小板升高,约600×10^9/L(未见报告),1年前因皮肤瘙痒来医院皮肤科就诊,查血小板仍偏高,约800×10^9/L(未见报告),其间未诊治,无发热、胸闷、气喘,无头晕、头痛、恶心、呕吐等不适,2 d前出现头晕,伴食欲缺乏,无眼花目眩等症状,为明确诊断遂来医院就诊。近半年体重减轻5 kg。

---

4. 思维引导   患者中老年女性,慢性起病,体检发现血小板增高,既往体健,无慢性炎症病史,无心脑血管疾病史,无外伤手术史,近期无感染史,无特殊用药史,无药物、化学毒物和放射性物质接触史,无吸烟、饮酒史。考虑MPNs可能性最大,需要重点鉴别反应性血小板增多症如有感染、炎症和缺铁性贫血等。感染和炎症常有CRP和红细胞沉降率增高。缺铁性贫血时可有血小板增多,可通过血清铁等检查鉴别。如果患者有缺铁,在充分铁剂补充治疗后再复查血常规。其他伴血小板增多的血液系统疾病如ET、PV、PMF、CML、慢性粒单核细胞白血病(CMML)、骨髓增生异常综合征中的5q-综合征、骨髓增生异常综合征/骨髓增殖性肿瘤伴环状铁粒幼红细胞和血小板增多(MDS/MPN-RS-T)等血液系统疾病均可出现血小板增多。骨髓病理对于鉴别ET与隐匿性PV(masked-PV)和纤维化前期(prefibritic)骨髓纤维化至关重要。CML具有典型Ph染色体或*BCR-ABL*1融合基因,MDS具有明显病态造血及相对特异性细胞遗传学改变。

(二)体格检查

1. 重点检查内容及目的   患者MPN可能性大,应注意有无肝脾肿大,有无胸骨压痛,全身皮肤黏膜有无瘀点、瘀斑、苍白,有无手足发绀等。

体格检查结果

T 36.6 ℃,P 80 次/min,R 20 次/min,BP 115/62 mmHg

正常面容,全身皮肤黏膜无出血,无黄染,双侧颈部、锁骨上、锁骨下、腋窝、腹股沟未及肿大淋巴结,胸骨无压痛,双肺呼吸音清,未闻及干、湿啰音,心率80次/min,律齐,各瓣膜听诊区未闻及杂音,无心包摩擦音。腹部柔软,无触痛、压痛及反跳痛,肝脾肋下未触及。双下肢无水肿。

---

2. 思维引导   患者查体未见特殊阳性体征,无淋巴结及肝脾肿大,需进一步行实验室检查:①外周血细胞计数;②骨髓穿刺涂片和外周血涂片分类计数;③骨髓活检病理细胞学分析和网状纤维(嗜银)染色;④*JAK2*、*CALR*和*MPL*基因突变检测;⑤*BCR-ABL*融合基因;⑥CRP、红细胞沉降率、血清铁、转铁蛋白饱和度、总铁结合力和血清铁蛋白;⑦肝、脾彩超或CT检查;⑧血小板聚集试验。

(三)辅助检查

1. 主要内容及目的

(1)外周血细胞计数:明确三系情况,判断增生程度。

(2)骨髓穿刺涂片和外周血涂片分类计数:判断骨髓增生程度,各类及各阶段细胞比例及细胞形态发育有无异常,有无非造血系统细胞浸润等。

(3)骨髓活检病理细胞学分析和网状纤维(嗜银)染色:判断骨髓增生程度,各类及各阶段细胞比例及细胞形态发育有无异常,有无纤维化及严重程度,有无非造血系统细胞浸润等。

(4)NGS检测:判断有无MPN经典基因突变及其他预后不良基因突变。

(5)*BCR-ABL*融合基因:判断是否为CML。

(6)细胞遗传学检查:判断有无染色体异常。

(7)C反应蛋白(CRP)、红细胞沉降率、血清铁、转铁蛋白饱和度、总铁结合力和血清铁蛋白:明确有无炎症及缺铁性贫血。

(8)颈部浅表淋巴结彩超:判断淋巴结有无肿大。

(9)腹部彩超:判断肝、脾有无肿大。

(10)下肢静脉彩超:判断下肢静脉有无血栓形成。

(11)血小板聚集试验:判断血小板对胶原、腺苷二磷酸(ADP)及花生四烯酸、肾上腺素等诱导的聚集反应是否正常。

(12)心电图:判断有无心肌缺血。

(13)冠状动脉CTA:判断冠状动脉有无狭窄、阻塞及程度。

(14)头颅MRA:判断头颅血管有无狭窄、阻塞及程度。

辅助化验及检查结果

(1)血常规+外周血细胞形态分类:白细胞$18.06×10^9/L$,红细胞$7.25×10^{12}/L$,血红蛋白133.0 g/L,血小板$1\ 176×10^9/L$;中性分叶核粒细胞76%,中性杆状核粒细胞1%,嗜酸性粒细胞5%,淋巴细胞15%,单核细胞3%。

(2)骨髓涂片:①骨髓增生明显活跃。②粒系增生明显活跃,晚幼粒细胞及分叶核粒细胞比值增高,杆状核粒细胞比值减低,形态无明显异常,嗜酸性粒细胞、嗜碱性粒细胞可见。③红系增生尚可,各阶段细胞比值大致正常。成熟红细胞大小不等,色素充盈可。④淋巴细胞与单核细胞比值大致正常,形态无异常。⑤全片见巨核细胞164个,分类25个,其中颗粒巨核细胞15个,产板巨核细胞9个,裸巨核细胞1个,血小板成簇、成堆多见,形态大致正常。⑥NAP:阳性率82%,积分207。

(3)骨髓活检:①骨髓增生明显活跃(60%~70%)。②粒红比大致正常,粒系增生明显活跃,以中幼粒细胞及以下阶段粒细胞为主。③红系增生明显活跃,以中晚幼红细胞为主。④巨核细胞增多,散在或小簇状分布,胞体明显大小不等,可见胞体较大巨核细胞。网状纤维染色(MF-1级)。

(4)细胞遗传学检查:核型46,XY[20]。

(5)融合基因筛查:*BCR-ABL*190、*BCR-ABL*210、*BCR-ABL*230融合基因阴性。

(6)NGS:*JAK2V617F*突变阳性,*SH2B3*基因突变阳性。

(7)彩超:脂肪肝,脾不大,浅表淋巴结未见肿大,下肢静脉未见血栓形成。

(8)血小板聚集试验:血小板对胶原、ADP及花生四烯酸诱导的聚集功能轻度下降。

（9）心电图：大致正常心电图。

（10）冠状动脉 CTA：左冠状动脉主干、前降支局部少许软斑，管腔轻微狭窄。

（11）头颅 MRI：脑 MRA、脑 MRV 未见明显异常。

2. 思维引导　患者 52 岁女性，慢性起病，体检发现血小板持续增多，$\geq 450 \times 10^9/L$；白细胞增高。病程中曾有皮肤瘙痒。血小板聚集功能轻度下降。骨髓穿刺细胞细胞形态学提示增生明显活跃，ALP 活性增高，骨髓活检提示巨核细胞增多，胞体大，网状纤维轻度增多（MF-1 级）。不能满足 MDS、CML、PV、PMF 及其他髓系肿瘤的诊断标准；JAK2V617F 突变阳性，SH2B3 基因突变阳性。按 WHO（2016）MPN 诊断标准：符合 4 条主要标准或前 3 条主要标准和次要标准即可诊断 ET。主要标准：①血小板（PLT）$\geq 450 \times 10^9/L$；②骨髓活检示巨核细胞高度增生，胞体大、核过分叶的成熟巨核细胞数量增多，粒系、红系无显著增生或核左移，且网状纤维极少轻度（1 级）增多；③不能满足 BCR-ABL+CML、真性红细胞增多症（PV）、原发性骨髓纤维化（PMF）、骨髓增生异常综合征（MDS）和其他髓系肿瘤的 WHO 诊断标准；④有 JAK2、CALR 或 MPL 基因突变。次要标准：有克隆性标志或无反应性血小板增多的证据。患者符合原发性血小板增多症诊断。依据 MPN-10 量表（疲劳，早饱感，腹部不适，活动力不佳，注意力不集中，夜间盗汗，皮肤瘙痒，骨痛，发热，体重下降，每个症状从轻到重评分 0 到 10 分，所有症状评分相加得出总评分，得分区间为 0 到 100），患者评分为 26 分。ET 血栓国际预后积分（IPSET-thrombosis）系统修订版依据年龄是否>60 岁，有无血栓病史，JAK2 突变状态，将患者分为极低危（年龄≤ 60 岁、无血栓病史、无 JAK2 基因突变）、低危（年龄≤ 60 岁、无血栓病史、有 JAK2 基因突变）、中危（年龄>60 岁、无血栓病史、无 JAK2 基因突变）和高危（有血栓病史，或年龄>60 岁同时有 JAK2 基因突变）。ET 国际预后积分（IPSET）系统：年龄（<60 岁，0 分；≥ 60 岁，4 分）；白细胞计数（$<11 \times 10^9/L$，0 分，$\geq 11 \times 10^9/L$，1 分）；血栓病史（无 0 分，有 1 分）。

依累计积分预后危度分组：低危组（0 分），中危组（1～2 分），高危组（≥ 3 分）。患者为血栓低危组，国际预后中危组。根据 2022 版 NCCN 慢性骨髓增殖性疾病指南，ET 携带 SH2B3、IDH2、U2AF1、SRSF2、SF3B1、EZH2、TP53、RUNX1 等突变是独立于年龄及细胞遗传学改变的生存预后不良因素，其中 U2AF1 与 SF3B1 突变是 ET 无纤维化生存的预后不良因素，EZH2 和 RUNX1 是 ET 无白血病生存的预后不良因素。有条件者建议行 NGS 判断有无上述基因突变。MIPSS-ET 预后评分系统即在 IPSET 基础上增加是否男性，以及有无 SRSF2，SF3B1，U2AF1，TP53 等预后不良基因突变。治疗策略基于上述血栓危险度分层制订。

（四）初步诊断

分析上述病史、查体、辅助检查结果，支持以下诊断：原发性血小板增多症（JAK2V617F 突变阳性，SH2B3 基因突变阳性）（血栓低危组，生存预后高危组）。

二、治疗经过

（一）初步治疗

1. 治疗过程

（1）降血小板：治疗性血小板单采术 1 次，干扰素 α-2b 300 万 U/m^2，每周 3 次，皮下注射。

（2）抗血小板聚集，防治血栓并发症：小剂量阿司匹林 100 mg/d。

2. 思维引导　患者原发性血小板增多症诊断诊断明确，ET 的治疗目标是预防和治疗血栓合并症，因此，现今治疗的选择主要是依据患者血栓风险分组来加以制订。血小板计数应控制在$<600 \times 10^9/L$，理想目标值为$400 \times 10^9/L$。治疗选择的原则：血栓低、中危患者均建议控制心血管危险因素，

可以口服小剂量阿司匹林预防治疗；血栓高危患者建议除控制心血管危险因素，抗血小板治疗外，尚推荐降细胞治疗。在病程中应对患者进行动态评估并根据评估结果调整治疗选择。包括对新发血栓、获得性血管性血友病及出血性表现等评估，每 3～6 月采用 MPN-10 进行症状负荷的评估。对血栓低、中危患者尚需定期评估是否有使用降细胞治疗指征。需注意 PLT>1 000×10⁹/L 的患者服用阿司匹林可增加出血风险，应慎用。PLT>1 500×10⁹/L 的患者不推荐服用阿司匹林。对阿司匹林不耐受的患者可换用氯吡格雷。降细胞治疗一线药物：①羟基脲。起始剂量为 15～20 mg/（kg·d）；②干扰素。为年龄<40 岁患者的首选治疗药物。③阿那格雷。一线降细胞治疗失败可尝试芦可替尼治疗。血小板单采术可迅速减少血小板量，可在需要紧急减少血小板情况下实施。

治疗效果

1. **症状**　1 周后患者不适症状明显缓解，MPN-10 评分降至 10 分。正常面容，全身皮肤黏膜无出血，无黄染，双侧颈部、锁骨上、锁骨下、腋窝、腹股沟未及肿大淋巴结，胸骨无压痛，双肺呼吸音清，未闻及干、湿啰音，心率 80 次/min，律齐，各瓣膜听诊区未闻及杂音，无心包摩擦音。腹部柔软，无触痛、压痛及反跳痛，肝脾肋下未触及。双下肢无水肿。

2. **辅助检查**　血常规：白细胞 10.2×10⁹/L，红细胞 6.9×10¹²/L，血红蛋白 123 g/L，血小板 637×10⁹/L。

（二）随访

1. 随访内容　干扰素 α-2b 逐渐减量 300 万 U/m²，每周 1 次。阿司匹林持续维持治疗。每月复查血常规，每 3 个月进行症状负荷评估。

2. 思维引导　患者确诊为 ET，年龄<60 岁，血栓风险低危，预后高危组。但患者近 3 年监测血小板计数呈逐年上升趋势，最近查 PLT>1 000×10⁹/L 并出现头晕不适，脑磁共振血管成像（MRA）、脑磁共振静脉成像（MRV）未见明显异常。ET 相关症状负荷明显升高。因此，确诊后给予血小板单采术治疗，待血小板降至 1 000×10⁹/L 以下后给予阿司匹林抗血小板治疗，并予以干扰素降细胞治疗。治疗过程中定期监测血常规，并注意有无皮肤瘀斑、黑便等出血表现，调整干扰素剂量，最终干扰素减量至每周一次维持。建议每月复查血常规，每 3 个月进行症状负荷评估。

三、思考与讨论

ET 为造血干细胞克隆性疾病，外周血血小板计数明显增高而功能异常，骨髓中巨核细胞增殖旺盛，50%～70% 的患者有 *JAK2V617* 突变。因血小板聚集功能异常，临床可有出血表现，也称为出血性血小板增多症。疾病进展可向 MF 或 AML 转化。有条件患者可行 NGS 基因突变筛查判断有无影响患者生存预后的基因突变。血栓是影响 ET 患者生活质量和降低患者寿命的主要原因。因此，治疗策略基于血栓预后危险度分层制订。具体方案按年龄、有无血栓史及 *JAK2* 突变状态而定。血栓低、中危患者均建议控制心血管危险因素，可以口服小剂量阿司匹林预防治疗；血栓高危患者建议除控制心血管危险因素，抗血小板治疗外，尚推荐降细胞治疗。羟基脲、干扰素及阿那格雷等均可作为一线降细胞治疗，芦可替尼也可尝试作为二线选择。在病程中应对患者进行动态评估并根据评估结果调整治疗选择。包括对新发血栓、获得性血管性血友病及出血性表现等评估，每 3～6 个月采用 MPN-10 进行症状负荷的评估。对血栓低中危患者尚需定期评估是否有使用降细胞治疗指征。post-ET MF 和白血病变患者的治疗原则参考 PMF 及白血病相应指南。疗效评价主要包括临床血液学及骨髓组织学评价两方面。分子生物学疗效对于评价完全缓解（CR）或部分缓解（PR）不是必需的。

四、练习题

1. 原发性血小板增多症的诊断标准是什么?

2. 原发性血小板增多症的治疗原则有哪些?

五、推荐阅读

[1]中华医学会血液学分会白血病淋巴瘤学组.原发性血小板增多症诊断与治疗中国专家共识
(2016年版)[J].中华血液学杂志,2016,37(10):833-836.

[2]GERDS A T,GOTLIB J,ALI H,et al. Myeloproliferative neoplasms,version 3.2022,NCCN clinical
practice guidelines in oncology[J]. J Natl Compr Canc Netw,2022,20(9):1033-1062.

（刘艳慧　吴　隼）

案例26　原发性骨髓纤维化

一、病历资料

(一)门诊接诊

1. **主诉**　上腹胀满10年余,发现左上腹肿物10年余,加重7 d。

2. **问诊重点**　患者上腹部胀满、左上腹包块10年余为主要临床表现,提示慢性起病,左上腹部包块儿最常见是脾大,脾大常见于肝疾病和造血系统疾病,应重点询问有无食欲缺乏、厌食、黄疸等消化系统症状,以及有无面色苍白,疲乏无力,皮肤紫癜等造血系统症状,及其主要症状特点、伴随症状,诊疗经过,治疗效果等。询问10年间有无血常规、肝功能及腹部超声、CT等影像学检测结果。

3. **问诊内容**

(1)诱发因素:有无受凉、劳累等诱发因素。

(2)主要症状:左上腹肿物多为脾大,常见于慢性肝病和造血系统疾病,例如淋巴瘤、急慢性白血病、骨髓增殖性疾病等应重点询问起病时间和起病特点,骨髓增殖性疾病常起病隐匿,病程较长,在诱发因素影响下急性加重,而急性白血病通常急性起病。应重点关注疾病的演变过程,血细胞计数有无进行性减少等、能否恢复正常等。

(3)伴随症状:有无皮肤黏膜瘀点瘀斑、牙龈出血、腹痛、黑便、血尿、头痛、意识障碍等出血症状,有无贫血表现,如阵发性睡眠性血红蛋白尿症患者发作时尿液呈酱油或者浓茶色,而血小板减少引起的肉眼血尿多为鲜红色,头痛和意识障碍提示可能伴有脑出血或缺血缺氧性脑病,黑便提示可能有上消化道出血;有无头晕、乏力、胸闷、恶心等贫血症状;有无间断发热、反复感染等白细胞减少相关症状。

(4)诊治经过:做过何种检验和检查,结果如何,以利于诊断和下一步检查;是否用药、用何种药,具体剂量、效果如何,以利于迅速选择药物。

(5)既往史:有无肝炎、艾滋病、结核、寄生虫等传染病病史,可以引起脾大。有无长期发热,关节痛等风湿免疫系统疾病有关的症状,均可以引起一系或者多系血细胞减少。有无输血史。

（6）个人史：有无药物、化学和放射性毒物接触史（可诱发造血系统疾病）。

（7）家族史：先天性骨髓造血衰竭性疾病如先天性角化不良、纯红细胞再生障碍性贫血、Fanconi贫血等遗传性疾病。

问诊结果

患者老年男性，农民，"间断腹胀10年余，发现左上腹肿物10年余，加重7 d"以主诉入院，无脑血管、心脏疾病病史，无风湿免疫系统疾病病史，无甲状腺功能减退等内分泌疾病病史，无肝炎、结核、疟疾、伤寒病史，无药物、化学和放射性毒物接触史，无吸烟、饮酒史。10年余前无明显诱因出现上腹胀满，自己触及左上腹肿物，无压痛，无恶心、呕吐，无腹泻、腹痛，无发热、咽喉肿痛，自觉不影响日常生活，未诊治。10年间肿物进行性增大。7 d前自感腹胀加重，伴有乏力，无发热，无头晕、头痛，无胸闷、胸痛，无活动后气促，为一步诊治遂至某医院查血常规：白细胞$2.22×10^9$/L，红细胞$4.30×10^{12}$/L，血红蛋白116 g/L，血小板$93×10^9$/L，上腹部CT：①肝右叶钙化灶；②脾大、门静脉高压，给予"红花黄色素、奥美拉唑及甲钴铵"等药物（具体剂量不详）应用，患者感觉效果差；今日为进一步诊治，遂来就诊于医院门诊，查血常规：白细胞数$2.70×10^9$/L，红细胞$3.89×10^{12}$/L，血红蛋白104.0 g/L，血小板$90×10^9$/L，中性粒细胞绝对值$1.68×10^9$/L。门诊以"①白细胞增多待查；②脾大"收入院。自发病以来，食欲正常，睡眠正常，大小便正常，精神正常，体重减轻6 kg。

4. 思维引导　患者老年男性，慢性起病，既往体健，无肝病、风湿免疫系统疾病病史。无药物、化学毒物和放射性物质接触史，左上腹肿物、乏力、全血细胞减少为表现，考虑血液系统疾病可能性最大，需要重点鉴别慢性肝病，急、慢性白血病。急性白血病患者可以表现为外周血血细胞减少，但外周血原始或幼稚细胞比例往往升高，可伴有肝脾、淋巴结肿大。骨髓增生明显活跃，原始或幼稚细胞比例大于20%，典型的染色体异常和特异性基因改变等可协助确诊。

（二）体格检查

1. 重点检查内容及目的　患者血液系统疾病可能性大，应注意有无淋巴结、肝脾肿大，有无胸骨压痛，全身皮肤黏膜有无瘀点、瘀斑、黄染、皮疹、苍白，有无皮肤浸润等。此外还应注意有无面部皮肤"蝶形"红斑、手指畸形等。

体格检查结果

T 37.0 ℃，P 80 次/min，R 20 次/min，BP 110/75 mmHg

慢性病容，全身皮肤黏膜无黄染、无出血点，全身浅表淋巴结未触及，胸骨无压痛，心肺听诊未见明显异常，腹部柔软，无压痛、反跳痛，肝肋下未触及，脾肋下6 cm左右可触及，质稍硬，无压痛，双下肢无水肿。

2. 思维引导　患者脾肿大，无淋巴结及肝脏肿大。血象异常。需进一步行实验室检查，血常规+网织红细胞计数+外周血细胞形态分类、尿常规、凝血功能、传染病、肝功能、肾功能、溶血试验，骨髓穿刺送骨髓涂片，根据初步结果必要时做融合基因、染色体核型和/或FISH、基因突变检测，骨髓活检等，明确诊断。

(三)辅助检查

1. 主要内容及目的

(1)血常规+网织红细胞计数+外周血细胞形态分类:明确有无原始及幼稚细胞,判断增生程度。

(2)肝肾功能、电解质:判断有无溶血、肝肾功能的损害、内环境紊乱等。

(3)传染病:重点明确有无乙型病毒性肝炎。

(4)甲状腺功能:判断有无甲状腺功能异常。

(5)凝血功能:协助判断出血倾向的严重程度。

(6)溶血试验:明确有无自身免疫性溶血。

(7)骨髓涂片:判断骨髓增生程度,各类及各阶段细胞比例及细胞形态发育有无异常,有无非造血系统肿瘤细胞浸润等。

(8)流式细胞检测术:明确各系血细胞免疫表型,判断有无发育异常及克隆性增生。

(9)骨髓活检:判断骨髓增生程度,各类及各阶段细胞比例及细胞形态发育有无异常,有无纤维化及严重程度,有无非造血系统肿瘤细胞浸润等。

(10)染色体核型和/或荧光原位杂交技术:明确有无细胞遗传学异常。

(11)融合基因筛查:明确有无分子学异常。

(12)基因突变检测:明确有无分子学异常。

(13)颈部浅表淋巴结彩超:判断淋巴结有无肿大。

(14)腹部彩超:判断肝脾有无肿大,以及肿大的程度。

(15)胸部 CT:判断有无肺部感染。

辅助化验及检查结果

(1)血常规+网织红细胞计数+外周血细胞形态分类:白细胞 2.70×10^9/L,红细胞 3.89×10^{12}/L,血红蛋白 104.0 g/L,血小板 90×10^9/L,中性粒细胞绝对值 1.68×10^9/L,网织红细胞百分数 0.6%,网织红细胞绝对值 26.2×10^9/L;中幼粒细胞 2%,中性晚幼粒细胞 3%,晚幼红细胞 3%,红细胞大小不等,可见"泪滴样"红细胞。

(2)肝肾功能、电解质、传染病、甲状腺功能:均正常。

(3)凝血功能、溶血试验:正常。

(4)骨髓涂片:①骨髓增生活跃,粒:红=4.51:1。②粒系增生活跃,中性分叶核粒细胞比值增高,其余阶段中性粒细胞比值大致正常,粒细胞形态大致正常。③红系增生活跃,各期幼红细胞比值、形态大致正常。成熟红细胞大小欠等,可见大红细胞、椭圆形红细胞,易见"泪滴样"红细胞,血红蛋白充盈可。④淋巴细胞比值减低,形态正常。⑤巨核细胞 23 个/片,部分细胞形态异常,血小板散在簇状可见。骨髓病理:骨髓增生极度活跃,全片可见纤维组织广泛增生,纤维化分级(+++),粒细胞增生活跃,巨核细胞增生,形态异常。

(5)流式细胞检测术:正常。

(6)染色体核型:46,XY。

(7)荧光原位杂交技术:统计 500 个细胞,其中 *BCR/ABL* 融合基因阴性。

(8)融合基因筛查:*BCR/ABL* 融合基因阴性。

(9)基因突变检测:*JAK2V617F* 基因突变阳性,*MPL* 和 *CALR* 基因突变阴(因经济原因未行 *ASXL1*、*TET2*、*DNMT3a*、*SRSF2*、*U2AF1*、*EZH2*、*IDH1/2*、*SF3B1*、*TP53* 和 *CBL* 等基因突变作为二线检测)

(10)彩超:脂肪肝,脾大、脾门静脉、门静脉增宽、肝内钙化灶。浅表淋巴结未见肿大。

(11)胸部CT:胸部未见明显异常;提示脾大。

2.思维引导 患者老年男性,慢性起病,急性加重,全血细胞减少,脾大,外周血可见少量幼稚细胞,可见明显"泪滴样"细胞,考虑符合原发性骨髓纤维化诊断。骨髓活检可见广泛纤维组织增生,骨髓巨核细胞增多,形态异常,$JAK2V617F$基因突变阳性,综上所述考虑发性骨髓纤维化诊断明确。预后分层:IPSS评分3分,高危组;DIPSS评分3分,中危-2;DIPSS-Plus积分6分,高危组。①低危:0分;中危1组,1或2分;中危2组,3或4分;高危组,5或6分。WBC<10×10⁹/L,PLT≥40×10⁹/L;②中危:WBC<10×10⁹/L,PLT<40×10⁹/L。PMF生存期国际预后积分系统(IPSS):年龄(岁)0分,≤65岁;白细胞≤25×10⁹/L;血红蛋白≥100 g/L;外周血原始细胞<1%;全身性症状(有/否);1分,>65岁;白细胞>25×10⁹/L;外周血原始细胞≥1%;2分,血红蛋白<100 g/L;全身性症状,诊断前1年体重下降超过10%/不明原因发热/严重盗汗超过1个月。PMF的治疗手段主要有异基因造血干细胞移植,口服羟基脲等降低白细胞负荷,脾切除或者脾区放射治疗,输注红细胞和/或皮下注射促红细胞生成素、口服雄激素和免疫调节剂等改善贫血,靶向$JAK2V617F$突变的JAK激酶抑制剂等。

(四)初步诊断

分析上述病史、查体、辅助检查结果,支持以下诊断:原发性骨髓纤维化。诊断依据:①骨髓增生极度活跃,全片可见纤维组织广泛增生,纤维化分级(+++),粒细胞增生活跃,巨核细胞增生,形态异常。②$JAK2V617F$基因突变阳性。③外周血可见原始幼粒细胞,可见"泪滴样"细胞、贫血、脾大。

二、治疗经过

(一)初步治疗

1.治疗过程

(1)根据《原发性骨髓纤维化诊断与治疗中国指南》(2019年版)PMF的治疗策略可依据患者的预后分组来加以制订,IPSS/DIPSS/DIPSS-Plus低危和中危-1患者如果没有明显的临床症状并且无明显的贫血(HGB<100 g/L)、无明显的脾大(触诊左缘肋下>10 cm)、白细胞计数增高(>25×10⁹/L)或显著血小板计数增高(>1 000×10⁹/L),可以仅观察、监测病情变化如有降细胞治疗指征,首选羟基脲治疗,IFN-α亦是一个有效的降细胞药物。血红蛋白水平低于100 g/L时应开始贫血治疗。贫血有效的药物有糖皮质激素、雄激素、EPO和免疫调节剂。芦可替尼作为有明显脾大的IPSS/DIPSS/DIPSS-Plus中危-2和高危患者的一线治疗,对那些有严重症状性脾大(如左上腹疼或由于早饱而影响进食量)的中危-1患者亦可以作为一线治疗,其他患者首选药物是羟基脲。脾切除术仍为药物治疗无效的脾大患者的可行选择。芦可替尼有明显缩脾和改善骨髓纤维化相关症状的疗效,芦可替尼的起始剂量主要依据患者的血小板计数水平:治疗前PLT>200×10⁹/L患者的推荐起始剂量为20 mg每日2次,PLT(100~200)×10⁹/L患者的推荐起始剂量为15 mg每日2次,PLT(50~100)×10⁹/L患者的推荐起始剂量为5 mg每日2次。前4周不应增加剂量,调整剂量间隔至少2周,最大用量25 mg每日次。治疗过程中PLT<100×10⁹/L时应考虑减量;PLT<50×10⁹/L或中性粒细胞绝对值<0.5×10⁹/L应停药。芦可替尼最常见的血液学不良反应为3/4级的贫血、血小板减少,以及中性粒细胞减少。

(2)治疗体质性症状:PMF患者的体质性症状,视为一个重要的治疗指征。芦可替尼可显著改善PMF的体质性症状,那些MPN-10总积分>44分或难治且严重(单项评分>6分)的皮肤瘙痒或不是由其他原因导致的超预期的体重下降(过去 6 个月下降>10%)或不能解释的发热的患者,芦可替尼作为一线治疗。结合患者症状、体征及基因检测,给予芦可替尼 5 mg 每日 2 次。前 4 周不应增加剂量调整剂量间隔至少 2 周,最大用量为 25 mg 每日 2 次。治疗过程中 PLT<100×10⁹/L 时应考虑减量;PLT<50×10⁹/L 或中性粒细胞绝对计数<0.5×10⁹/L 应停药。

(3)治疗非肝脾内的造血:胸椎椎体是 PMF 非肝脾性髓外造血(EMH)的最常见部位。此外其他的部位:淋巴结、肺、胸膜、小肠、腹膜、泌尿生殖道和心脏。可采用低剂量病灶局部放疗(0.1 ~ 1.0 Gy,分为 5 ~ 10 次照射)。

(4)异基因造血干细胞移植(allo-HSCT):allo-HSCT 是目前唯一可能治愈 PMF 的治疗方法,但有相当高的治疗相关死亡率和并发症发生率。allo-HSCT 候选患者包括 IPSS 高危或中危-2 患者,以及输血依赖或有不良细胞遗传学异常的患者。

(5)脾切除术:脾切除术的指征:有症状的门静脉高压(如静脉曲张出血、腹水),药物难治的显著脾大伴有疼痛或合并严重恶病质,以及依赖输血的贫血。

(6)急变期的治疗:该期的任何治疗疗效都很差,应考虑试验性或姑息性治疗。应考虑对有选择的患者进行强烈诱导化疗,然后行 allo-HSCT 进行巩固。

2.思维引导　患者原发性骨髓纤维化诊断明确,针对评分 DIPSS-Plus 高危伴脾大的患者治疗首选芦可替尼一线治疗,治疗中根据血小板计数酌情调整其剂量。患者血小板减少易合并中性粒细胞减少,应当严密监测白细胞计数和血小板计数,及时对症处理,警惕严重的出血症状发生。化疗过程中应当密切监测肝肾功能,预防肝肾功能损害发生。另外,应当高度警惕急性变,通常发生进展复发患者,主要临床表现有进行性脾大、血细胞持续减低、贫血加重、输血、依赖等,此外,常伴随明显高代谢表现。应常规监测血常规。出入量、体重、呼吸状况,当血小板<50×10⁹/L 并持续减低或中性粒细胞绝对值<0.5×10⁹/L 时,应考虑芦可替尼停用或者减量。

治疗效果

1. 症状　1 周后患者腹胀明显减轻。

2. 查体　轻度贫血貌,全身皮肤无瘀点、瘀斑,双侧颈部、锁骨上、锁骨下、腋窝、腹股沟未及肿大淋巴结,胸骨无压痛,心率 89 次/min,律齐,心脉率一致,各瓣膜听诊区未闻及杂音,无心包摩擦音。腹部柔软,无触痛、压痛及反跳痛,肝肋下未触及,脾肋下 5 cm,质软。双下肢无水肿。

3. 辅助检查　①血常规+外周血细胞形态分类:白细胞数 2.20×10⁹/L,红细胞 3.4×10¹²/L,血红蛋白 100.0 g/L,血小板总数 80×10⁹/L,中性粒细胞绝对值 1.30×10⁹/L;原始幼粒细胞 0,外周血偶见"泪滴样"细胞。②凝血功能:正常。

(二)病情变化

入院后 2 周患者因受凉后出现发热,最高体温 39.0 ℃,伴有畏寒、寒战、咳嗽、咳痰,痰为黄色,易咳出,无胸闷、气短,贫血貌,结膜苍白,双肺呼吸音粗,双侧肺底可闻及少量湿啰音,全身散在皮肤瘀点、瘀斑,腹部柔软,无触痛、压痛及反跳痛,肝肋下未触及,脾肋下 3 cm,质软。

1. 患者病情变化的可能原因及应对　芦可替尼血液学不良反应合并感染的可能,完善血培养、炎症指标、G 试验+GM 试验、胸部 CT,动态监测血常规、凝血功能。

辅助化验及检查结果

（1）血常规：白细胞数 $1.8×10^9$/L，红细胞 $3.6×10^{12}$/L，血红蛋白 100.0 g/L，血小板 $25×10^9$/L，中性粒细胞绝对值 $0.9×10^9$/L。

（2）CRP：30.45 mg/L，PCT 0.924 ng/mL。

（3）血培养：培养 5 d 无细菌生长。

（4）凝血功能：正常。

（5）胸部 CT：两肺炎症。双侧胸腔少量积液，双侧胸膜增厚，脂肪肝。

2. 思维引导　患者原发性骨髓纤维化诊断明确，针对评分 DIPSS-Plus 高危伴脾大的患者治疗首选芦可替尼一线治疗中，治疗中根据血小板及白细胞计数酌情调整其剂量。目前治疗 2 周左右，血常规提示外周血细胞计数进行性下降，血小板明显下降，中性粒细胞绝对值 $<1.0×10^9$/L，提示粒细胞减少，考虑芦可替尼血液学不良反应。患者合并感染、出血等，暂停芦可替尼治疗，同时积极予以抗生素、粒细胞集落刺激因子、重组人血小板生成素应用，以及成分血输注等。

治疗 3 周后

1. 症状　无发热，腹胀明显减轻。轻度贫血貌，全身皮肤无出血点，双侧颈部、锁骨上、锁骨下、腋窝、腹股沟未及肿大淋巴结，胸骨无压痛，双肺呼吸音清，双侧肺底未闻及干、湿啰音，心率 75 次/min，律齐，心脉率一致，各瓣膜听诊区未闻及杂音，无心包摩擦音。全身可见陈旧性散在皮肤瘀点、瘀斑，腹部柔软，无触痛、压痛及反跳痛，肝肋下未触及，脾肋下 2 cm，质软。双下肢无水肿。

2. 辅助检查

（1）血常规+外周血细胞形态分类：白细胞 $4.35×10^9$/L，红细胞 $3.6×10^{12}$/L，血红蛋白 110 g/L，血小板 $105×10^9$/L；外周血未见原始幼稚细胞，无"泪滴样"细胞。

（2）骨髓活检：骨髓增生活跃，纤维组织增生，骨髓纤维化分级（+），粒细胞增生活跃，巨核细胞增生，部分形态异常。

三、思考与讨论

原发性骨髓纤维化是一种目前原因尚不明确的，由于克隆性造血干细胞异常导致的骨髓增生性疾病，骨髓纤维组织明显增生及髓外造血是 PMF 的病理基础。PMF 起病隐袭、进展缓慢，在确诊前往往有一段很长时间的无症状期，有的长达数年，甚至 10 年余。占整个病程的 2/3 左右，唯一的临床表现是脾大。AL 的转化率为 10% ~25%，绝大多数转化为 AML，仅极少数转化为急性淋巴细胞白血病（ALL）。转化为 AL 后常对抗白血病药物耐药，治疗反应差，缓解率低，大多在 3 ~6 个月内死亡。PMF 是一种进展缓慢、病程漫长的疾病，许多患者不经任何治疗可长期稳定。只有出现症状时才需治疗。根据《原发性骨髓纤维化诊断治疗中国指南》（2019 年版）PMF 的治疗策略可依据患者的预后分组来加以制订，IPSS/DIPSS/DIPSS-Plus 低危和中危-1 患者如果没有明显的临床症状并且无明显的贫血（HGB<100 g/L）、无明显的脾大（触诊左缘肋下>10 cm）、白细胞计数增高（>25×10^9/L）或显著血小板计数增高（>1 000×10^9/L），可以仅观察、监测病情变化如有降细胞治疗指征，首选羟基脲治疗，IFN-α 亦是一个有效的降细胞药物。由于 PMF 患者面临一系列临床问题，如贫血、脾大、体质性症状、症状性髓外造血等,现今 PMF 的治疗策略制订主要是根据患者是否存在前述临床问题,结合患者预后分组给予适当处理。

四、练习题 ▶▶▶

1. 原发性骨髓纤维化的诊断标准是什么?
2. 原发性骨髓纤维化的临床表现有哪些?
3. 原发性骨髓纤维化的治疗原则有哪些?

五、推荐阅读 ▶▶▶

[1]中华医学会血液学分会白血病淋巴瘤学组. 原发性骨髓纤维化诊断与治疗中国专家共识(2019 年版)[J]. 中华血液学杂志,2019,40(1):1-7.

[2]徐俊卿,徐泽锋,王静雅,等. 615 例 Ph 染色体/*BCR-ABL* 融合基因阴性骨髓增殖性肿瘤患者的症状负荷评估[J]. 中华血液学杂志,2016,37(1):26-29.

[3]肖志坚. 骨髓增殖性肿瘤和骨髓增生异常综合征/骨髓增殖性肿瘤:开启分子诊断新时代[J]. 中华血液学杂志,2014,35(5):385-386.

[4]RUMI E,PIETRA D,PASCUTTO C,et al. Clinical effect of driver mutations of JAK2,CALR,or MPL in primary myelofibrosis[J]. Blood,2014,124(7):1062-1069.

[5]沈悌,赵永强. 血液病诊断及疗效标准[M]. 4 版. 北京:科学出版社,2018.

(吴　川　吴　隼)

案例 27　伴有嗜酸性粒细胞增多的髓系/淋系肿瘤

一、病历资料 ▶▶▶

(一)门诊接诊

1. 主诉　发现脾大 2 年,发热 2 d。

2. 问诊重点　患者脾大为主要临床表现,慢性起病,应重点询问既往的血常规检验结果、腹部超声及 CT 检查,有无白细胞增多或减少、是否有贫血、脾大相关症状、诊治经过、治疗效果等。脾大是常见的症状,血液系统疾病和非血液系统疾病均可见,应注意询问主要症状及伴随症状特点、诊治经过及治疗效果等。

3. 问诊内容

(1)诱发因素:有无受凉、劳累等诱发因素。

(2)主要症状:血液系统脾大为主要临床表现的有慢性粒细胞白血病、骨髓增殖性疾病,淋巴瘤、急性白血病等;非造血系统疾病以脾大为主要表现的有慢性肝病、慢性感染性疾(如疟疾、感染性心内膜炎、黑热病、布鲁氏菌病、传染性单核细胞增多症),脂质代谢性疾病(戈谢病、尼曼-皮克病)等。应重点询问起病时间和起病特点,骨髓增殖性疾病可以隐匿慢性起病,在诱发因素影响下急性加重,而急性白血病通常急性起病。疾病的演变过程,血细胞计数有无进行性增加,尤其是细胞形态及分类有无异常以及治疗反应等。

（3）伴随症状：有无皮肤瘀点瘀斑、牙龈出血、鼻衄、黑便、血尿等出血症状；有无贫血表现，如头晕、乏力、心悸、劳力性呼吸困难；头痛和意识障碍提示可能伴有脑出血或缺血缺氧性脑病，腹痛和黑便提示可能有上消化道出血；有无头晕、乏力、胸闷、恶心等贫血症状；有无反复感染和发热等白细胞减少或功能缺陷的症状。

（4）诊治经过：做过何种检验和检查，结果如何，治疗情况（是否用药、用何种药，具体剂量、效果如何），以利于下一步的诊断和治疗方案的选择。

（5）既往史：有无肝炎、艾滋病、结核、寄生虫等可引起脾大的病史；有无反复发热、关节痛等风湿免疫系统疾病的相关表现；有无反复感染现象，以上原因均可以引起血细胞的质和量的异常。有无输血史。

（6）个人史：有无药物、化学毒物和放射性物质接触史。

（7）家族史：有无先天性造血系统异常疾病如先天性角化不良、Fanconi 贫血等家族遗传倾向。

问诊结果

患者青年男性，农民，以"发现脾大 2 年，发热 2 d"为主诉入院，无脑血管、心脏疾病病史，无风湿免疫系统疾病病史，无甲状腺功能减退等内分泌疾病病史，无肝炎、结核、疟疾、伤寒病史，无药物、化学和放射性毒物接触史，无吸烟、饮酒史。2 年前自查发现左下腹肿物，无恶心、呕吐，无腹泻、腹痛，无发热、咽喉肿痛，至"某医院"就诊，发现脾大、白细胞增高（具体不详），自诉当地医院给予抗感染及对症治疗后（具体不详），复查血常规恢复"正常"（具体不详），脾大未消退出院，院外未复检。2 d 前因受凉后出现发热，最高 38.5 ℃，伴乏力，无咳嗽、咳痰，无咽痛，无腹痛、腹胀，至某医院就诊，查血常规：白细胞 176.07×10^9/L，红细胞 3.24×10^{12}/L，血红蛋白 116 g/L，血小板 300×10^9/L；建议至上级医院治疗，遂为进一步诊治来门诊就诊。门诊以"①白细胞增多待查；②脾大"收入院。自发病以来，食欲正常，睡眠正常，大小便正常，精神正常，体重无减轻。

4. 思维引导 患者青年男性，慢性起病，既往体健，无肝病、风湿免疫系统疾病病史，无药物、化学和放射性毒物接触史，左上腹肿物、乏力、白细胞增多为表现，考虑血液系统疾病可能性最大，需要重点鉴别慢性粒细胞白血病、骨髓增殖性疾病等血液系统疾病。慢性粒细胞白血病患者可以表现为外周血白细胞增多，分类可见中晚幼稚细胞比例升高，可见嗜酸性粒细胞、嗜碱性粒细胞增高常有脾大。骨髓增生明显活跃，粒系分布类似血常规，红系明显偏低，淋巴细胞比例降低，巨核细胞增多或正常，查出 Ph 染色体和 ABL/BCR 融合基因可以确诊。骨髓增殖性疾病往往也有脾大和血细胞增多，但后者往往以一系血细胞增多为主，其他两系增多不明显，嗜酸性粒细胞、嗜碱性粒细胞增多不常见，Ph 染色体阴性，无 BCR/ABL 基因突变，常检测到 JAK2 基因。

（二）体格检查

1. 重点检查内容及目的 患者血液系统疾病可能性大，应注意有无淋巴结、肝脾肿大，肿大的程度及性质，有无胸骨压痛，全身皮肤黏膜有无瘀点、瘀斑、黄染、皮疹、苍白，有无皮肤浸润等。此外还应注意有无面部皮肤"蝶形"红斑、手指畸形等。

体格检查结果

T 38.7 ℃,P 105 次/min,R 21 次/min,BP 120/80 mmHg

神志清,表情自然,全身皮肤无明显瘀点瘀斑,无皮疹,无皮肤黄染,双侧颈部、锁骨上、锁骨下、腋窝、腹股沟未触及肿大淋巴结,胸骨无明显压痛,双肺呼吸音粗,未闻及干、湿啰音,心率 105 次/min,律齐,心脉率一致,各瓣膜听诊区未闻及杂音,无心包摩擦音。腹部柔软,无触痛、压痛及反跳痛,肝肋下未触及,脾肋下 5 cm 左右可触及,质稍硬,无压痛,双下肢无水肿。

2.思维引导　患者脾大考虑与白细胞增多相关,无淋巴结及肝大,需进一步行实验室检查,血常规+网织红细胞计数+外周血细胞形态分类、尿常规、凝血功能、传染病、肝功能、肾功能、溶血试验,骨髓穿刺送骨髓涂片,根据初步结果必要时做融合基因、染色体和基因突变检测,骨髓活检等,以明确诊断。

(三)辅助检查

1.主要内容及目的

(1)血常规+网织红细胞计数+外周血细胞形态分类:明确有无原始及幼稚细胞。

(2)肝肾功能、血清胰酶、血清心肌酶、血清维生素 B_{12}、血清免疫球蛋白(Ig)、电解质:判断有无肝肾功能、胰腺、心脏的损害、内环境紊乱。

(3)血培养、炎症指标、寄生虫筛查及传染病:有无明确病菌或寄生虫的感染,有无乙型肝炎、HIV、人类 T 细胞白细胞/淋巴病毒 I 型病毒感染。

(4)结缔组织病、血管炎筛查,甲状腺功能:判断有无全身免疫系统疾病或甲状腺功能异常引起的血细胞异常。

(5)凝血功能:协助判断有无出血及纤溶亢进倾向。

(6)骨髓涂片:判断骨髓增生程度,各类及各阶段细胞比例及细胞形态发育有无异常,有无非造血系统肿瘤细胞浸润等。

(7)流式细胞检测术:明确各系血细胞免疫表型,判断有无发育异常及克隆性增生。

(8)骨髓活检:判断骨髓增生程度,各类及各阶段细胞比例及细胞形态发育有无异常,有无纤维化及严重程度,有无非造血系统肿瘤细胞浸润等。

(9)染色体核型和/或荧光原位杂交技术:明确有无细胞遗传学异常。

(10)融合基因筛查:明确有无分子生物学异常。

(11)基因突变检测:明确有无分子生物学异常。

(12)全身浅表淋巴结彩超:判断淋巴结有无肿大。

(13)心电图、心脏及腹部彩超:判断心脏受损及肝脾有无肿大。

(14)胸部 CT:判断有无肺部感染。

辅助化验及检查结果

(1)血常规+网织红细胞计数+外周血细胞形态分类血常规:白细胞 $77.14×10^9/L$,血红蛋白 101.0 g/L,血小板 $196×10^9/L$,嗜酸性粒细胞百分数 11.7%,嗜酸性粒细胞绝对值 $9.03×10^9/L$;外周血细胞形态及性质(手工分类):嗜酸性粒细胞 13%。

(2)肝肾功能、胰酶、结缔组织病、血管炎、血清维生素 B_{12}、血清免疫球蛋白、电解质、血培养、寄生虫筛查、传染病、甲状腺功能:结果均正常。

（3）心肌酶：肌酸激酶同工酶 38.1 U/L；乳酸脱氢酶 970 U/L；肌钙蛋白 I 及肌钙蛋白 T 均正常。

（4）凝血功能：正常。

（5）炎症指标：C 反应蛋白 32.70 mg/L，降钙素原 0.485 ng/mL。

（6）心脏彩超及心电图：未见异常。

（7）骨髓涂片：①骨髓有核细胞增生明显活跃，粒：红＝29.62：1。②粒系增生活跃，中幼粒、晚幼粒细胞比值增高，中性杆状核粒细胞比值减低，其细胞质中颗粒增多、增粗，中性中晚幼粒细胞可见巨样变，偶见环杆状核粒细胞。嗜酸性粒细胞比值明显增高，占 46.4%。嗜碱性粒细胞占 3.2%。③红系增生低下，占 3.2%。成熟红细胞大小形态大致正常，血红蛋白充盈可。④淋巴细胞比值减低，形态正常。⑤巨核细胞 43 个/片，血小板散在可见。骨髓活检：造血组织增生极度活跃，粒系比例增高，嗜酸性粒细胞比例明显增高。

（8）流式细胞检测术：未见 T 及 B 淋巴系及髓系表达异常。

（9）染色体核型：46，XY。

（10）荧光原位杂交技术：统计 500 个细胞，其中 FDGFRA 基因缺失占 71.0%，为阳性。FDGFRB 基因缺失、FGFR1 基因缺失阴性。

（11）融合基因筛查：BCR-ABL 融合基因阴性，FIP1L1-FDGFRA 融合基因表达阳性，PCM1-JAK2 融合基因阴性，TCR 重排阴性。

（12）基因突变检测：JAK2V617F 和 c-kitD816V 基因突变阴性。

（13）腹部及淋巴结彩超：脂肪肝，脾大，浅表淋巴结未见肿大。

（14）胸部 CT：双肺炎症。

2. 思维引导　青年男性，慢性起病，白细胞增多，外周血及骨髓细胞分析提示嗜酸性粒细胞异常增多。骨髓中嗜酸性粒细胞比值明显增高，占 46.4%。流式细胞免疫表型未见异常，FDGFRA 基因缺失阳性，FIP1L1-FDGFRA 融合基因表达阳性，综上所述考虑嗜酸性粒细胞增多伴 FDGFRA 基因重排的髓系肿瘤诊断明确。评估终末器官受累情况：伴显著的组织嗜酸性粒细胞浸润和/或发现嗜酸性粒细胞颗粒蛋白广泛沉积（在有或没有较显著的组织嗜酸性粒细胞浸润情况下）且至少有以下 1 条：①纤维化（肺、心脏、消化道、皮肤和其他脏器组织）；②血栓形成伴或不伴栓塞；③皮肤（包括黏膜）红斑、水肿/血管性水肿、溃疡、瘙痒和湿疹；④外周或中枢神经系统疾病伴或不伴慢性或反复神经功能障碍。

（四）初步诊断

分析上述病史、查体、辅助检查结果，支持以下诊断：①嗜酸性粒细胞增多伴 FIP1L1-FDGFRA 基因重排的髓系肿瘤；②肺部感染。

二、治疗经过

（一）初步治疗

1. 治疗过程

（1）糖皮质激素治疗：当有严重的或致命性器官受累，特别是心脏和肺，应进行紧急处理。现心肌酶指标轻度升高，肌钙蛋白正常。首选静脉输注甲泼尼龙 1 mg/（kg·d）或口服泼尼松 0.5～1.0 mg/（kg·d）。结合目前患者血液检查结果，因嗜酸性粒细胞极度增多，且伴有心肌酶轻度上抬，给予口服泼尼松 20 mg bid，同时给予别嘌呤醇。1～2 周后逐渐缓慢减量，2～3 个月减量至最少维持剂量。

（2）分子靶向药物 FIP1L1–PDGFRA（+）患者：首选伊马替尼，起始剂量为 100 mg/d，如疗效不佳，可加大剂量至 400 mg/d，直至达临床、血液学和分子生物学缓解。可继续维持原剂量，或改为隔日 1 次或每周 1 次给药，以维持临床完全缓解及嗜酸性粒细胞绝对值在正常范围。已有 *PDGFRA* 基因突变（常见突变为 *T674I*）导致伊马替尼耐药。

（3）控制感染：比阿培南 0.3 g q8h 静脉滴注。

（4）维持内环境稳态：水化、碱化、降尿酸、维持水电解质平衡。

（5）二线治疗药物：①伊马替尼 400 mg/d，4～6 周后无效则停用；②干扰素一般为 100～500 IU/（m² · d），需数周后方可起效；③环孢素 A 150～500 mg/d；④硫唑嘌呤：推荐起始剂量为 1～3 mg/（kg · d），肝肾功能不全患者应选择较低起始剂量，依患者临床和血液学反应调整剂量；⑤羟基脲：0.5～3.0 g/d，可单用或与干扰素联合使用；⑥单克隆抗体 Mepolizumab、Reslizumab、Alemtuzumab 等。FGFR1 重排（+）、CEL-NOS、难治性或对治疗药物不能耐受的 HEUS 患者，如果有合适供者且患者一般状况允许，也可选择异基因造血干细胞移植。

2. 思维引导　患者嗜酸性粒细胞增多伴 *FIP1L1–FDGFRA* 基因重排的髓系肿瘤诊断明确，轻度心肌酶的升高，心电图及心脏超声未见异常，不排除心脏的损害，首选伊马替尼联合糖皮质激素治疗，监测嗜酸性粒细胞计数，根据指标酌情加量，治疗过程中监测心肺、胰腺等器官受损的血清学及影像学指标。

治疗效果

1. 症状　10 d 后患者未再发热，乏力明显缓解。全身皮肤无明显瘀点、瘀斑，无皮疹，无皮肤黄染，双侧颈部、锁骨上、锁骨下、腋窝、腹股沟未触及肿大淋巴结，胸骨无压痛，双肺呼吸音清，未闻及干、湿啰音，心率 80 次/min，律齐，心脉率一致，各瓣膜听诊区未闻及杂音，无心包摩擦音。腹部柔软，无触痛、压痛及反跳痛，肝肋下未触及，脾肋下 3 cm 左右可触及，质韧，无压痛，双下肢无水肿。

2. 辅助检查

（1）血常规：白细胞 10.2×10^9/L，红细胞 3.6×10^{12}/L，血红蛋白 110 g/L，血小板 150×10^9/L，嗜酸粒细胞百分数 5.0%。

（2）心肌酶及炎症指标：正常。

（3）肺部 CT：未见异常。

（二）病情变化

治疗 3 周后

1. 症状　无发热、乏力不适症状。全身皮肤无明显瘀点、瘀斑，无皮疹，无皮肤黄染，双侧颈部、锁骨上、锁骨下、腋窝、腹股沟未及肿大淋巴结，胸骨无压痛，双肺呼吸音清，未闻及干、湿啰音，心率 75 次/min，律齐，心脉率一致，各瓣膜听诊区未闻及杂音，无心包摩擦音。腹部柔软，无触痛、压痛及反跳痛，肝脾肋下未触及，双下肢无水肿。

2.辅助检查

(1)血常规:白细胞$4.5×10^9$/L,红细胞$3.6×10^{12}$/L,血红蛋白112 g/L,血小板$250×10^9$/L,嗜酸粒细胞百分数正常。

(2)骨髓涂片:嗜酸性粒细胞百分比占4.5%正常成熟嗜酸性粒细胞,余正常。

(3)融合基因筛查:*FIP*1*L*1-*FDGFRA*融合基因表达阴性。

三、思考与讨论 »»»

嗜酸性粒细胞增多症(HE)分为遗传性(家族性)HE(HEFA)、继发性(反应性)HE(HER)、原发性(克隆性)HE(HEN)和意义未定(特发性)HE(HEUS)的四大类。HEFA:发病机制不明,呈家族聚集,无遗传性免疫缺陷症状或体征,无 HER 和 HEN 证据。HES 是指嗜酸性粒细胞起源于血液肿瘤克隆。①髓系和淋系肿瘤伴 *PDGFRA*、*PDGFRB*、*FGFR*1 重排或 *PCM*1-*JAK*2、*ETV*6-*JAK*2 或 *BCR*-*JAK*2 融合基因;②慢性嗜酸性粒细胞白血病-非特指型(CEL-NOS),包括那些伴 *ETV*6-*ABL*1、*ETV*6-*FLT*3 或其他激酶融合基因;③不典型慢性髓性白血病伴嗜酸性粒细胞增多(aCML-Eo);④慢性粒单核细胞白血病伴嗜酸性粒细胞增多(CMML-Eo);⑤慢性髓性白血病加速期或急变期(偶见);⑥其他骨髓增殖性肿瘤急变期(偶见);⑦急性髓系白血病伴嗜酸性粒细胞增多(AML-Eo),特别是伴 t(8;21)(q22;q22)或 inv(16)(p13.1q22)(仅偶见);⑧急性淋巴细胞白血病,如果证实嗜酸性粒细胞来源于恶性克隆;⑨系统性肥大细胞增多症(嗜酸性粒细胞证实为克隆性)。临床上伴有嗜酸性粒细胞增多的髓系/淋系肿瘤(HES)是一种特殊类型的以外周血和组织嗜酸性粒细胞(EOS)持续显著增多,并排除继发性因素所致的异质性疾病,多见于 20~50 岁人群。男女之比为 1.47:1。发病率低,是属于少见病的一种,表现为 *PDGFRA*、*PDGFRB*、*FGFR*1 基因重排或 *PCM*1-*JAK*2、*ETV*6-*JAK*2 或 *BCR*-*JAK*2 融合基因阳性。一线的治疗首选一代 TKI 伊马替尼治疗,其中 *FIP*1*L*1-*PDGFRA* 融合基因阳性患者推荐起始剂量为 100 mg/d。一般一周内 EOS 下降,患者症状、体征及骨髓过度增生 1 个月内改善,已经受累的器官常不能恢复,一般 12~18 个月达到分子学缓解。对于 *FIP*1*L*1-*PDGFRA* 融合基因阴性治疗 1 个月后,EOS 仍≥$1.5×10^9$/L 为治疗失败。应每 3~6 个月监测 *FIP*1*L*1-*PDGFRA* 融合基因。

四、练习题 »»»

1.伴有嗜酸性粒细胞增多的髓系/淋系肿瘤的诊断标准是什么?

2.伴有嗜酸性粒细胞增多的髓系/淋系肿瘤的临床表现有哪些?

3.嗜酸性粒细胞增多伴 *FIP*1*L*1-*FDGFRA* 基因重排的髓系肿瘤的一线药物治疗是什么?

五、推荐阅读 »»»

[1]中华医学会血液学分会,中国医师协会血液科医师分会.嗜酸性粒细胞增多症诊断与治疗中国专家共识(2017 年版)[J].中华血液学杂志,2017,38(7):561-565.

[2]REITER A,GOTLIB J. Myeloid neoplasms with eosinophilia[J]. Blood,2017,129(6):704-714.

[3]沈悌,赵永强.血液病诊断及疗效标准[M].北京:科学出版社,2018.

(吴　川　吴　隼)

第六章 出血与血栓性疾病

案例 28 成人原发免疫性血小板减少症

知识拓展

一、病历资料

（一）门诊接诊

1. 主诉　皮肤紫癜1周,发现血小板减少半天。

2. 问诊重点　患者皮肤紫癜就诊,急性起病,应重点询问紫癜部位、伴随出血情况、近期有无相关血常规及凝血功能结果,诊治经过、治疗效果等。

3. 问诊内容

（1）诱发因素:有无受凉、劳累、接触变应原等诱发因素。

（2）主要症状:单纯血小板减少为临床常见疾病,如自身免疫病、甲状腺疾病、淋巴系统增殖性疾病、骨髓增生异常综合征（MDS）、再生障碍性贫血（AA）、恶性血液病、肿瘤浸润、慢性肝病、脾功能亢进、普通变异型免疫缺陷病（CVID）、感染、疫苗接种等所致的继发性血小板减少、血小板消耗性减少、药物所致的血小板减少、同种免疫性血小板减少、妊娠期血小板减少、先天性血小板减少及假性血小板减少等。病史应围绕这些疾病特点进问诊,着重询问近期有无病毒感染病史,有无疫苗接种史,有无急慢性肝病、脾大病史,有无其他病史或服药史。

（3）伴随症状:有无皮肤黏膜瘀点、瘀斑等皮下出血,牙龈、鼻腔、口腔、结膜、月经量等黏膜出血,腹痛、黑便、血尿、头痛、意识障碍等深部器官等出血症状。有无头晕、乏力、胸闷、恶心等贫血症状;有无间断发热、反复感染等白细胞减少相关症状。有无肿块、淋巴结肿大等淋巴瘤或肿瘤相关症状,有无关节肿痛、口干、眼干、皮疹、口腔溃疡、脱发等免疫性疾病可能的伴随症状。

（4）诊治经过:做过何种检验和检查,结果如何,以利于诊断和下一步检查;是否用药、用何种药,具体剂量、效果如何,以利于迅速选择药物。

（5）既往史:有无肝炎、艾滋病、结核等传染病病史。有无系统性红斑狼疮等风湿免疫系统疾病,有无甲状腺功能减退等内分泌系统疾病,近期有无疫苗接种史。既往有无肿瘤或放化疗病史,既往有血小板检查等情况,有无输血史。

（6）个人史:有无药物、化学和放射性毒物接触史。

（7）家族史:有无先天性血小板减少等先天性骨髓造血衰竭疾病。

问诊结果

患者老年女性,退休人员,无心脑血管疾病病史,无风湿免疫系统疾病病史,无甲状腺功能减退等内分泌疾病病史,无肝炎、结核、疟疾、伤寒病史,无药物、化学和放射性毒物接触史,无吸烟、饮酒史。患者1周前有感冒病史,逐渐出现皮肤紫癜,主要位于四肢,双侧较为对称,偶有牙龈出血,无疼痛、瘙痒、发热、关节肿痛等,无鼻衄、黑便、血尿等,未诊治。紫癜逐渐增多,至当地卫生院,查血常规:血小板 $1 \times 10^9/L$,白细胞、红细胞未见异常。为进一步诊治来我院。

4.思维引导　患者老年女性,急性起病,既往体健,无肝病、风湿免疫系统疾病病史,无药物、化学和放射性毒物接触史,皮肤散在瘀点瘀斑、血小板减少。单纯血小板减少是非特异性血细胞计数指标,需结合病史、症状和体征,考虑可能的原因,血小板从发病机制来分,包括以下几种。①血小板生成减少:再生障碍性贫血、骨髓增生异常综合征、白血病等。急性白血病患者可以表现为外周血血细胞减少,但外周血原始或幼稚细胞比例往往升高,可伴有肝脾、淋巴结肿大,骨髓增生明显活跃,原始或幼稚细胞比例大于20%。再生障碍性贫血多表现为一系或多系减少,外周血无原始及幼稚细胞,网织红细胞比例和绝对值下降,骨髓增生程度低下,骨髓小粒空虚,造血细胞减少,红系、粒系均明显减少,脂肪细胞和/或非造血细胞比例增高增多;骨髓增生异常综合征可表现为一系、二系血细胞减少,也可表现为全血细胞减少,网织红细胞可以轻度升高,也可以不高,甚至降低。骨髓多为增生性骨髓象,也可呈低增生性,一系、二系或三系血细胞发育异常,原始细胞比例可以升高,但小于20%。②血小板破坏过多:如成人原发免疫性血小板减少症(ITP)、系统性红斑狼疮(SLE)等;ITP为排除性诊断,需排除其他引起血小板减少的其他疾病才能诊断该疾病;SLE多累及皮肤、肌肉骨骼系统、血液系统和肾,实验室检查多表现为抗核抗体及狼疮抗凝物等异常,血小板减少是SLE患者常见的血液系统病变,发生率为10%~40%。③血小板消耗过多:如血栓性血小板减少性紫癜(TTP)、弥散性血管内凝血(DIC)等。TTP是一种少见的临床危急重症,累及多器官、多系统的血栓性微血管病,发病机制为血管性血友病因子裂解酶(ADAMTS13)遗传性或获得性缺陷,导致血管性血友病因子(vWF)多聚体裂解障碍导致微血栓形成。典型表现为微血管病性溶血性贫血、血小板减少、精神神经异常、发热和肾损伤;DIC不是一个独立疾病,而是众多疾病复杂病例过程中的中间环节,其主要疾病基础或诱因包括严重感染、恶性肿瘤、病理产科、手术及外伤等,临床表现除本身原发疾病发病特点外,常因大量凝血因子和血小板消耗导致多部位出血、休克、器官功能衰竭及微血管病性溶血性贫血等。④血小板分布异常:如脾功能亢进等,脾功能亢进为一种综合征,临床表现为脾大,外周血中一种或多种血细胞减少,而骨髓造血细胞则相应增生,脾切除后血象可恢复或接近正常,症状得以缓解。

(二)体格检查

1.重点检查内容及目的　患者单纯血小板减少,无其他疾病史,ITP可能性大,但该疾病为排除性诊断,需鉴别其他继发性血小板减少因素。应注意有无淋巴结、肝脾肋大,全身皮肤黏膜有无瘀点、瘀斑、黄染、皮疹、苍白,有无髓系肉瘤、皮肤浸润等。有无关节肿痛、口干、眼干、皮疹、口腔溃疡、脱发等。

体格检查结果

T 36.5 ℃,P 80 次/min,R 20 次/min,BP 110/75 mmHg

神志清,精神可,无贫血貌,全身皮肤散在瘀点、瘀斑,以双下肢为重,全身浅表淋巴结未及肿大,胸骨无压痛,双肺呼吸音清,未闻及干、湿啰音,心率 80 次/min,律齐,心脉率一致,各瓣膜听诊区未闻及杂音,无心包摩擦音。腹部柔软,无触痛、压痛及反跳痛,肝脾肋下未触及。双下肢无水肿。

2.思维引导　患者皮肤瘀点、瘀斑考虑与血小板减少相关,无淋巴结及肝脾肿大,需进一步行实验室检查,血常规+网织红细胞计数+外周血细胞形态分类、尿常规、大便常规、凝血功能、传染病筛查、肝功能、肾功能、甲状腺功能、脾大小。骨髓穿刺送骨髓涂片了解巨核细胞,根据初步结果必要时做骨髓免疫分型、融合基因、染色体核型和/或 FISH、基因突变检测、骨髓活检等明确诊断。

(三)辅助检查

1.主要内容及目的

(1)血常规+网织红细胞计数+外周血细胞形态分类:判断有无异常细胞及判断增生程度。

(2)肝肾功能、电解质:判断有无溶血、肝肾功能的损害、内环境紊乱。

(3)传染病:重点明确有无病毒引起血小板减少。

(4)甲状腺功能:判断有无甲状腺功能异常引起的血小板减少。

(5)凝血功能:明确有无凝血功能异常导致出血。

(6)血清免疫球蛋白:排除免疫缺陷疾病(CIVD)。

(7)抗核抗体:排除继发免疫性血小板减少症。

(8)抗磷脂抗体:排除抗磷脂抗体综合征所致血小板减少。

(9)腹部彩超:判断有无脾功能亢进所致血小板减少。

(10)骨髓检查(形态、流式、染色体、活检、基因突变):判断骨髓增生程度,了解巨核细胞数量及有无巨核细胞成熟障碍。鉴别 AA、骨髓增生异常综合征(MDS)、恶性血液病、肿瘤骨髓浸润等所致血小板减少等;用于常规治疗无效患者及脾切除前疾病重新评估。

(11)血小板糖蛋白特异性自身抗体:①鉴别非免疫性血小板减少症;②用于常规治疗无效患者及脾切除前疾病重新评估;③指导 IVIG 治疗。

(12)血清 TPO 水平测定:①鉴别不典型 AA、低增生 MDS;②用于常规治疗无效患者及脾切除前疾病重新评估。

(13)幽门螺杆菌测定:适用于幽门螺杆菌高发区或有明显消化系统症状患者。

(14)直接抗球蛋白试验:适用于贫血伴网织红细胞增高患者,除外伊文思综合征(Evans syndrome)。

(15)细小病毒、EBV、CMV 核酸测定:用于常规治疗无效后疾病重新评估。

辅助化验及检查结果

(1)血常规+网织红细胞计数+外周血细胞形态分类:白细胞 5.13×10^9/L,血红蛋白 124 g/L,血小板 0×10^9/L;网织红细胞 0.020。外周血细胞分类:①白细胞数正常;②粒细胞比例正常,形态未见异常;③成熟红细胞未见明显异常,计数 100 个白细胞未见有核红细胞;④淋巴细胞比例正常,为成熟淋巴细胞;⑤血小板罕见。

（2）肝肾功能、电解质、传染病、甲状腺功能、抗核抗体、抗磷脂抗体、血清免疫球蛋白：均正常。

（3）凝血功能：PT 11.50 s，APTT 26.60 s，FIB 5.28 g/L，D-二聚体 0.49 mg/L，FDP 2.50 μg/mL。

（4）骨髓涂片：①取材、涂片、染色良好。粒（+）、油（+）。②增生活跃，粒系（G）=62.50%，红系（E）=11.00%，粒∶红=5.68∶1。③粒系比例正常，形态未见异常。④红系比例偏低，形态未见异常。⑤淋巴细胞比例正常，为成熟淋巴细胞。⑥全片巨核细胞75个。分类25个，其中原始巨核细胞1个、幼稚巨核细胞2个、颗粒型巨核细胞20个、产板型巨核细胞0个。血小板罕见。

（5）染色体核型：46，XY，[20]。

（6）彩超：脂肪肝，脾不大，浅表淋巴结未见肿大。

（7）胸部 CT：未见明显异常。

2. 思维引导　患者老年女性，无既往病史，急性起病，单纯血小板减少，查自身抗体、抗磷脂抗体、甲状腺功能、肝胆胰脾、全身浅表淋巴结无异常；骨髓提示增生活跃，巨核细胞增多，巨核细胞分类中提示巨核细胞成熟障碍，支持 ITP 诊断。

（四）初步诊断

分析上述病史、查体、辅助检查结果，支持以下诊断：成人原发免疫性血小板减少症。

（五）疾病分期和分级

1. 依据病程长短，ITP 分为以下 3 期　①新诊断的 ITP：确诊后 3 个月以内的患者。②持续性 ITP：确诊后 3~12 个月血小板持续减少的患者，包括未自发缓解和停止治疗后不能维持完全缓解的患者。③慢性 ITP：血小板持续减少超过 12 个月的患者。

2. 重症 ITP　血小板计数<$10×10^9$/L 伴活动性出血，或出血评分≥5 分，其中出血评分见下表 6-1。

表 6-1　成人原发免疫性血小板减少症出血评分系统

分值	年龄（岁）		皮下出血（瘀点/瘀斑/血肿）		黏膜出血（鼻腔/齿龈/口腔血疱/结膜）			深部器官出血			
	≥65	≥75	头面部	其他部位	偶发、可自止	多发、难止	伴贫血	内脏（肺、胃肠道、泌尿生殖系统）			中枢神经系统
								无贫血	伴贫血	危及生命	
1	√			√							
2		√	√		√						
3						√		√			
5							√		√		
8										√	√

3. 难治性 ITP　指对一线治疗药物、二线治疗中的促血小板生成药物及利妥昔单抗治疗均无效，或脾切除无效/术后复发，进行诊断再评估仍确诊为 ITP 的患者。

二、治疗经过

(一)初步治疗

1.治疗过程

(1)人血免疫球蛋白:400 mg/(kg·d),一般应用 5 d,至血小板恢复正常。

(2)重组人血小板生成素注射液:300 U/(kg·d)皮下注射,促进血小板生成,直至血小板正常或血小板增加 $>50×10^9$/L。

(3)血小板输注:必要时输注血小板改善出血情况。

2.思维引导　患者 ITP 诊断明确,2020 版中国 ITP 治疗指南提出,ITP 的治疗遵循个体化原则,鼓励患者参与治疗决策,兼顾患者意愿,在治疗不良反应最小化基础上提示血小板至安全水平,减少出血时间,关注患者健康相关生活质量(HRQoL)。对于血小板 $≥30×10^9$/L,无出血表现且不从事增加出血风险工作、无出血风险因素的 ITP 患者,可予以观察随访。若患者有活动性出血症状(出血症状评分 $≥2$ 分),不论血小板减少程度,都应开始治疗。

ITP 患者发生危及生命的出血(如颅内出血)或需要急诊手术时,应迅速提升 PLT 数量至安全水平,需启动紧急治疗。可给予以下治疗措施:静脉免疫球蛋白(IVIg)1 g/(kg·d),1~2 d。

静脉甲泼尼龙 1 000 mg/d,连用 3 d、重组人血小板生成素(rhTPO)300 U/(kg·d),皮下注射,上述措施可单用或联合应用,并及时予以血小板输注。一线治疗主要包括血小板低于 $≤30×10^9$/L 患者治疗,主要治疗药物包括以下两种。①糖皮质激素:大剂量地塞米松(HD–DXM)40 mg/d,连用 4 d,口服或静脉给药,无效患者可在 2 周内重复 1 个周期。治疗过程中注意监测血压、血糖水平,注意预防感染及消化道溃疡出血。泼尼松(PDN):1 mg/(kg·d),最大剂量 80 mg/d,分次或顿服,起效后应尽快减量,6~8 周内停用,减停后不能维持疗效患者考虑二线治疗。如需维持治疗,PDN 的安全剂量不宜超过 5 mg/d。2 周内泼尼松治疗无效患者应尽快减停。②IVIg:400 mg/(kg·d),连用 5 d 或 1 g/(kg·d),连用 1~2 d。有条件者可行血小板糖蛋白特异性自身抗体检测,有助于 IVIg 的疗效预判;IgA 缺乏、糖尿病和肾功能不全患者应慎用。

治疗效果

1.症状　治疗 5 d 后,患者全身出血点陈旧。

2.查体　神志清,精神可,无贫血貌,四肢皮肤紫癜陈旧,部分吸收,双肺呼吸音清,双肺未闻及干、湿啰音,心率 80 次/min,律齐,心脉率一致,各瓣膜听诊区未闻及杂音,无心包摩擦音。腹部柔软,无触痛、压痛及反跳痛,肝脾肋下未触及。双下肢无水肿。

3.辅助检查

(1)血常规:白细胞 $6×10^9$/L,红细胞 $3.15×10^{12}$/L,血红蛋白 120 g/L,血小板 $142×10^9$/L。

(2)凝血功能:正常。

(二)病情变化

患者出院 3 周后门诊复查血常规:血小板 $20×10^9$/L。查体:双下肢散在皮肤瘀点、瘀斑,其余查体未见明显异常。

1.患者病情变化的可能原因及应对　复发?查找诱因,完善血常规、凝血功能、感染等相关检查。

辅助化验及检查结果

（1）血常规：白细胞 $5 \times 10^9/L$，红细胞 $3.5 \times 10^{12}/L$，血红蛋白 124 g/L，血小板 $20 \times 10^9/L$。

（2）CRP：0.5 mg/L。

（3）凝血功能：凝血酶原时间 15.2 s，部分活化凝血酶原时间 41 s，纤维蛋白原 2.3 g/L，其余正常。

（4）胸部 CT：未见感染病灶。

2. 思维引导　ITP 是一种获得性自身免疫性出血性疾病，主要是免疫功能紊乱导致自身抗体攻击自身细胞（巨噬细胞），导致血小板减少引起出血等一系列症状。高发人群主要是 60 岁以上老人、育龄期的青年女性，以及儿童，80% 的儿童 ITP 可以 6 个月治愈，而老年人常因高血压、糖尿病等基础疾病等导致疾病反复复发，同时限制激素、免疫抑制剂等药物应用，因此，老年 ITP 人群更应该关注个体化治疗，选用副作用小药物进行治疗。该患者老年人，IVIg 应用 3 周后血小板下降至 $20 \times 10^9/L$，需一线治疗提升血小板同时加用二线或三线药物维持血小板至安全数值。

3. 二线治疗

（1）促血小板生成药物：包括 rhTPO、艾曲泊帕等。此类药物于 1~2 周起效，有效率可达 60% 以上，停药后多不能维持疗效，需进行个体化维持治疗。

（2）利妥昔单抗：有效率 50% 左右，长期反应率为 20%~25%。利妥昔单抗原则上禁用于活动性乙型肝炎患者。

（3）rhTPO 联合利妥昔单抗：推荐 rhTPO 300 U/（kg·d），连用 14 d；利妥昔单抗 100 mg 静脉滴注，每周 1 次，共 4 次。对糖皮质激素无效或复发患者总有效率为 79.2%，中位起效时间为 7 d，6 个月持续反应率为 67.2%。

（4）注册临床试验。

（5）脾切除术：适用于糖皮质激素正规治疗无效、泼尼松安全剂量不能维持疗效及存在糖皮质激素应用禁忌证的患者。脾切除应在 ITP 确诊 12~24 个月后进行，术中留意有无副脾，如发现则应一并切除。术前须对 ITP 的诊断进行重新评估，建议行单克隆抗体特异性捕获血小板抗原试验（MAIPA）和 TPO 水平检测。推荐对术后血小板计数上升过高、过快者进行血栓风险评估，对中高危患者给予血栓预防治疗。有条件的患者脾切除 2 周前可行疫苗接种（肺炎球菌、脑膜炎奈瑟菌、流感嗜血杆菌）。

4. 三线治疗　全反式维甲酸（ATRA）、达那唑、地西他滨、硫唑嘌呤、环孢素 A、长春碱类等可根据医师经验及患者状况进行个体化选择。

我们给予该患者地塞米松 40 mg×4 d 联合艾曲泊帕治疗，并应用艾曲泊帕维持。

治疗

1. 症状　出血点陈旧。

2. 查体　全身皮肤无出血点，双肺呼吸音清，双侧肺底未闻及干、湿啰音，心律齐，心脉率一致，各瓣膜听诊区未闻及杂音，无心包摩擦音。腹部柔软，无触痛、压痛及反跳痛，肝、脾肋下未触及。双下肢无水肿。

3. 辅助检查　血常规：白细胞 $8 \times 10^9/L$，红细胞 $3.5 \times 10^{12}/L$，血红蛋白 120 g/L，血小板 $160 \times 10^9/L$，目前每周复查血常规提示血小板均正常。目前患者出院 2 个月，多次复查血小板正常。

三、思考与讨论

原发免疫性血小板减少症(ITP)是一种获得性自身免疫性出血性疾病,以无明确诱因的孤立性外周血血小板计数减少为主要特点。60岁以上老年人是高发群体,育龄期女性略高于同年龄组男性。该病临床表现变化较大,无症状血小板减少、皮肤黏膜出血、严重内脏出血、致命性颅内出血均可发生。老年患者致命性出血发生风险明显高于年轻患者。部分患者有乏力、焦虑表现。ITP主要发病机制是血小板自身抗原免疫耐受性丢失,导致体液免疫和细胞免疫异常活化,共同介导血小板破坏加速及巨核细胞产生血小板不足。ITP是一种排除性诊断,《成人原发免疫性血小板减少症诊断与治疗中国指南(2020年版)》提出,ITP的治疗遵循个体化原则,鼓励患者参与治疗决策,兼顾患者意愿,在治疗不良反应最小化基础上提升血小板至安全水平。

四、练习题

1. 血小板减少鉴别诊断是什么?
2. ITP诊断标准是什么?
3. ITP如何治疗?

五、推荐阅读

中华医学会血液学分会血栓与止血学组. 成人原发免疫性血小板减少症诊断与治疗中国指南(2020年版)[J]. 中华血液学杂志,2020,41(8):617-623.

(宋庆林　王　芳)

案例29　血栓性血小板减少性紫癜

一、病历资料

(一)门诊接诊

1. 主诉　癫痫发作1 d。

2. 问诊重点　患者出现癫痫发作,病程短,急性起病可能性大,应重点询问神经系统疾病、消化道疾病史,以及症状演变、诊治经过、治疗效果等。癫痫发作是神经系统常见的症状,血液系统疾病和非血液系统疾病均可见,应注意询问主要症状及伴随症状特点、诊治经过及治疗效果等。

3. 问诊内容

(1)诱发因素:有无受凉、劳累等诱发因素。

(2)主要症状:癫痫发作常见于神经系统疾病,包括原发中枢性疾病及其他系统疾病继发表现。应重点询问起病时间和起病特点,血栓性血小板减少性紫癜通常起病较急,同时有血小板减少、微血管病性溶血性贫血、肾功能受损和发热,而原发中枢性疾病如颅内出血、感染等,会有相应影像学及脑脊液改变等。

(3)伴随症状:有无皮肤黏膜瘀点瘀斑、牙龈出血、腹痛、黑便、血尿、头痛、意识障碍等出血症状,如阵发性睡眠性血红蛋白尿症患者发作时尿液呈酱油或者浓茶色,而血小板减少引起的肉眼血尿多为鲜红色,头痛和意识障碍提示可能伴有脑出血,腹痛和黑便提示可能有上消化道出血;有无贫血、黄疸、脾大等微血管病性溶血性贫血症状;有无蛋白尿、血尿、管型尿、无尿、少尿等表现;有无发热。

(4)诊治经过:做过何种检验和检查,结果如何,以利于诊断和下一步检查;是否用药、用何种药,具体剂量、效果如何,以利于迅速选择药物。

(5)既往史:有无系统性红斑狼疮等风湿免疫系统疾病,有无精神系统疾病,有无恶性肿瘤病史及长期服药史、妊娠史,均可以引起癫痫发作。

(6)个人史:有无药物、化学和放射性毒物接触史,可以引起血液系统疾病。

(7)家族史:先天性血栓性血小板减少性紫癜有家族遗传倾向。

问诊结果

患者青年女性,未婚,无职业,9年前因"急性颅脑损伤"2次行手术治疗,偶有癫痫发作,无风湿免疫系统疾病病史,无甲状腺功能减退等内分泌疾病病史,无肝炎、结核、疟疾、伤寒病史,无药物、化学和放射性毒物接触史,无吸烟、饮酒史。患者于1 d前无明显诱因出现癫痫发作,突然意识丧失,全身抽搐,四肢及躯干出现伸性强直或角弓反张,伴有无意识的尖叫,发作后意识逐渐恢复,但仍感乏力、全身酸痛和昏睡,体温正常,无皮肤瘀斑、血尿、血便、少尿、无尿等,急至我院,查血常规:白细胞 5.84×10^9/L,红细胞 4.0×10^{12}/L,血红蛋白 97 g/L,血小板 15×10^9/L,建议至我院进一步就诊。

4.思维引导 患者青年女性,急性起病,既往有急性颅脑损伤,无肝病、风湿免疫系统疾病病史,无药物、化学和放射性毒物接触史,癫痫大发作,贫血,血小板减少,考虑血液系统疾病可能性最大,需要重点鉴别血栓性血小板减少性紫癜、系统性红斑狼疮等自身免疫病、弥散性血管内凝血、溶血尿毒综合征、HELLP综合征、Evans综合征等疾病。血栓性血小板减少性紫癜患者可以表现为出血、微血管病性溶血性贫血、神经精神症状、肾损伤、发热及其他。其中典型的临床表现首先见于神经系统,主要表现为意识紊乱、头痛、失语、惊厥、视力障碍、谵妄、偏瘫,以及局灶性感觉或运动障碍等,以发作性、多变性为特点。

(二)体格检查

1.重点检查内容及目的 患者血液系统疾病可能性大,应注意有无脾大、病理征等,全身皮肤黏膜有无瘀点、瘀斑、黄染、皮疹、苍白等。

体格检查结果

T 36.3 ℃,P 78 次/min,R 19 次/min,BP 90/63 mmHg

神志模糊,对答欠流利,轻度贫血貌,全身皮肤未见瘀点、瘀斑,双侧颈部、锁骨上、锁骨下、腋窝、腹股沟未见肿大淋巴结,胸骨无压痛,双肺呼吸音粗,未闻及干、湿啰音,心率78次/min,律齐,心脉率一致,各瓣膜听诊区未闻及杂音,无心包摩擦音。腹部柔软,无触痛、压痛及反跳痛,肝、脾肋下未触及。双下肢无水肿。病理征阴性。

2.思维引导 患者神志模糊、对答欠流利,轻度贫血貌,无淋巴结及肝脾肿大,需进一步行实验室检查,血常规+网织红细胞计数+外周血细胞形态分类、粪常规、尿常规、凝血功能、肝功能、肾功能、电解质、溶血试验、直接抗球蛋白试验、抗核抗体及抗体谱、红细胞沉降率、免疫球蛋白、补体、

ADAMTS13 活性及抑制物,骨髓穿刺送骨髓涂片,明确诊断。

(三)辅助检查

1. 主要内容及目的

(1)血常规+网织红细胞计数+外周血细胞形态分类:明确血细胞三系情况,有无红细胞碎片、变形红细胞、有核红细胞。

(2)肝肾功能、电解质:判断有无溶血、肝肾损害、心功能损害、内环境紊乱。

(3)粪常规、尿常规:判断有无消化系统及泌尿系统出血、蛋白尿、尿胆素等。

(4)抗核抗体、抗体谱、红细胞沉降率、免疫球蛋白、补体:判断有无自身免疫病。

(5)凝血功能:协助判断出血倾向的严重程度。

(6)溶血试验:明确有无溶血。

(7)骨髓涂片:判断骨髓增生程度,各类及各阶段细胞比例及细胞形态发育有无异常,有无非造血系统细胞浸润等。

(8)ADAMTS13 活性:明确遗传性、特发性血栓性血小板减少性紫癜。

(9)彩超:明确肝脾情况。

(10)头颅及胸部 CT:明确头颅、双肺及纵隔情况。

辅助化验及检查结果

(1)血常规+网织红细胞计数+外周血细胞形态分类:白细胞 7.12×10^9/L,红细胞 3.30×10^{12}/L,血红蛋白 79 g/L,血小板 3×10^9/L;网织红细胞绝对值 10×10^9/L。外周血细胞分类:破碎红细胞 13%。

(2)肝肾功能、电解质、尿常规、粪常规:天冬氨酸转氨酶 63 U/L,总胆红素 54.6 μmol/L,间接胆红素 43.0 μmol/L,尿素 26.2 μmol/L,血肌酐 347 μmol/L,乳酸脱氢酶 1 869 U/L,其余正常。

(3)凝血功能:凝血酶原时间 10.90 s,活化部分凝血活酶时间 28.20 s,纤维蛋白原 3.50 g/L,凝血酶时间 17.80 s,D-二聚体 3.84 mg/L,纤维蛋白降解产物 16.57 mg/L。

(4)骨髓涂片:①骨髓增生活跃。②粒系增生活跃,各阶段粒细胞形态及比值未见异常。③红系增生活跃,比值偏高,以中晚幼红细胞为主,形态大致正常。成熟红细胞大小不等,可见破碎红细胞,血红蛋白充盈可。④淋巴细胞占 7.0%,形态大致正常。⑤全片见巨核细胞 20 个,其中幼巨核细胞 2 个,颗粒巨核细胞 13 个,产板巨核细胞 0 个,裸巨核细胞 5 个,血小板罕见。

(5)抗核抗体、抗体谱、红细胞沉降率、免疫球蛋白、补体:抗核抗体颗粒型 1:560,抗 U1-snRNP(小核糖核蛋白抗体)(+++),抗 SSA 抗体(++),抗 Ro-52 抗体(+++),抗双链 DNA 抗体(+),抗组蛋白抗体(+),红细胞沉降率 73 mm/h,免疫球蛋白 G 23.179 g/L,补体 C3 1.98 g/L。

(6)溶血试验:阴性。

(7)ADAMTS13 活性:重度减低,<10%。

(8)彩超:肝脾不大,浅表淋巴结未见肿大。

(9)头颅及胸部 CT:未见明显异常。

---

2. 思维引导　患者青年女性,急性起病,以癫痫发作为首发症状。患者贫血,外周血破碎红细胞增多,乳酸脱氢酶升高,总胆红素升高,以间接胆红素升高为主,骨髓红系增生活跃,直接抗球蛋白试验阴性,支持存在微血管病性溶血性贫血;血小板明显减少,骨髓增生活跃,巨核细胞不少,伴成熟障碍,同时自身抗体多个阳性,红细胞沉降率加快,免疫球蛋白升高,补体升高,考虑系统性红

斑狼疮合并免疫性血小板减少;伴有神经系统症状,无明确定位体征,头 CT 正常,不支持血小板减少合并颅内出血所致癫痫;尿素、血肌酐升高,支持血栓性血小板减少性紫癜肾损伤表现。结合患者具有典型的微血管病性溶血性贫血、血小板减少、神经精神症状"三联征",同时肾损伤,考虑诊断为血栓性血小板减少性紫癜成立。同时,该患者青年女性,癫痫发作,贫血,血小板减少,抗核抗体阳性,抗双链 DNA 等自身抗体阳性,免疫学异常,红细胞沉降率加快,符合系统性红斑狼疮的诊断。

(四)初步诊断

分析上述病史、查体、辅助检查结果,支持以下诊断:①血栓性血小板减少性紫癜;②系统性红斑狼疮。

二、治疗经过

1. 治疗过程

(1)血浆置换:采用新鲜血浆进行血浆置换,每次 2 000 mL,每天 1 次。

(2)糖皮质激素:泼尼松 1 mg/(kg·d)。

(3)大剂量免疫球蛋白:免疫球蛋白 1 g/(kg·d),连用 5 d。

(4)CD20 单克隆抗体:利妥昔单抗,每周 375 mg/m^2。

(5)支持治疗:积极予以镇静、营养支持、抗感染等支持治疗。

2. 思维引导 患者血栓性血小板减少性紫癜、系统性红斑狼疮诊断明确。血栓性血小板减少性紫癜病情凶险,病死率高,在诊断明确或高度怀疑本病时,不论轻型或者重型,都应尽快开始积极治疗。首选血浆置换,每次 2 000 mL(或 20~60 mL/kg),每天 1~2 次,直至症状缓解、血小板计数和乳酸脱氢酶恢复正常,以后可逐渐延长置换间隔。发作期可以辅助使用糖皮质激素,甲泼尼龙 200 mg/d 或地塞米松 10~15 mg/d 静脉输注 3~5 d,后过渡到泼尼松片 1 mg/(kg·d),病情缓解后减量至停用。复发和难治性血栓性血小板减少性紫癜也可加用抗 CD20 单克隆抗体,清除体内的抗 ADAMTS13 自身抗体,减少复发。推荐剂量为每周 375 mg/m^2,连续应用 4 周。静脉滴注免疫球蛋白,效果不及血浆置换疗法。

治疗效果

1. 症状　8 d 后患者精神症状消失,可正常应答。

2. 查体　精神好转,对答切题,轻度贫血貌,全身皮肤有散在瘀点、瘀斑,双侧颈部、锁骨上、锁骨下、腋窝、腹股沟未及肿大淋巴结,胸骨无压痛,双肺呼吸音粗,未闻及干、湿啰音。心率 86 次/min,律齐,心脉率一致,各瓣膜听诊区未闻及杂音,无心包摩擦音。腹部柔软,无触痛、压痛及反跳痛,肝脾肋下未触及。双下肢轻度水肿。

3. 辅助检查

(1)血常规+外周血细胞形态分类:白细胞 12.20×10^9/L,红细胞 2.61×10^{12}/L,血红蛋白 69 g/L,血小板 225×10^9/L。外周血细胞分类:破碎红细胞 3.2%。

(2)凝血功能:正常。

(3)肝肾功能、心肌酶:天冬氨酸转氨酶 19 U/L,总胆红素 17.9 μmol/L,间接胆红素 12.0 μmol/L,尿素 12.4 μmol/L,血肌酐 98 μmol/L,乳酸脱氢酶 372 U/L,余正常。

三、思考与讨论

血栓性血小板减少性紫癜(TTP)是以微血管病性溶血性贫血、血小板消耗性减少,以及广泛的微血栓形成造成器官损害为特征的一种弥漫性血栓性微血管病变。临床上以典型的三联征为多见,即血小板减少、微血管病性溶血性贫血、神经系统的症状与体征,如果同时伴有肾功能受损和发热,即为 TTP 传统的临床五联征。TTP 在人群中的发病率为 2~6/百万,男女比例约为 1:2,高峰发病年龄为 30~50 岁,但部分患者在新生儿时期即可发病;多数 TTP 患者发病急骤、病情危重,少数患者发病隐匿、临床表现不典型;炎症、感染、妊娠等是诱发 TTP 常见的原因。TTP 分为遗传性和免疫性 2 种。遗传性 TTP 系 *ADAMTS*13 基因突变导致酶活性降低或缺乏所致,常在感染、应激或妊娠等诱发因素作用下发病。免疫性 TTP 多因患者体内产生 ADAMTS13 自身抗体(抑制物),抑制 ADAMTS13 活性(中性抗体)或与 ADAMTS13 结合形成抗原-抗体复合物而加速 ADAMTS13 在体内清除。免疫性 TTP 多无明确原因(及原发性),也可能继发于感染、药物、肿瘤、自身免疫病、造血干细胞移植等。免疫性 TTP 是最常见的临床类型,占 TTP 总例数的 95%,遗传性 TTP 较为少见,仅占总例数的 5%,但在儿童和孕妇患者中遗传性 TTP 却占到 25%~50%。TTP 的主要发病机制涉及血管性血友病因子(vWF)裂解蛋白酶(ADAMTS13)活性缺乏、凝血酶敏感蛋白 1 功能异常、血管内皮细胞损伤 vWF 异常释放、血小板异常活化等方面。血栓性血小板减少性紫癜病情凶险,病死率高,在诊断明确或高度怀疑本病时,不论轻型或者重型,都应尽快开始积极治疗。首选血浆置换,每次 2 000~3 000 mL(或 40~60 mL/kg),每天 1~2 次,直至症状缓解、血小板恢复正常连续 2 d 后可逐渐延长置换间隔直至停止。对暂时无条件行血浆置换条件者,可输注新鲜血浆或新鲜冰冻血浆,推荐剂量为 20~40 mL/(kg·d),注意液体量平衡。当严重肾功能衰竭时,可与血液透析联合应用。可以选用糖皮质激素,甲泼尼龙 80~120 mg/d 或地塞米松 15~20 mg/d 静脉滴注,后过渡到泼尼松片 1~2 mg/(kg·d),病情缓解后减量至停用。复发和难治性 TTP 也可加用抗 CD20 单克隆抗体,清除体内的抗 ADAMTS13 自身抗体,减少复发。推荐剂量为每周 375 mg/m²,连续应用 4 周。

小剂量利妥昔单抗治疗(100 mg 每周 1 次,连用 4 周)效果在探索中。建议利妥昔单抗在血浆置换后开始用药,与下次血浆置换间隔 20~24 h。卡普赛珠单抗可阻断 vWF A1 区与血小板糖蛋白 GPIb 结合作用,组织血小板-vWF 相互作用并防止小动脉和毛细血管内微血栓形成、减少终末期器官损害。卡普赛珠单抗在 TTP 发病早期使用可以最大获益。但卡普赛珠单抗并不能纠正 ADAMTS13 缺乏,也不能清楚 ADAMTS13 自身抗体。卡普赛珠单抗首次 10 mg 静脉输注,次日起每日 10 mg 皮下注射,停止血浆置换后仍需持续使用 30 d。静脉滴注大剂量免疫球蛋白,效果不及血浆置换疗法,适用于血浆置换无效或多次复发的病例。对利妥昔单抗无效或复发的免疫性 TTP 可选用其他免疫抑制剂(如硼替佐米、环孢素 A 等)。乙酰半胱氨酸为还原型谷胱甘肽的前体,可减少多肽链之间的二硫键链接降低 vWF 多聚化程度,减少组织氧化损伤。在血浆置换后使用有一定的辅助治疗作用。常用剂量为 8 g/d,缓慢静脉滴注。原则上在高度疑似 TTP 且尚未进行血浆置换的患者不宜进行血小板输注,因其可能会增加微血栓形成和器官损伤。但在血浆置换后,如出现危及生命的重要器官出血时可考虑进行血小板输注。预防性血浆输注适用于免疫性 TTP 的预防性治疗,常用新鲜冰冻血浆每次 10~15 mL/kg,输注间隔根据患者血小板变化情况而定,每 1~3 周 1 次。反复输注需注意输血相关疾病传播风险。重组人 ADAMTS13 已进入Ⅲ期临床研究,尤其适合免疫性 TTP 的预防性治疗。病情稳定后可选用潘生丁和/或阿司匹林,对减少复发有一定作用。

四、练习题 ▶▶▶

1. 血栓性血小板减少性紫癜的诊断标准是什么?
2. 血栓性血小板减少性紫癜的临床表现有哪些?
3. 如何治疗血栓性血小板减少性紫癜?

五、推荐阅读

[1]中华医学会血液学分会血栓与止血学组.血栓性血小板减少性紫癜诊断与治疗中国指南（2022年版）[J].中华血液学杂志,2022,43（1）:7-12.

[2]ZHENG X L,VESELY S K,CATALAND S R,et al. ISTH guidelines for the diagnosis of thrombotic thrombocytopenic purpura[J]. J Thromb Haemost,2020,18（10）:2486-2495.

[3]沈悌,赵永强.血液病诊断及疗效标准[M].4版.北京:科学出版社,2018.

（宋庆林　王　芳）

案例 30　凝血功能障碍性疾病

一、病历资料

（一）门诊接诊

1.主诉　反复皮肤瘀斑、关节肿胀30年余,腹痛6 d。

2.问诊重点　患者自幼出现皮肤黏膜瘀斑、鼻出血、关节肿胀等出血症状,考虑出血性疾病可能性大,出血性疾病较多,根据病因和发病机制可分为血管壁异常、血小板异常、凝血因子异常、纤溶系统异常及多种止血机制异常;出血性疾病又可分为先天遗传性和获得性因素所致,获得性出血性疾病最为常见,而凝血因子异常多见于遗传因素所致。血管、血小板异常患者常表现为皮肤、黏膜瘀点和紫癜,凝血障碍患者多表现为深部血肿、关节出血。该患者反复出现关节出血且自幼发病,考虑遗传性凝血功能障碍性疾病可能性大,应重点询问以下内容:①出血的特点,如年龄、部位、持续时间、是否为同一部位反复出血等;②出血的诱因,是自发性还是与手术或创伤相关,是否与接触或使用药物相关;③是否有基础疾病;④家族史,父系、母系及近亲家族中有无出血性疾病等;⑤既往血常规、凝血功能等检验结果、诊治经过、治疗效果等。

3.问诊内容

（1）诱发因素:有无外伤、手术、接触或使用药物等诱发因素。

（2）主要症状:反复关节出血常见于血友病、血管性血友病、获得性血友病等凝血功能障碍性疾病。应重点询问患者出血年龄、出血部位、出血持续时间、出血的诱因以及家族史等。血友病和血管性血友病为遗传性出血性疾病,均自幼发病,反复出血,且多有类似疾病家族史;血管性血友病男女均可发病,以皮肤黏膜出血为主,而血友病为男性患者,多表现为关节、肌肉和深部组织出血;而获得性血友病患者既往无出血性疾病病史,通常以突发严重的出血为主要表现,且多是自发性出血或轻微损伤后发生,无出血性疾病家族史。

（3）伴随症状:有无皮肤黏膜瘀点瘀斑、牙龈出血、腹痛、血尿、黑便、关节肿胀、头痛、意识障碍等出血症状,关节肿胀提示关节出血可能,腹痛和黑便提示可能有上消化道出血,血尿提示可能有泌尿系统出血,头痛和意识障碍提示可能伴有脑出血;有无头晕、乏力、胸闷、恶心等贫血症状。

（4）诊治经过:做过何种检验和检查,结果如何,以利于诊断和下一步检查;是否用药、用何种药,具体剂量、效果如何,以利于迅速选择药物。

（5）既往史：有肝硬化、肝炎等引起凝血因子减少的疾病，有无口服华法林、阿司匹林等影响凝血功能的药物等，有无自身免疫病、恶性肿瘤、感染、药物等引起获得性凝血功能障碍的因素。有无输血史。

（6）个人史：有无药物、化学、毒物和放射性毒物接触史。有无外伤或手术。

（7）家族史：血友病和血管性血友病有家族遗传倾向。

问诊结果

患者青年男性，自由职业者，无高血压、糖尿病、脑血管疾病病史，无肝炎、结核、疟疾、伤寒等病史，无药物、化学性物质和毒物质接触史，无吸烟、饮酒史。患者30年余前无明显诱因出现皮肤瘀斑、鼻出血，后间断出现关节肿胀、疼痛，先后累及双膝、双踝、双髋、双肘等关节，上述关节肿胀、疼痛反复出现，出现关节畸形合并功能障碍，未规范诊治，间断于当地医院输注血浆治疗。2013年2月出现泌尿系统出血，于当地输注血浆、冷沉淀治疗好转后出院。6 d前无明显诱因出现左下腹疼痛，疼痛持续不缓解，伴恶心，无呕吐，无发热、咳嗽、咳痰，无血尿、黑便等，为求进一步诊治来医院就诊。

4.思维引导　患者青年男性，慢性病程，急性起病，既往无明显诱因即可出现出血症状，无高血压、糖尿病、脑血管疾病病史，无肝炎、结核、疟疾、伤寒等病史，无药物、化学性物质和毒物质接触史，考虑凝血功能障碍性疾病可能性大，需要重点鉴别血友病、血管性血友病、获得性血友病等凝血功能障碍性疾病。血友病是一种遗传性出血性疾病，呈 X 染色体连锁隐性遗传。临床上主要表现为凝血因子Ⅷ（FⅧ）/凝血因子Ⅸ（FⅨ）质或量的异常。临床表现以关节、肌肉、内脏和深部组织自发性或轻微外伤后出血难以停止为特点，常在儿童期起病，反复关节出血可导致患者逐渐出现关节活动障碍而致残。实验室检查可表现为血小板计数、外周血涂片（血小板形态）正常，活化的部分凝血活酶时间（APTT）延长，FⅧ活性（FⅧ：C）、FⅨ活性（FⅨ：C）降低可明确诊断，基因检测可为同一家族中的携带者检测和产前诊断提供依据。血管性血友病（vWD）是最常见的遗传性出血性疾病，其主要致病机制是基因突变引起血浆血管性血友病因子（vWF）数量减少或质量异常。vWD 患者常自幼发病，以皮肤、黏膜出血为主，表现为皮肤瘀点瘀斑、鼻出血和齿龈出血，女性患者表现为月经增多，严重者可发生内脏出血。关节、肌肉血肿少见，部分患者有出血家族史，vWD 患者全血细胞计数、APTT、凝血酶原时间（PT）及血浆纤维蛋白原（FBG）多正常或仅有 APTT 延长且可被正常血浆纠正。血浆 vWF 水平降低可明确诊断。获得性血友病 A（acquired hemophilia A，AHA）是一种由于循环血中出现抗 FⅧ自身抗体导致 FⅧ：C 降低的获得性出血性疾病。其特点为既往无出血史和无阳性家族史的患者出现自发性出血或者在手术、外伤或侵入性检查时发生异常出血。出、凝血功能筛查以孤立性 APTT 延长为特征。行 APTT 混合血浆纠正试验可进行抑制物筛查，FⅧ：C 检测及抑制物定量可明确诊断确诊。

（二）体格检查

1.重点检查内容及目的　患者凝血功能障碍性疾病可能性大，应注意有无皮肤黏膜出血、牙龈出血、鼻出血，有无关节、肌肉出血，有无胃肠系统、泌尿系统、中枢神经系统出血；有无外伤后或拔牙后出血不止；有无关节畸形和假性肿瘤等。

体格检查结果

T 36.7 ℃,R 20 次/min,P 110 次/min,BP 119/69 mmHg

贫血貌,全身皮肤黏膜苍白,结膜苍白。双膝、双踝、双髋、双肘关节畸形合并功能障碍。腹部稍膨隆,无腹壁静脉曲张,腹部柔软,左下腹压痛,无反跳痛,腹部无包块。肝脾肋下未触及,Murphy 氏征阴性,肾无叩击痛,移动性浊音阳性。肠鸣音正常,4 次/min。

2.思维引导　患者自幼反复出血,现多关节畸形伴活动障碍,需进一步行实验室检查,血常规、凝血功能,根据初步结果进一步完善 FⅧ:C/FⅨ:C 及 FⅧ抑制物(FⅧ:I)/FⅨ抑制物(FⅨ:I)明确诊断,同时完善腹部超声和/或腹部 CT 检查评估病情。

(三)辅助检查

1. 主要内容及目的

(1)血常规:明确有无血小板减少导致的出血。

(2)凝血功能:初步判断有无凝血功能障碍。

(3)APTT 正常血浆纠正试验:判断有无凝血因子缺乏,有无抑制物存在。

(4)凝血因子定量和抑制物检测:判断有无凝血因子缺乏,是何种凝血因子缺乏,以及是否存在抑制物。

(5)腹部彩超:明确左下腹疼痛原因。

(6)腹部 CT:明确左下腹疼痛原因。

辅助化验及检查结果

(1)血常规:白细胞 9.19×10^9/L,红细胞 2.44×10^{12}/L,血红蛋白 72 g/L,血小板 295×10^9/L。

(2)凝血功能:凝血酶原时间 13.3 s(8.8~13.6 s),凝血酶原时间活动度 74.0%(70%~150%),凝血酶时间 15.90 s(10~18 s),活化的部分凝血酶原时间 78.30 s(26~40 s),纤维蛋白原 3.36 g/L(2~4 g/L),D-二聚体 2.11 mg/L(0~0.3 mg/L)。

(3)凝血因子定量和抑制物检测:FⅧ活性(FⅧ:C)<1.0%,FⅧ:I 0 Bethesda 单位数/mL。

(4)下腹部 CT:①腹腔出血,积血;②肝右叶钙化灶或肝内胆管结石。

(5)腹部彩超:腹腔中可探及不规则液性暗区,较深处约 65 mm。

2.思维引导　患者青年男性,自幼反复出血,血小板计数正常,凝血功能以 APTT 延长为主,FⅧ:C<1.0%,FⅧ:I 0 Bethesda 单位数/mL,符合血友病 A(hemophilia A,HA)诊断。根据 FⅧ:C 水平,分为轻型、中型、重型 3 型,<1% 为重型;1%~5% 为中型;>5%~40% 为轻型。

(四)初步诊断

分析上述病史、查体、辅助检查结果,支持以下诊断:①血友病 A(重型);②腹腔出血;③失血性贫血;④血友病性关节炎;⑤肝内胆管结石。

二、治疗经过

(一)初步治疗

1.治疗过程

(1)一般措施:嘱患者卧床休息,避免剧烈活动;积极纠正贫血、低蛋白血症、电解质紊乱等。

(2)疼痛处理:按照疼痛等级进行处理,疼痛强烈时酌情使用静脉注射吗啡或其他麻醉性止痛剂,疼痛好转后改用口服阿片类药物(例如曲马多、氢可酮、可待因等),疼痛减轻时使用对乙酰氨基酚。

(3)替代治疗:按以下公式计算每次 FⅧ输注量=(需要达到的 FⅧ:C−患者基础 FⅧ:C)×体重(kg)×0.5,每间隔 12 h 输注 1 次,密切监测血红蛋白、血小板计数、FBG、D−二聚体、PT、APTT、FⅧ:C、FⅧ:I 等实验室指标,根据具体情况及时调整 FⅧ剂量或用药频率。

(4)成分血输注:根据患者情况必要时输注悬浮红细胞、新鲜冰冻血浆、冷沉淀等,纠正患者出血、贫血倾向。

2.思维引导　患者重型 HA 诊断明确,由于 HA 是一种因基因缺陷导致 FⅧ缺乏而引起凝血功能障碍的一种遗传性出血性疾病。因此,HA 的替代治疗首选基因重组 FⅧ制剂或病毒灭活的血源性 FⅧ制剂,难以获得上述药物时,则可选用冷沉淀或新鲜冰冻血浆等。血友病患者以外伤或手术后延迟性出血为特点,其临床出血严重程度与凝血因子水平密切相关,凝血因子水平越低,出血症状就会越重。重型血友病患者关节和肌肉可反复出血,患者反复出血可出现可慢性血友病关节病、关节挛缩、关节畸形、假性肿瘤、肌肉萎缩、骨折等严重并发症,最终会导致慢性疼痛、功能丧失、行动不便甚至残疾,而且血友病患者急性出血时若处理不当或治疗不及时可危及生命。该患者腹腔出血合并失血性贫血,需要早期、足量、足疗程的给予 FⅧ止血治疗,而且血友病患者因出血反复多次输注 FⅧ制剂进行替代治疗可诱发体内产生抑制物,从而使替代治疗无效。因此,在治疗过程中需密切检测血常规、凝血功能、FⅧ:C、FⅧ:I 等,根据结果及时调整治疗方案。

> **治疗效果**
>
> 1.症状　5 d 后左上腹疼痛明显减轻。轻度贫血貌,全身皮肤黏膜较前红润。双膝、双踝、双髋、双肘关节畸形合并功能障碍。腹平坦,无腹壁静脉曲张,腹部柔软,左下腹压痛较前明显减轻,无反跳痛,腹部无包块。肝脾肋下未触及,Murphy 征阴性,肾脏无叩击痛,移动性浊音阴性。肠鸣音正常,4 次/min。心肺查体无异常。
>
> 2.辅助检查
>
> (1)血常规:白细胞4.74×10⁹/L,红细胞2.95×10¹²/L,血红蛋白91 g/L,血小板238×10⁹/L。
>
> (2)凝血功能:凝血酶原时间 11.00 s(8.8～13.6 s),凝血酶时间 15.90 s(10～18 s),活化部分凝血酶原时间 32.50 s(26～40 s),纤维蛋白原 3.39 g/L(2～4 g/L),D−二聚体4.38 mg/L(0～0.3 mg/L)。

(二)病情变化

入院后 7 d 患者再次出现左下腹疼痛,伴轻度压痛,无反跳痛,腹部无包块。无皮肤黏膜出血,无鼻出血,无血尿、黑便等出血症状。肝脾肋下未触及,Murphy 征阴性,肾无叩击痛,移动性浊音阴性。肠鸣音正常,4 次/min。心肺查体无异常。

1.患者病情变化的可能原因及应对　停用 FⅧ后再次出血? 出现抑制物? 完善血常规、凝血功能、FⅧ:C、FⅧ:I,及时应用FⅧ止血治疗。

辅助化验及检查结果

(1)血常规:白细胞5.86×10^9/L,红细胞2.81×10^{12}/L,血红蛋白81 g/L,血小板285×10^9/L。

(2)凝血功能:凝血酶原时间12.10 s(8.8~13.6 s),凝血酶时间16.90 s(10~18 s),活化部分凝血酶原时间56.60 s(26~40 s),纤维蛋白原3.39 g/L(2~4 g/L),D-二聚体4.18 mg/L(0~0.3 mg/L)。

(3)凝血因子定量和抑制物检测:FⅧ:C<1.0%,FⅧ:I 0 Bethesda 单位数/mL。

2.思维引导　　血友病患者发生急性出血时需启动按需治疗,其原则是早期、足量、足疗程。替代治疗时应根据患者的出血部位和出血严重程度决定FⅧ剂量和疗程,提前减量或停用可再次出血。血友病患者因出血反复多次输注FⅧ制剂进行替代治疗可诱发体内抑制物,使替代治疗无效,因此,在治疗过程中,需要密切检测血常规、凝血功能、FⅧ:C、FⅧ:I,并根据结果及时调整治疗方案。当患者出现出血症状突然加重或出血频率增加、既往方案治疗无效或疗效降低等情况时,应高度怀疑是否合并抑制物,应完善FⅧ:I检测进一步明确诊断。

治疗2周后

1.症状　　左下腹疼痛完全消失。

2.查体　　轻度贫血面容,全身皮肤黏膜无出血,全双膝、双踝、双髋、双肘关节畸形合并功能障碍。腹平坦,无腹壁静脉曲张,腹部柔软,腹部无压痛、反跳痛,腹部无包块。肝脏肋下未触及,脾脏肋下未触及,Murphy 征阴性,肾脏无叩击痛,移动性浊音阴性。肠鸣音正常,4 次/min。双下肢无水肿。

3.辅助检查

(1)血常规:白细胞3.54×10^9/L,红细胞3.13×10^{12}/L,血红蛋白93 g/L,血小板275×10^9/L。

(2)凝血功能:凝血酶原时间12.00 s(8.8~13.6 s),凝血酶时间16.90 s(10~18 s),活化部分凝血酶原时间35.50 s(26~40 s),纤维蛋白原3.21 g/L(2~4 g/L),D-二聚体1.25 mg/L(0~0.3 mg/L)。

(3)凝血因子定量和抑制物检测:FⅧ:C 25%,FⅧ:I 0 Bethesda 单位数/mL。

三、思考与讨论

血友病是一种遗传性出血性疾病,是由于基因缺陷导致FⅧ或FⅨ缺乏而引起凝血功能障碍。根据凝血因子缺乏种类可将血友病分为HA(FⅧ缺乏)和HB(FⅨ缺乏)。根据FⅨ:C水平可将血友病分为轻型(活性>5%~40%)、中型(活性1%~5%)、重型(因子活性<1%)3型。我国血友病的患病率为2.73/10万人口,HA和HB的发病率分别占80%~85%和15%~20%,而女性血友病患者极其罕见。血友病患者临床表现以关节、肌肉、内脏和深部组织自发性或轻微外伤后出血难以停止为特征,常在儿童期起病,反复关节出血可导致患者逐渐出现关节活动障碍而致残。血友病患者需采取凝血因子替代治疗,其分为预防治疗和按需治疗,预防治疗是指为了防止出血而定期给予的规律性替代治疗,其目的是阻止出血,从而最大限度地保护关节功能,预防性治疗是儿童血友病患者的首选治疗方法。按需治疗是指患者发生急性出血时的治疗,目前最有效的止血措施仍是F

Ⅷ/凝血酶原复合物(prothrombin complex concentrate, PCC)替代治疗,需遵循早期、足量、足疗程的原则,并根据出血部位和出血严重程度制订 FⅧ剂量和疗程。

四、练习题

1. 血友病的诊断标准是什么,如何避免误诊、漏诊?
2. 血友病患者如何进行预防性治疗?

五、推荐阅读

[1] 中华人民共和国国家卫生健康委员会. 血友病 A 诊疗指南(2022 年版)[J]. 全科医学临床与教育,2022,7(2):579-583.

[2] 中华医学会血液学分会血栓与止血学组,中国血友病协作组. 获得性血友病 A 诊断与治疗中国指南(2021 年版)[J]. 中华血液学杂志,2021,42(10):793-799.

[3] 中华医学会血液学分会血栓与止血学组. 血管性血友病诊断与治疗中国指南(2022 年版)[J]. 中华血液学杂志,2022,43(1):1-6.

(王　萍　王　芳)

案例 31　弥散性血管内凝血

一、病历资料

(一)门诊接诊

1. **主诉**　全身散在瘀斑1月余,加重伴咯血4 d。

2. **问诊重点**　患者以出血起病,全身散在瘀斑,伴咯血症状,急性起病可能,应重点询问既往的血常规及凝血功能检验结果、有无既往影响出凝血功能药物服用病史、有无遗传性出血疾病家族史、近期就诊相关诊治经过、治疗效果等,除出血症状外是否伴发其他疾病。咯血在血液系统疾病和非血液系统疾病均可见,应注意询问主要症状及伴随症状特点、诊治经过及治疗效果等。

3. **问诊内容**

(1)诱发因素:有无受凉、劳累、外伤、过敏、药物、中毒等诱发因素。

(2)主要症状:自发出血性疾病常见于免疫性血小板减少症、弥散性血管内凝血、凝血因子缺乏、再生障碍性贫血、急性白血病、骨髓增生异常综合征、阵发性睡眠性血红蛋白尿症、急性造血功能停滞等血液系统疾病,以及抗凝药物相关或香豆素类药物及鼠药中毒引起凝血异常、蛇咬伤等外伤相关疾病、系统性红斑狼疮等非血液系统疾病。应重点询问诱因及起病时间和起病特点,再生障碍性贫血、免疫性血小板减少症等可以隐匿慢性起病,血友病等遗传性疾病可能幼年起病,弥散性血管内凝血可急性起病也可成慢性病程,但均存在原发疾病诱因,且出血症状可能非常严重,涉及内脏等多部位广泛出血,影响器官正常功能甚至危及生命。掌握疾病的演变过程,原发疾病的病情,血常规及凝血功能的动态演变及检测等。

(3)伴随症状:有无伴发血栓栓塞、休克、皮肤黏膜瘀点瘀斑、牙龈出血、鼻衄、黑便、血尿、穿刺部位出血不止等多部位出血症状,如微血管病性溶血性贫血严重,则可伴发贫血、脾大、肝功能异常等溶血表现。咯血则需要了解是否存在原发肺部疾病,有无咳嗽、咳痰、发热、胸闷、胸痛、喘息、心悸、大汗、呼吸困难、恶心、呕吐等可能提示有肺局部病变可能。

(4)诊治经过:做过何种检验和检查,结果如何,以利于诊断和下一步检查;是否用药、用何种药,具体剂量、效果如何,以利于迅速选择药物。

(5)既往史:原来得过什么病(慢性阻塞性肺疾病、肺结核、支气管扩张等疾病),有无肝炎、艾滋病、结核等传染病病史,有无高血压、冠心病等基础疾病,有无肝肾功能基础疾病如尿毒症等,有无手术、外伤病史。有无输血史。

(6)个人史:有无药物、化学和放射性毒物接触史,职业特点,有无吸烟喝酒等不良嗜好,旅居史,生活环境是否会接触虫鼠毒等。

(7)家族史:血友病、血小板无力症、血管性血友病、遗传性凝血酶原缺乏症、遗传性出血性毛细血管扩张症等有家族遗传倾向。

问诊结果

患者老年男性,农民,有高血压 10 年余,最高血压 160/100 mmHg,间断口服"吲达帕胺片"治疗,血压控制不详;有糖尿病 10 年,口服"二甲双胍、格列本脲、格列喹酮、阿卡波糖"治疗,平素血糖控制不详;无肝炎、结核、疟疾、伤寒病史,无药物、化学和放射性毒物接触史,无吸烟、饮酒史。患者全身散在瘀斑 1 月余,多分布为四肢及躯干处,伴散在出血点,非对称性,无鼻出血、齿龈出血、血尿及黑便等。4 d 前无明显诱因上述症状加重,伴咯血,鲜红色,为痰中带血,量约 5 mL,无发热、胸痛、黄疸、杵状指,在当地医院行血常规示:白细胞 4.7×10^9/L,红细胞 3.94×10^{12}/L,血红蛋白 118 g/L,血小板 41×10^9/L;凝血功能示凝血酶原时间 24 s,国际标准化比值 2.08,活化部分凝血酶原时间 47.4 s,凝血酶时间 32.9 s,纤维蛋白原 0.4 g/L,D-二聚体 47.43,纤维蛋白降解产物 165.18 μg/mL。肝功能:天冬氨酸转氨酶 126 U/L,丙氨酸转氨酶 157 U/L,碱性磷酸酶 372 U/L。行腹部平片:胰腺部位高密度影,双肺可见散在结节,建议进一步检查。为求进一步诊治前来医院,自患病以来,患者精神状态一般,食欲食量较差,睡眠情况较差,体重明显减轻,减轻 10 kg,大便便秘,小便正常。

4. 思维引导 患者老年男性,慢性起病,既往体健,无肝病病史,无基础型肺病病史,无药物、化学和放射性毒物接触史,无发热、乏力,有皮肤散在瘀点瘀斑、血小板减少、凝血功能异常、咯血等。外院 CT 显示胰腺癌可能,肝多发转移,肝功能异常,存在体重减轻,有肿瘤性疾病病史可能,存在易引起 DIC 的基础疾病,伴出血症状及血小板减少、凝血功能异常,考虑弥散性血管内凝血可能,需要重点鉴别免疫性血小板减少症、自身免疫病、血栓性血小板减少性紫癜等血液系统疾病。免疫性血小板减少症应该至少 2 次化验血小板计数减少、血细胞形态无异常;体检脾一般不大,骨髓检查巨核细胞数目正常或增多,有成熟障碍,排除其他继发免疫性血小板减少症。自身免疫病引起的继发性血小板减少,例如系统性红斑狼疮,多有多个系统受累,自身免疫抗体阳性,有些会有特征性的体征,例如"蝶形"红斑。血栓性血小板减少性紫癜微循环衰竭少见,多伴有黄疸、神经系统症状、以血小板血栓为主、凝血因子活性正常,关键诊断点为 vWF 裂解酶显著降低。其他引起出血性疾病的血液系统常见疾病,例如,急性白血病、再生障碍性贫血、骨髓增生异常综合征等,两系或两系以上病变较为常见,且可能同时伴有发热、贫血等其他症状。凝血因子异常疾病多不伴有血象异常,且多为深部血肿、脏器出血等。

(二)体格检查

1. 重点检查内容及目的 患者血液系统疾病可能性大,应注意有无深部脏器出血、关节出血、微循环栓塞性疾病,有无休克或微循环衰竭,有无微血管病性溶血性贫血表现,有无淋巴结、肝脾肿大,有无胸骨压痛,全身皮肤黏膜有无瘀点、瘀斑、黄染、皮疹、苍白,有无髓系肉瘤、皮肤浸润等。此外还应注意有无面部皮肤"蝶形"红斑、手指畸形等。

体格检查结果

T 36.0 ℃,P 98 次/min,R 18 次/min,BP 144/98 mmHg

慢性病容,全身皮肤散在瘀点、瘀斑,以双下肢为重,全身浅表淋巴结未触及肿大,胸骨无压痛,双肺呼吸音粗,未闻及干、湿啰音,心率 98 次/min,律齐,心脉率一致,各瓣膜听诊区未闻及杂音,无心包摩擦音。腹平坦,无腹壁静脉曲张,腹部柔软,上腹部有压痛,无反跳痛,腹部无包块。肝脾肋下未触及,Murphy 征阴性。肾未触及,肾区无压痛及叩痛。无移动性浊音。肠鸣音正常,5 次/min。

2.思维引导　患者存在皮肤瘀点、瘀斑及咯血症状,考虑与凝血功能异常及血小板减少相关,无淋巴结及肝脾肿大,有腹部触痛,需进一步行实验室检查,血常规+网织红细胞计数、外周血涂片、尿常规、凝血功能、传染病筛查、肝功能、肾功能、溶血试验、凝血因子活性,自身免疫性抗体、幽门螺杆菌检测等,必要时行血细胞计数、凝血功能监测,记录变化趋势,同时针对原发疾病完善上腹部增强 CT、胸部平片、肿瘤标志物等检查,根据初步结果必要时做胰腺穿刺活检、骨髓涂片、3P 试验(硫酸鱼精蛋白副凝试验)等,明确诊断。

(三)辅助检查

1.主要内容及目的

(1)血常规+网织红细胞计数+外周血细胞形态分类:明确有无三系减少,并进行血细胞计数监测,了解有无血小板进行性下降。

(2)肝肾功能、电解质:判断有无原发疾病导致肝损伤、溶血、肾损伤、内环境紊乱失衡。

(3)传染病:重点明确有无乙型病毒性肝炎,了解引起肝受损原因。

(4)凝血功能:了解有无凝血功能紊乱,是否处于高凝状态、消耗性低凝状态、继发性纤溶亢进状态等,并通过对凝血功能的监测,了解是否存在 DIC 及对 DIC 进行积分评估,以规范诊断,同时协助判断出血倾向的严重程度。

(5)自身免疫性抗体:了解是否存在自身免疫病引发继发免疫性血小板减少症可能。

(6)溶血试验:如存在溶血表现,则须明确有无其他原因引起溶血性贫血。

(7)凝血因子活性检测:判断有无其他先天性或后天性相关凝血因子活性异常导致的出血性疾病可能,同时根据凝血因子缺乏特征,了解是否存在维生素 K 依赖的凝血因子异常。

(8)流式细胞检测术:明确各系血细胞免疫表型,判断有无发育异常及克隆性增生。

(9)骨髓涂片:判断骨髓增生程度,了解有无其他恶性细胞浸润及噬血可能,了解各类及各阶段细胞比例及细胞形态发育有无异常。

(10)肿瘤标志物:协助了解有无恶性肿瘤可能,并根据不同类型标志物表达,对原发部位进行一定的指向作用。

(11)腹部 CT 及增强 CT:协助了解是否存在消化道肿瘤可能、病变部位、累及病变范围、与邻近器官关系、是否存在转移。

(12)胸部 CT:判断有无肺部感染。

辅助化验及检查结果

（1）血常规+网织红细胞计数+外周血细胞形态分类：白细胞 $4.05×10^9$/L，红细胞 $3.89×10^{12}$/L，血红蛋白 122 g/L，血小板 $25×10^9$/L；网织红细胞百分数 1.59%，网织红细胞绝对值 $56.7×10^9$/L，中性粒细胞计数 $3.21×10^9$/L，淋巴细胞计数 $0.69×10^9$/L。外周血细胞分类：白细胞计数无明显增减；各类白细胞比例、形态未见异常；成熟红细胞形态未见异常，未见破碎红细胞，血小板散在少见。

（2）肝肾功能：总胆红素 27.1 μmol/L，直接胆红素 17.7 μmol/L，间接胆红素 9.4 μmol/L，天冬氨酸转氨酶 141 U/L，丙氨酸转氨酶 116 U/L，碱性磷酸酶 366 U/L，乳酸脱氢酶 1 103 U/L。

（3）电解质、传染病、甲状腺功能：均正常。

（4）凝血功能：凝血功能示：凝血酶原时间 24 s，国际标准化比值 2.08，活化部分凝血活酶时间 39.1 s，凝血酶时间 26.5 s，纤维蛋白原 0.6 g/L，D-二聚体 35.66 mg/L，纤维蛋白降解产物 129.53 μg/mL。

（5）骨髓涂片：①骨髓增生明显活跃，粒∶红=1.06∶1。②粒系增生明显活跃，占45.6%，形态未见明显异常。③红系增生明显活跃，占43.2%，形态未见明显异常，成熟红细胞轻度大小不一。④淋巴细胞比例减低，形态大致正常，单核细胞、浆细胞比例、形态大致正常。⑤全片见巨核细胞600个，分类25个巨核细胞，其中颗粒巨核细胞23个，产板巨核细胞1个，幼稚巨核细胞1个，血小板散在少见。⑥细胞内铁（93%）及细胞外铁阳性。流式细胞检测未检测到异常表型。

（6）腹部 CT 及胸部 CT：①胰腺尾部占位，考虑胰腺癌可能，邻近脾静脉局段受侵；②肝多发占位，考虑转移瘤可能；③双侧肾上腺占位，考虑转移瘤可能；④腹膜后多发稍大淋巴结；⑤胆囊炎；⑥双肾多发小囊肿，左侧肾周筋膜增厚。

（7）自身免疫性抗体、溶血试验：均未见明显异常。

（8）肿瘤标志物：癌胚抗原 234.8 ng/mL，肿瘤标志物 CA 125 164.10 U/mL，CA 15-3 34.9 U/mL，CA 19-9 529.9 U/mL，铁蛋白 577 ng/mL。

（9）彩超：脂肪肝，脾不大，浅表淋巴结未见肿大。

（10）胸部 CT：双肺多发结节，少量磨玻璃样斑片状影，考虑肺部感染可能。

2.思维引导　患者老年男性，慢性起病，凝血功能异常，血小板减少，存在胰腺癌多发转移肿瘤基础疾病，考虑符合弥散性血管内凝血。存在血小板减少及进行性下降、血浆纤维蛋白原含量<1.5 g/L，血浆 FDP>20 mg/L，D-二聚体水平升高，PT 延长 3 s 以上，APTT 延长 10 s 以上，综上所述考虑弥散性血管内凝血诊断明确。治疗主要分为 2 个部分：①治疗基础疾病及消除诱因，终止 DIC 病理过程最为关键和根本的治疗措施是原发病的治疗。②分期分层治疗，微血栓形成期或高凝期，以抗凝治疗为主；消耗性低凝期，此期的治疗原则是在充分抗凝基础上进行血小板和凝血因子的替代治疗；继发性纤溶亢进期，若临床确认纤溶亢进是出血首要原因，则可适量应用抗纤溶药物。

（四）初步诊断

分析上述病史、查体、实验室检查结果，支持以下诊断：①弥散性血管内凝血（消耗性低凝期）；②胰腺癌多发转移；③肺部感染。

二、治疗经过

(一)初步治疗

1. 治疗过程

(1)成分血输注:包括输新鲜冷冻血浆、冷沉淀、凝血酶原复合物、纤维蛋白原和血小板等。

(2)抗感染治疗:注射用哌拉西林钠他唑巴坦钠 4.5 g ivgtt,q8h。

(3)护肝:异甘草酸镁注射液 0.15 g ivgtt qd,腺苷蛋氨酸 1 g ivgtt qd。

2. 护胃、营养支持、维持水电解质平衡   奥美拉唑 40 mg ivgtt qd,加强肠内外营养治疗。

3. 思维引导   患者弥漫性血管内凝血诊断明确,此期微血栓形成仍在进行,但因凝血因子进行性消耗,临床中常常出现严重或多发性出血倾向。实验室检查 PT、APTT 明显延长,血小板计数和纤维蛋白原进行性下降,可伴有纤维蛋白降解产物(如 FDP、D-二聚体)轻度升高。此期的治疗原则是在充分抗凝基础上进行血小板和凝血因子的替代治疗。目前推荐的替代治疗方案包括输新鲜冷冻血浆、冷沉淀、凝血酶原复合物、纤维蛋白原和血小板等。另外,需要同时进行抗肺部感染、护肝、营养支持等对症支持治疗。在控制 DIC 症状同时,联系相关专科协助原发疾病诊断和治疗,尽快去除诱因。凝血因子的补充不可过度,否则会加重凝血激活,补充的剂量主要根据出血症状改善情况和实验室检测综合分析。

治疗效果

1. 症状   1 d 后咯血停止,未出现新发皮肤瘀斑及出血点

2. 查体   慢性病容,全身皮肤散在瘀点、瘀斑,为陈旧性,未出现新发出现,全身浅表淋巴结未及肿大,胸骨无压痛,双肺呼吸音粗,未闻及干、湿啰音,心率 86 次/min,律齐,心脉率一致,各瓣膜听诊区未闻及杂音,无心包摩擦音。腹平坦,无腹壁静脉曲张,腹部柔软,上腹部有压痛,较前无明显变化,无反跳痛,腹部无包块。肝脾肋下未触及,Murphy 氏征阴性。肾脏未触及,肾区无压痛及叩痛。无移动性浊音。肠鸣音正常。

3. 辅助检查

(1)血常规:白细胞 4.99×10^9/L,红细胞 3.38×10^{12}/L,血红蛋白 107 g/L,血小板 26×10^9/L,中性粒细胞绝对值 3.62×10^9/L,淋巴细胞绝对值 0.87×10^9/L。

(2)凝血功能:凝血酶原时间 16.1 s,国际标准化比值 1.26,活化部分凝血活酶时间 34.4 s,凝血酶时间 19.4 s,纤维蛋白原 1.14 g/L,D-二聚体 59.9 mg/L,纤维蛋白降解产物 191.28 μg/mL。

(二)病情变化

入院后 1 周患者停止咯血,皮肤未见新发出血点或瘀斑,仍有腹痛,较前稍好转,无发热、咳嗽、咳痰,无胸闷、气短,全身浅表淋巴结未及肿大,胸骨无压痛,双肺呼吸音粗,未闻及干、湿啰音。腹平坦,无腹壁静脉曲张,腹部柔软,上腹部有压痛,较前无明显变化,无反跳痛,腹部无包块。肝脾肋下未触及,Murphy 征阴性。肾未触及,肾区无压痛及叩痛。无移动性浊音。肠鸣音正常。

1. 患者病情变化的可能原因及应对   因原发疾病无法控制而出现 DIC 加重。完善胰腺穿刺明确肿瘤情况,择期专科治疗,动态监测血常规、凝血功能。

辅助化验及检查结果

（1）血常规：白细胞 4.47×10^9/L，红细胞 3.23×10^{12}/L，血红蛋白 111 g/L，血小板 14×10^9/L，中性粒细胞绝对值 3.34×10^9/L，淋巴细胞绝对值 0.65×10^9/L。

（2）凝血功能：凝血酶原时间 24.0 s，国际标准化比值 2.21，活化部分凝血活酶时间 48.2 s，凝血酶时间 19.9 s，纤维蛋白原 0.48 g/L，D−二聚体 88.5 mg/L，纤维蛋白原降解产物 154.2 μg/mL。

（3）肝功能：总胆红素 34.8 μmol/L，直接胆红素 19.4 μmol/L，间接胆红素 11.7 μmol/L，天冬氨酸转氨酶 232 U/L，丙氨酸转氨酶 382 U/L，乳酸脱氢酶 1 376 U/L。

2.思维引导　患者原发疾病因出血严重无法行手术等诊断性操作，在积极纠正凝血功能同时择期行相关原发疾病诊断，并及时治疗以去除诱因，成分输血治疗不及时、肝功能受损等会进一步加重凝血因子消耗，从而加重 DIC 并引发出血。应积极予以护肝、护胃，以及成分血输注等。

治疗 2 周后

1.症状　无出血。

2.查体　慢性病容，全身皮肤散在瘀点、瘀斑，为陈旧性，未出现新发出现，全身浅表淋巴结未及肿大，胸骨无压痛，双肺呼吸音粗，未闻及干、湿啰音，心率 86 次/min，律齐，心脉率一致，各瓣膜听诊区未闻及杂音，无心包摩擦音。腹平坦，无腹壁静脉曲张，腹部柔软，上腹部有压痛，较前无明显变化，无反跳痛，腹部无包块。肝脾肋下未触及，Murphy 征阴性。肾未触及，肾区无压痛及叩痛。无移动性浊音。肠鸣音正常。

3.辅助检查

（1）血常规：白细胞 7.0×10^9/L，红细胞 3.61×10^{12}/L，血红蛋白 114 g/L，血小板 126×10^9/L，中性粒细胞绝对值 5.51×10^9/L，淋巴细胞绝对值 0.71×10^9/L。

（2）凝血功能：凝血酶原时间 13.5 s，国际标准化比值 1.13，活化部分凝血活酶时间 29.6 s，凝血酶时间 18.9 s，纤维蛋白原 1.28 g/L，D−二聚体 50.36 mg/L，纤维蛋白原降解产物 167.08 μg/mL。

三、思考与讨论

DIC 可见于各个临床科室，多见于严重感染、恶性肿瘤、病理产科、手术及创伤、严重中毒或免疫反应等疾病。其发生发展过程中涉及凝血、抗凝、纤溶等多个系统，打破现有凝血与抗凝平衡后出现的一系列临床症状，因此临床表现多样化，容易引起忽视，由于导致 DIC 的病理机制不甚一致，诱发 DIC 的原发疾病各有特点，因此，DIC 治疗方法和药物选择不能一概而论，需应用分层治疗原则，根据 DIC 的不同病理分期，结合临床表现和实验室指标来综合考虑。DIC 患者往往凝血激活、凝血因子消耗和纤溶亢进中两种或三种病理状态并存，因此，3 个分期多存在一定交织而无绝对的界限，在治疗上需紧密结合患者临床过程及实验室改变进行判断并采取综合措施。在 DIC 的治疗原则中，去除诱因和治疗原发疾病尤为关键，还包括抗凝治疗、凝血因子的补充、抗纤溶治疗及支持治疗等。纠正凝血功能紊乱是缓解疾病的重要措施。肝素的使用和凝血因子的补充要注意掌握适应证和禁忌证。新的早期识别分子标志正在探索，新的抗凝药物处于研究的不同阶段。制定标准、完善的治疗方案任重而道远。

四、练习题

1. DIC 的常见病因有哪些？

2. DIC 的分层和分期有哪些？

3. 不同 DIC 分层与分期病理生理特点及治疗方法是什么？

五、推荐阅读

中华医学会血液学分会血栓与止血学组. 弥散性血管内凝血诊断与治疗中国专家共识(2012 年版)[J]. 中华血液学杂志,2012,33(11):978-979.

（周　虎　王　芳）

案例 32　**易栓症**

一、病历资料

(一)门诊接诊

1. 主诉　左下肢反复静脉血栓 1 年余。

2. 问诊重点　患者反复出现左下肢静脉血栓,应重点询问既往有无基础疾病,包括静脉血栓栓塞(VTE)病史、感染、手术、外伤、充血性心力衰竭、慢性呼吸系统疾病、自身免疫病、血液系统疾病及实体肿瘤等。了解其用药史,包括有无化疗、靶向药物、免疫调节剂等,以及家族史。

3. 问诊内容

(1)诱发因素:有无手术、肢体制动或长期卧床、多发性外伤、骨折等诱发因素。

(2)主要症状:静脉血栓常见于以下内容。①遗传性易栓症,如抗凝血酶(antithrombin,AT)、蛋白 C(protein C,PC)、蛋白 S(protein S,PS)等基因突变导致蛋白抗凝血功能缺失,或凝血因子 V Leiden 突变、凝血酶原 G20210A 基因突变等导致蛋白促凝功能增强,最终引起血栓栓塞。②获得性易栓症,主要发生于各种获得性疾病或具有获得性危险因素的患者,因促凝蛋白水平升高、抗凝蛋白水平下降、改变了炎症/自身免疫机制等使血栓栓塞倾向增加。应重点询问是否有相关获得性疾病/获得性危险因素,如抗磷脂综合征、自身免疫病、恶性肿瘤、急性卒中、慢性心肺疾病、慢性肾病为易栓症相关获得性疾病,高龄、肥胖、手术、肢体制动或长期卧床、多发性外伤、骨折等为获得性危险因素。遗传性和获得性易栓因素存在交互作用,当二者同时存在时,血栓栓塞性疾病更易发生。

(3)伴随症状:有无下肢不对称肿胀、疼痛和浅静脉曲张等下肢深静脉血栓形成表现。有无胸痛、咯血、呼吸困难、气促、心悸、晕厥等肺栓塞表现。有无头痛、视力障碍、呕吐等高颅内压表现,因颅内静脉血栓形成可有此表现。有无腹痛和呕血、黑便或鲜血便等消化道出血表现,因门静脉血栓形成可有此表现。有无腹痛、恶心、呕吐等肠系膜静脉血栓形成表现。

(4)诊治经过:做过何种检验和检查,结果如何,以利于诊断和下一步检查;是否用药、用何种药,具体剂量、效果如何,以利于迅速选择药物。了解患者有无化疗、靶向药物、免疫调节剂等治疗。

(5)既往史:有无恶性肿瘤、骨髓增殖性肿瘤等病史,可以引起获得性易栓症。有无系统性红斑狼疮等风湿免疫系统疾病,有无慢性心肺疾病、慢性肾病等慢性疾病,均为易栓症相关获得性疾病。有无输血史。

(6)个人史:有无吸烟、肢体制动/长期卧床,为易栓症获得性危险因素。

(7)家族史:患者近亲有无 VTE 相关病史,父母有无近亲结婚、遗传性疾病等。

问诊结果

患者中年男性,无业,高血压病史 2 年,血压最高 150/95 mmHg,口服硝苯地平缓释片治疗,血压控制可。糖尿病病史 2 年,血糖最高 15.1 mmol/L,口服二甲双胍、格列美脲等药物治疗,血糖控制可。无脑血管、心脏疾病病史,无风湿免疫系统疾病病史,无慢性心肺疾病、慢性肾病等病史,无恶性肿瘤病史,无化疗、靶向药物治疗史,无吸烟、饮酒史。家族中无类似病史。患者于 1 年前无明显诱因出现左下肢肿胀伴疼痛,无发热,无酸沉、乏力等不适,到当地医院就诊,行彩超、磁共振检查提示左下肢静脉血栓形成(周围型),给予"利伐沙班片 10 mg qd po"抗凝治疗。7 个月前再次出现左下肢肿胀疼痛,复查彩超提示左下肢血肿,停用利伐沙班治疗,行"左下肢肌肉病损切除术",术后症状好转。3 个月前再次出现左下肢肿胀疼痛,行彩超检查提示:左侧小腿肌间静脉血栓形成,左侧髌骨上方不均质偏低回声包块。MRI 提示左侧髌上囊及关节腔积液。保守治疗后症状好转。1 个月前再次出现左下肢肿胀疼痛,较前明显加重,到医院就诊查凝血功能正常,凝血因子 Ⅱ/Ⅴ/Ⅶ/Ⅷ/Ⅸ/Ⅹ/Ⅺ/Ⅻ 因子活性正常。复查磁共振提示:左侧小腿上端腓肠肌内侧头外侧缘异常信号,考虑包裹性积液。建议至医院进一步就诊。

4. 思维引导　患者中年男性,急性起病,既往有高血压、糖尿病病史,无恶性肿瘤、骨髓增殖性肿瘤等病史,无系统性红斑狼疮等风湿免疫系统疾病,无慢性心肺疾病、慢性肾病等疾病,考虑遗传性易栓症可能性最大,需要重点鉴别获得性易栓症。遗传性易栓症主要见于抗凝血酶缺陷症、蛋白 C 缺陷症、蛋白 S 缺陷症、血栓调节蛋白缺陷、*APOH* 基因突变、肝素辅因子 Ⅱ 基因突变、FⅧ水平升高、FⅨ水平升高、FⅪ水平升高、F2 突变导致抗凝血酶抵抗、异常纤维蛋白原血症、PAI-1 水平升高、血红蛋白病/地中海贫血、高同型半胱氨酸血症、F5 Leiden 突变、F2 G20210A 突变、CHAPLE 综合征、克氏综合征。常见的易栓症相关获得性危险因素包括年龄>65 岁、BMI>30、吸烟、多发性外伤、大手术、骨折、脱水、妊娠/产褥期、下肢瘫痪或麻痹、肢体制动/长期卧床、长途飞行、一些化疗药物、脾切除/脾动脉栓塞、中心静脉穿刺、人工材料(心瓣膜、留置导管等)、输注血制品(红细胞、血小板)、止血治疗(抗纤溶、凝血因子制剂)、造血刺激因子(EPO、TPO 等)、药物(糖皮质激素、避孕药、雌激素、睾酮治疗、抗精神病药物)。常见的易栓症相关获得性疾病包括抗磷脂综合征、活动性恶性肿瘤、骨髓增殖性肿瘤、肾病综合征、阵发性睡眠性血红蛋白尿症、炎症性肠病、系统性红斑狼疮、系统性血管炎、急性心肌梗死、急性卒中、糖尿病、感染与炎症(结核、AIDS、胰腺炎)、肝素诱导的血小板减少症、皮质醇增多症、巴德-基亚里综合征、血栓性微血管病(TTP、HUS)、心力衰竭、慢性肺病(呼吸衰竭、COPD)、高黏滞血症(巨球蛋白血症、M 蛋白血症)。

(二)体格检查

1. 重点检查内容及目的　患者易栓症可能性大,应注意有无发热、下肢不对称肿胀、疼痛和浅静脉曲张,有无胸痛、咯血、呼吸困难、气促、心悸、晕厥,有无头痛、视力障碍、呕吐,有无腹痛、腹水、恶心、呕吐等。

体格检查结果

T 36.7 ℃,P 90 次/min,R 20 次/min,BP 110/75 mmHg

　　正常面容,全身皮肤未见黄疸、出血点及瘀斑,双侧颈部、锁骨上、锁骨下、腋窝、腹股沟未及肿大淋巴结,胸骨无压痛,双肺呼吸音清,未闻及干、湿啰音,心率 90 次/min,律齐,心脉率一致,各瓣膜听诊区未闻及杂音,无心包摩擦音。腹部柔软,无触痛、压痛及反跳痛,肝脾肋下未触及。双下肢无水肿。

　　2.思维引导　　患者目前无明显阳性体格检查结果,如有下肢不对称肿胀、疼痛和浅静脉曲张是提示下肢深静脉血栓形成。如有胸痛、咯血、呼吸困难、气促、心悸、晕厥等需要排除肺栓塞。如有头痛、视力障碍、视盘水肿、呕吐等高颅内压表现,需排除颅内静脉血栓形成。部分门静脉血栓形成患者无血栓相关症状。最常见的临床表现为腹痛和消化道出血(呕血、黑便或鲜血便),可出现胆管病变或肠缺血症状(发热、黄疸、皮肤瘙痒、胆绞痛、腹痛、腹水等)门静脉高压时可出现食管–胃底静脉曲张和脾大。肠系膜静脉血栓形成急性期表现为持续数小时至数周不等、与腹部体征不相称的脐周绞痛;与肠系膜缺血相比,这种绞痛发作不是突然发生,呈持续性钝痛,可伴有阵发性加重,可有恶心和呕吐;亚急性期或慢性期疼痛逐渐减轻;腹部检查可能有腹部膨隆等体征,大便隐血可能呈阳性。患者通常无腹膜炎征象,但肠扩张进展时可出现肠缺血坏死,肠鸣音消失,并出现压痛、反跳痛等。

(三)辅助检查

　　1.主要内容及目的

　　(1)血常规+网织红细胞+外周血细胞形态分类:明确有无原始及幼稚细胞,判断增生程度。

　　(2)肝功能、肾功能、血脂、乳酸脱氢酶、血型、血糖、同型半胱氨酸等:判断有无肝肾功能的损害、内环境紊乱。

　　(3)传染病:重点明确有无乙型病毒性肝炎。

　　(4)甲状腺功能:判断有无甲状腺功能异常。

　　(5)凝血指标:包括凝血酶原时间(PT),活化部分凝血活酶时间(APTT),凝血酶时间(TT),D–二聚体,纤维蛋白/纤维蛋白原降解产物(FDP),纤维蛋白原(Fbg),内外源性凝血因子水平,血管性血友病因子(vWF)水平,抗凝血酶活性,蛋白 C 活性,蛋白 S 游离抗原。

　　(6)免疫指标:包括红细胞沉降率,C 反应蛋白,狼疮抗凝物,抗心磷脂抗体,抗 β_2–糖蛋白 I (抗 β_2–GP I)抗体,其他自身免疫抗体,以及免疫球蛋白、补体水平。

　　(7)肿瘤标志物:筛查患者是否有肿瘤倾向。

　　(8)易栓症的高通量测序基因诊断:根据既往出凝血相关经典基因的研究,以及新近基因组学对血栓形成新候选基因的探索,目前已知至少156 种基因及其表达产物能够直接或间接影响血栓与止血,引起不同程度的易栓症。这些基因涉及凝血、抗凝血、纤溶、抗纤溶、血小板、血管内皮细胞、炎症反应等多个系统。建立同时涵盖这些基因的高通量测序技术能够全面和精准地诊断遗传性易栓症,是未来易栓症基因诊断的趋势。

　　(9)颈部浅表淋巴结彩超:判断淋巴结有无肿大。

　　(10)腹部彩超:判断肝、脾有无肿大。

　　(11)胸部 CT:判断有无肺部感染。

辅助化验及检查结果

（1）血常规+网织红细胞计数+外周血细胞形态分类：白细胞 7.33×10^9/L，红细胞 5.47×10^{12}/L，血红蛋白 157 g/L，血小板 385×10^9/L；网织红细胞百分数 1.89%，网织红细胞绝对值 60.2×10^9/L。外周血细胞形态分类无异常。

（2）肝肾功能、电解质、传染病、甲状腺功能：均正常。

（3）凝血指标：凝血酶原时间 12.3 s，凝血酶原时间活动度 122.0%，纤维蛋白原 3.23 g/L，凝血酶时间 16.5 s，D-二聚体 0.32 mg/L，纤维蛋白降解产物 2.31 mg/L，活化部分凝血活酶时间 33.9 s，国际标准化比值 0.90。抗凝血酶Ⅲ（AT-Ⅲ）49.0%（参考值 80.0%～120.0%）。蛋白 C 测定 30.0%（参考值 70.0%～130.0%），蛋白 S 测定 28.0%（参考值 77.0%～143.0%）。

（4）免疫指标：红细胞沉降率 12 mm/h。C 反应蛋白 5 mg/L。狼疮抗凝物筛选试验 1（LA1）44.5 s（参考值 31.0～42.0），狼疮抗凝物确认试验（LA2）48.9 s（参考值 30.0～37.0），狼疮抗凝物 dRVV 筛选比值 1.31（参考值<1.20）。抗心磷脂抗体阴性，抗 β_2-糖蛋白Ⅰ（抗 β_2-GPⅠ）抗体阴性。IgA 118.9 mg/dL，IgG 920 mg/dL，IgM 102.2 mg/dL。

（5）彩超：脂肪肝，脾不大，浅表淋巴结未见肿大。

（6）胸部 CT：未见明显异常。

（7）易栓症的高通量测序基因诊断：*PROC p. Arg*189*Trp*、*PROC p. Lys*192 *del*。

2. 思维引导　患者中年男性，高血压、糖尿病病史，既往反复下肢不对称肿胀、疼痛，凝血指标提示蛋白 C、蛋白 S 降低，免疫指标提示狼疮抗凝物阳性。易栓症的高通量测序基因诊断提示 *PROC p. Arg*189*Trp*、*PROC p. Lys*192 *del*。综上所述考虑遗传性易栓症诊断明确。

（四）初步诊断

分析上述病史、查体、辅助检查结果，支持以下诊断：①遗传性易栓症；②高血压 1 级（很高危组）；③2 型糖尿病。

二、治疗经过

（一）初步治疗

1. 治疗过程　①甲苯磺酸艾多沙班片抗凝治疗：甲苯磺酸艾多沙班片 30 mg qd po。②口服降压药：硝苯地平缓释片 20 mg qd po。③口服降糖药：盐酸二甲双胍缓释片 500 mg 随晚餐服用，格列美脲片 1 mg qd po。

2. 思维引导　患者遗传性易栓症诊断明确，遗传性易栓症目前尚无根治方法，治疗主要针对血栓栓塞症进行抗栓治疗。对于血栓反复发作且无明显出血风险的易栓症患者应进行长期/终生抗凝，小剂量艾多沙班（30 mg 每日 1 次）、阿哌沙班（2.5 mg 每日 2 次）可作为预防性抗凝的初始选择，这些药物可在不增加大出血风险的情况下显著降低 VTE 复发率。该患者既往采用利伐沙班片抗凝治疗，反复出现血肿，因此，改用艾多沙班片预防剂量抗凝治疗。应常规监测血常规、凝血四项+D-二聚体、FDP 等。

治疗效果

1. 症状 1 个月后患者未再出现血栓

2. 查体 正常面容,全身皮肤未见黄疸、出血点及瘀斑,双侧颈部、锁骨上、锁骨下、腋窝、腹股沟未及肿大淋巴结,胸骨无压痛,双肺呼吸音清,未闻及干、湿啰音,心率 90 次/min,律齐,心脉率一致,各瓣膜听诊区未闻及杂音,无心包摩擦音。腹部柔软,无触痛、压痛及反跳痛,肝脾肋下未触及。双下肢无水肿。

3. 辅助检查 ①血常规:正常。②凝血指标:凝血酶原时间、凝血酶原时间活动、纤维蛋白原、凝血酶时间、D-二聚体、纤维蛋白降解产物、活化部分凝血活酶时间、国际标准化比值均正常。抗凝血酶Ⅲ(AT-Ⅲ)正常。蛋白 C 测定 32.0%(参考值 70.0% ~130.0%),蛋白 S 测定 29.0%(参考值 77.0% ~143.0%)。

(二)病情变化

治疗 2 个月后

1. 症状 未再发生血栓及血肿。

2. 查体 正常面容,全身皮肤未见黄疸、出血点及瘀斑,双侧颈部、锁骨上、锁骨下、腋窝、腹股沟未及肿大淋巴结,胸骨无压痛,双肺呼吸音清,未闻及干、湿啰音,心率 86 次/min,律齐,心脉率一致,各瓣膜听诊区未闻及杂音,无心包摩擦音。腹部柔软,无触痛、压痛及反跳痛,肝脾肋下未触及。双下肢无水肿。

3. 辅助检查

(1)血常规:白细胞 5.13×10^9/L,红细胞 5.37×10^{12}/L,血红蛋白 121 g/L,血小板 123×10^9/L。

(2)凝血功能:凝血酶原时间、凝血酶原时间活动、纤维蛋白原、凝血酶时间、D-二聚体、纤维蛋白降解产物、活化部分凝血活酶时间、国际标准化比值均正常。抗凝血酶Ⅲ(AT-Ⅲ)正常。蛋白 C 测定 35.0%(参考值 70.0% ~130.0%),蛋白 S 测定 36.0%(参考值 77.0% ~143.0%)。

(3)免疫指标:红细胞沉降率、C 反应蛋白正常。狼疮抗凝物筛选试验 1(LA1)43.5 s(参考值 31.0 ~42.0),狼疮抗凝物确认试验(LA2)36.9 s(参考值 30.0 ~37.0),狼疮抗凝物 dRVV 筛选比值 1.28(参考值<1.20)。抗心磷脂抗体阴性,抗 β_2-糖蛋白Ⅰ(抗 β_2-GPⅠ)抗体阴性。IgA、IgG、IgM 正常。

三、思考与讨论 ▸▸▸

易栓症(thrombophilia)是指因各种遗传性或获得性因素导致容易发生血栓形成和血栓栓塞的病理状态。易栓症的主要临床表现为静脉血栓栓塞(venous thromboembolism,VTE):如深静脉血栓形成、肺栓塞、颅内静脉血栓形成、门静脉血栓形成、肠系膜静脉血栓形成等;某些类型的易栓症可表现为年轻早发的急性冠脉综合征、缺血性卒中等动脉血栓事件。易栓症导致的血栓事件反复发作显著增加了患者的致残率和致死率,严重危害人类健康。易栓症可分为遗传性和获得性。遗传性易栓症常见于生理性抗凝蛋白——如抗凝血酶(antithrombin,AT)、蛋白 C(protein C,PC)、蛋白 S （protein S，PS）等基因突变导致蛋白抗凝血功能缺失，或促凝蛋白——如凝血因子 V Leiden 突变、凝血酶原 *G20210A* 基因突变等导致蛋白促凝功能增强，最终引起血栓栓塞。获得性易栓症主要发生于各种获得性疾病或具有获得性危险因素的患者，因促凝蛋白水平升高、抗凝蛋白水平下降、改变了炎症/自身免疫机制等使血栓栓塞倾向增加。遗传性和获得性易栓因素存在交互作用，当二者同时存在时，血栓栓塞性疾病更易发生。

下列情况需筛查易栓症：①>50 岁的 VTE 或无动脉粥样硬化危险因素的发病年龄较低的动脉血栓形成患者；②无明显诱因的特发性 VTE 患者；③有明确家族史的 VTE 患者；④复发性 VTE 患者；⑤少见部位的 VTE（脾静脉、颅内静脉、门静脉、肠系膜静脉、肝静脉、肾静脉、上肢深静脉）或多部位、累及范围广的 VTE 患者；⑥标准方案抗栓过程中出现皮肤坏死、血栓加重或复发的患者；⑦新生儿暴发性紫癜；⑧不明原因的多次病理性妊娠（习惯性流产、胎儿发育停滞、死胎、子痫前期、胎盘早剥等）；⑨有 VTE 病史或家族史者，拟行大型手术、妊娠、使用性激素类药物及频繁长途飞行前可进行筛查。

遗传性易栓症目前尚无根治方法，治疗主要针对血栓栓塞症进行抗栓治疗；除了抗栓治疗以外，获得性易栓症应积极治疗原发疾病，祛除和纠正诱发因素 VTE 的治疗包括药物抗凝（口服或胃肠外用药）、溶栓（系统溶栓或导管接触溶栓）、介入治疗和手术治疗；预防措施包括基础预防（下肢活动、避免脱水等）、物理预防（腔静脉滤器植入、分级弹力袜、足底静脉泵、间歇性充气加压装置等）和药物抗凝预防。抗凝治疗的主要不良反应是出血，严重者可致残甚至危及生命，我国人群普遍属于较"低凝"或"易出血"体质，须警惕出血风险。

四、练习题 ⟩⟩⟩

1. 易栓症的诊断标准是什么？
2. 哪些情况需要筛查易栓症？
3. 常见的易栓症相关获得性危险因素和疾病包括哪些？

五、推荐阅读 ⟩⟩⟩

中华医学会血液学分会血栓与止血学组. 易栓症诊断与防治中国指南（2021 年版）［J］. 中华血液学杂志，2021，42（11）：881-888.

（周　虎　王　芳）

第七章　造血干细胞移植与细胞免疫治疗

案例 33　异基因造血干细胞移植

一、病历资料

（一）入院接诊

1. 主诉　确诊急性髓系白血病 3 月余,拟行异基因造血干细胞移植。

2. 问诊重点　患者确诊急性髓系白血病 3 月余,应重点询问确诊依据、诊治经过、治疗效果、可选移植供者、既往史、个人史、家族史等。

3. 问诊内容

（1）确诊依据:3 月余前查血常规示 WBC $60×10^9$/L,Hb 120 g/L,PLT $20×10^9$/L。外周血细胞分类示可见大量原始幼稚细胞。骨髓涂片示增生 I 级,原始粒细胞占 70%,过氧化物酶染色(+)。流式细胞学检测:异常髓系幼稚细胞占 83%。白血病相关基因检测:*FLT3-ITD* 高突变比例。染色体:46,XY[10];结合以上检查结果诊断为急性髓系白血病伴 *FLT3-ITD* 高突变比例(高危)。

（2）治疗经过:患者通过 IA 方案诱导化疗后复查骨穿涂片示原始粒细胞占 3.2%,达完全缓解(CR)。流式检测白血病 MRD:0.5%,*FLT3-ITD* 阴性。后再次应用 IA 方案化疗,复查骨穿涂片:原始粒细胞占 1.2%,CR 状态。MRD:0.03%,*FLT3-ITD* 基因测序阴性;第三次采用大剂量阿糖胞苷方案化疗后出院。其间共腰穿联合鞘内注射 3 次,未见异常。

（3）移植供者:患者的潜在亲缘供者包括:父亲(HLA 配型 5/10 相合)、母亲(HLA 配型 6/10 相合)、姐姐(HLA 配型 6/10 相合)、儿子(HLA 配型 5/10 相合)。骨髓库未匹配到 HLA 全相合供者。

（4）既往史:无肝炎、艾滋病、结核等传染病病史,无手术史。有输血史(红细胞共 6 U,血小板共 3 个治疗量)。

（5）个人史:无药物、化学和放射性毒物接触史,经历无特殊。

（6）家族史:无血液系统疾病或肿瘤家族史。

思维引导

根据初诊时的染色体核型以及某些基因突变结果,AML 可分为预后良好型、预后中等型、预后不良型。目前认为,预后良好型可以选择巩固化疗或自体移植,预后中等型可以选择化疗、异基因造血干细胞移植或自体移植,而预后不良型建议选择异基因造血干细胞移植。结合患者检查结果,该患者初诊时白细胞>$50×10^9$/L,伴有 *FLT3-ITD* 高突变比例,为预后不良组。

诱导化疗后达 CR,符合行造血干细胞移植的适应证,建议其行异基因造血干细胞移植。急性髓系白血病存在以下因素为预后不良:①前驱血液病史,或放、化疗等治疗相关白血病;②患者年龄>60 岁;③外周血白细胞>50×10^9^/L;④有髓外侵犯,如中枢神经系统、睾丸、皮肤;⑤经2 个标准诱导治疗后未缓解;⑥存在预后不良的细胞遗传学或分子遗传学异常。造血干细胞移植适应证需考虑的因素包括疾病类型、疾病状态,在评估时还应考虑供受者身体与精神状态评估、HLA 配型、经济及医保支持等。

(二)移植供者选择

1.中华骨髓库非血缘供者　骨髓库未匹配到 HLA 全相合供者。

2.脐血　脐血一般应用于儿童患者,该患者为成年体重较大,应用脐血干细胞造血重建速度慢。

3.亲缘供者　患者的潜在亲缘供者包括:父亲63 岁,血型 A+,HLA 配型 5/10 相合,供者特异性HLA 抗体(DSA)阴性、母亲62 岁,血型 O+,HLA 配型 6/10 相合,DSA 阴性、姐姐45 岁,血型 A+,HLA 配型 6/10 相合,DSA 阴性,育有 1 子 1 女、儿子18 岁,血型 A+,HLA 配型 5/10 相合,DSA 阴性。最终根据异基因造血干细胞移植供者选择原则,选择其子作为移植供者。

思维引导

供者选择原则:一般 HLA 全相合同胞是异基因造血干细胞移植的首选供者,次选供者为单倍体相合亲属、非血缘供者和脐血。当患者不具备同胞相合的供者时,高复发风险患者首选有血缘关系的供者以利于及时移植和移植后淋巴细胞输注,预计移植后不需要细胞治疗的标危患者可选择非血缘供者,儿童患者可选脐血移植。多个单倍体供者如何选择? ①如果患者体内存在针对该供者的 DSA,则应避免选择该供者,因为 DSA 会导致植入失败增多;②应选择年轻供者;③男性供者较已生育女性供者在移植物抗宿主病(GVHD)、非复发死亡及总体生存率方面均有优势;④父亲较母亲供者更优;⑤子女较同胞更优。

(三)患者与供者移植前查体及评估

1.患者移植前查体　正常面容,全身皮肤黏膜无黄染,皮下无出血、瘀斑、水肿,皮肤无破溃,无胸骨压痛,全身浅表淋巴结未触及。口腔无溃疡,无牙龈炎。双侧胸廓对称,呼吸运动正常,听诊双肺未闻及啰音。心前区无隆起,心脏听诊未闻及异常心音。腹软,无压痛、反跳痛。肝脾肋下未触及。肾区无叩痛。肛周无破溃。四肢肌力正常,病理征阴性。患者移植前查体及检查均无异常,精神心理状况及一般体力状况无异常,可行造血干细胞移植。

2.患者移植前评估　ABO 及 Rh 血型:A+。血常规、尿常规、粪常规无异常。血型抗体滴度:抗B 抗体(+++);生化、电解质无异常。CRP、ESR 无异常。凝血分析无异常。抗 HAV:阴性。乙肝五项:乙型肝炎表面抗原抗体阳性,其余阴性;HBV-DNA 阴性;抗 HCV 阴性;HCV-RNA 阴性;CMV 抗体:阳性。EBV 抗体:阳性。梅毒抗体:阴性。抗 HIV:阴性。心电图:未见异常。肺功能:弥散功能轻度减低。肺部 CT:未见异常。头颅 MRI:未见异常。腹部 B 超:未见异常。超声心动图:未见异常。血气分析:未见异常。骨穿涂片:原始粒细胞占 1.2% ;MRD 阴性;*FLT3-ITD* 突变:阴性。*WT*1:0.32% 。腰椎穿刺:压力正常,脑脊液生化正常,形态未见异常,流式检测未见异常。口腔科会诊:建议洁牙。耳鼻喉科会诊:未见异常。肛肠外科会诊:移植期间建议每日坐浴,预防肛周感染。眼科会诊:未见异常。精神科会诊:精神心理正常。生育咨询:无生育需求。移植合并症(HCT-CI)评分:0 分,低危。

3.供者移植前查体　全身皮肤黏膜无黄染，皮下无出血、瘀斑、水肿，无胸骨压痛，全身浅表淋巴结未触及。双侧胸廓对称，呼吸运动正常，听诊双肺未闻及啰音。心前区无隆起，心脏听诊未闻及异常心音。腹软，无压痛、反跳痛。肝脾肋下未触及。

4.供者移植前评估　ABO 及 Rh 血型:A+。血常规、尿常规、粪常规无异常。血型抗体滴度:抗 B 抗体(+++);生化、电解质无异常。CRP、ESR 无异常。凝血分析无异常。抗 HAV 阴性。乙肝五项:乙型肝炎表面抗原抗体阳性，余阴性;HBV-DNA 阴性;抗 HCV 阴性;HCV-RNA 阴性。CMV 抗体阳性。EBV 抗体阳性。梅毒抗体阴性。抗 HIV 阴性。心电图未见异常。肺部 DR 未见异常。腹部 B 超未见异常。超声心动图未见异常。

思维引导

移植前评估重点:①移植前行血常规、外周血细胞形态、骨髓细胞学、流式、基因等检查，评估 AML 病情较前有无进展，是否有疾病复发。②行心电图、心脏超声、心肌酶等检查，评估是否有心脏疾病，二维超声显示 EF 值低于50%、既往有充血性心功能不全病史是严重心功能不全的高危因素，必要时请专科会诊。③行病毒全套、G 试验、GM 试验、胸部 CT 等检查，评估是否有肺部活动性感染，行肺功能检查评估移植前肺的弥散功能和 FEV_1/FVC 是否降低，预测移植后肺的合并症。④行传染病、肝功能、腹部超声等检查，评估是否有肝炎、肝硬化等疾病，乙型肝炎和丙型肝炎虽不是移植的禁忌证，但活动性肝炎患者应适当推迟移植;如果患者患有肝硬化或肝纤维化，移植后肝小静脉闭塞症(VOD)发生率明显增加，所以肝硬化和纤维化是清髓性移植的禁忌。⑤行肾功能、尿常规、泌尿系统超声等检查，因为移植后需要应用的多种药物具有潜在的肾毒性，需评估是否有肾相关疾病。⑥行鼻窦 CT，必要时行鼻内镜等检查，耳鼻喉科会诊，是否有活动性感染。⑦评估患者口腔及肛周，是否有活动性感染。⑧评估患者精神状况，重度的抑郁焦虑或精神分裂症病史者为移植的禁忌。

二、治疗经过

(一)移植预处理方案

该患者为中年男性，一般状况可，选择清髓性预处理方案:改良的 BU/CY 联合 ATG 方案，移植后应用吗替麦考酚酯(MMF)+氨甲蝶呤(MTX)+环孢素 A(CSA)三药预防移植物抗宿主病。

思维引导

预处理是指在输注造血干细胞之前，应用细胞毒性药物和/或放射治疗及免疫抑制剂使患者的机体做好接受造血干细胞移植的准备，是移植是否成功的关键环节。

白血病/MDS 预处理方案选择:①一般强度的预处理方案，清髓性预处理(MAC)方案，常用的有经典 TBI/Cy 和 Bu/Cy 方案及其改良方案。兔抗人胸腺细胞免疫球蛋白(ATG)一般用于替代供者的移植，剂量不等，ATG(商品名即复宁)常用剂量为 6～10 mg/kg。②减低强度预处理方案(RIC)，主要为包括氟达拉滨的方案和/或减少原有组合中细胞毒性药物剂量，并增加了免疫抑制剂如 ATG 的方案。③加强的预处理方案，一般在经典方案基础上增加一些药物，常用 Ara-c、依托泊苷(VP16)、马法兰(Mel)、TBI 或氟达拉滨等，常用于难治和复发的恶性血液病患者。

预处理方案的选择与患者疾病种类、疾病状态、身体状况、移植供者来源等因素有关。①疾病种类:肿瘤性疾病还是非肿瘤性疾病?非肿瘤性疾病如再生障碍性贫血,经预处理清除宿主免疫功能,即可保证供体造血干细胞在患者体内植活;肿瘤性疾病如急性白血病不仅需要抑制患者的免疫系统使供体细胞植入,还需考虑如何清除肿瘤细胞,本案例为恶性血液病,从以上3个方案做出选择。②身体状况:55岁以下的患者一般采用常规剂量的预处理方案,年龄>55岁或虽然≤55岁但重要脏器功能受损或移植指数>3的患者,可以考虑选择RIC方案,而具有复发难治的年轻恶性血液病患者可以接受加强的预处理方案。

(二)造血干细胞动员、采集与回输

1.造血干细胞动员及采集　供者从移植前5 d开始接受粒细胞集落刺激因子(G-CSF)动员,剂量为5 μg/(kg·d)分早晚两次皮下注射,监测供者血常规及外周血形态分析,于第0天进行外周血造血干细胞采集。供者体重70 kg,采集仪共循环14 000 mL,最终共采集外周造血干细胞悬液240 mL,采集过程顺利,术中患者诉轻度手脚麻木感,补钙后症状消失。

2.造血干细胞回输　外周造血干细胞悬液送单个核细胞(MNC)及CD34$^+$细胞计数后经中心静脉置管回输移植患者,回输前应用地塞米松5 mg预防过敏反应,输注过程行心电监护及血压监测,输注过程顺利未诉明显不适。根据患者体重计算共获得MNC 6.8×10^8/kg,共获得CD34$^+$细胞4.2×10^6/kg,达到移植要求。

思维引导

目前健康供者外周造血干细胞动员主要应用G-CSF,一般剂量为5~10 μg/(kg·d)单次或分两次皮下注射,动员后第4~6天是干细胞采集的优选时机。一般供者对G-CSF都有较好的耐受性,常见的不良反应包括骨痛、头痛、乏力等轻微不适症状。长效G-CSF也被应用于供者动员,周期内只需一次皮下注射,可减少患者注射次数,目前认为在动员成功率及安全性上与G-CSF无明显差别。此外,CXCR4类似物普乐沙福(plerixafor)可通过竞争性抑制CXCR4与SDF-1的结合,减少造血干细胞在骨髓造血龛中的黏附能力达到快速动员的目的,常用于自体移植造血干细胞动员。

(三)造血重建与复发监测

1.造血重建　造血干细胞回输后第1天应用重组人促血小板生成素促进干细胞及血小板植入,第5天应用G-CSF促进粒细胞植入。每日监测患者血常规变化,输注辐照悬浮红细胞纠正贫血,输注辐照单采血小板预防出血。患者粒细胞及血小板分别在第12天和第15天植入成功,于第16天出层流病房转入普通病房继续治疗。移植后行外周血淋巴细胞亚群检测监测患者免疫重建,行供受者短串联重复序列检测监测患者血细胞嵌合率变化。

2.复发监测　移植后于第1、第2、第3、第4.5、第6、第9、第12个月行骨髓穿刺,进行骨髓涂片、MRD、*WT*1及*FLT3-ITD*检测。

(四)移植后并发症预防

1.移植物抗宿主病预防　患者为单倍体移植,移植后急性及慢性移植物抗宿主病(GVHD)发生率均较高,因此,除在预处理方案中加用ATG外,移植后应用MMF+MTX+CsA联合抗GVHD治疗。该患者MMF应用至移植后+50天,MTX在移植后第1、第3、第6个月应用,CsA在移植后第6个月

开始逐渐减停。后患者达到免疫耐受状态,停用所有免疫抑制剂。

2.**感染预防** 移植后应用阿昔洛韦预防病毒感染,应用复方磺胺甲噁唑预防卡氏肺孢子菌感染,口服泊沙康唑预防真菌感染,1~2周监测 EBV 及 CMV-DNA 定量。

思维引导

移植物抗宿主病是异基因造血干细胞移植后最常见的合并症之一,是由于移植物中具有免疫活性的细胞对宿主组织进行免疫识别、攻击所导致。分为急性移植物抗宿主病(aGVHD)和慢性移植物抗宿主病(cGVHD)。经典 aGVHD 一般是指发生在移植后 100 d(+100 d)以内,且主要表现为皮肤、胃肠道和肝三个器官的炎症反应,相应的典型表现为皮疹、腹泻、胆红素升高。异基因造血干细胞移植后早期出现的皮疹最常见为 aGVHD,但需要与药物过敏反应进行鉴别。aGVHD 的皮疹通常为斑丘疹,严重时可大面积融合甚至出现水疱,常从手掌、耳后等部位开始出现,逐渐向全身其他部位延展。表现为腹泻的肠道 aGVHD 需要与肠道的病毒感染、难辨梭状芽孢杆菌肠炎等进行鉴别。肝 GVHD 需要与病毒性肝炎、药物毒性、肝小静脉闭塞症等进行鉴别。组织活检是确诊 GVHD 的金标准,但由于组织活检的风险性及延时性,诊断常是基于典型的临床表现。

三、思考与讨论

异基因造血干细胞移植自 20 世纪 50 年代开始尝试应用于临床,是多种恶性及非恶性血液病的重要甚至唯一的治愈手段。目前异基因造血干细胞移植后患者长期生存率在 60%~70%,虽已取得重大进展但移植相关死亡及原发病复发仍然是制约治愈率进一步提高的重要因素。针对移植相关死亡,近年来在细菌、真菌及病毒感染预防及控制方面有众多新药问世,但多重耐药菌依然是最大威胁。对于移植后原发病复发问题,应用新型靶向药物及移植后供者淋巴细胞输注(DLI)治疗也取得了一定进展。相信随着相关领域的进步,异基因造血干细胞移植能更广泛用于临床治疗。

四、练习题

1. 单倍体供者有哪些来源?
2. 移植后患者血型是否会发生改变?
3. 造血干细胞移植可治疗哪些遗传性疾病?

五、推荐阅读

[1]黄晓军. 实用造血干细胞移植[M]. 北京:人民卫生出版社,2014.
[2]ZHANG X, CHEN J, HAN M Z, et al. The consensus from the Chinese Society of Hematology on indications, conditioning regimens and donor selection for allogeneic hematopoietic stem cell transplantation:2021 update[J]. Journal Of Hematology and Oncology,2021,14(1):1-20.

(边志磊 朱尊民)

案例 34　**自体造血干细胞移植**

一、病历资料

（一）入院接诊

1. 主诉　确诊多发性骨髓瘤 4 月余，拟行自体造血干细胞移植。

2. 问诊重点　患者已确诊多发性骨髓瘤 4 月余，应重点询问既往的确诊依据、诊治经过、治疗效果、既往史、个人史、家族史等。

3. 问诊内容

（1）确诊依据：4 月余前查血常规：WBC 3.8×10^9/L，Hb 76 g/L，PLT 83×10^9/L。外周血细胞分类：未见异常细胞。血清钙：3.12 mmol/L。血清蛋白电泳 M 蛋白：阳性，IgG/κ 55 g/L。白蛋白 28 g/L；肌酐 186 μmol/L；乳酸脱氢酶 312 U/L；β_2 微球蛋白 4.8 mg/L。骨髓涂片：增生 Ⅱ 级，异常浆细胞占 36%。流式细胞学检测：$CD45^-$ $CD38^+$ $CD138^+$ 异常浆细胞占 42%。染色体：46，XY[10]。CT：颅骨、胸椎、腰椎、肋骨多处可见"虫蚀"样骨质破坏；结合以上检查结果诊断为多发性骨髓瘤（DS 分期：Ⅲ 期 B 亚型；ISS 分期 Ⅱ 期；R-ISS 分期 Ⅲ 期）。

（2）治疗经过：患者通过 RVD 方案化疗 4 疗程后复查：血常规：WBC 4.8×10^9/L，Hb 125 g/L，PLT 186×10^9/L。外周血细胞分类：未见异常细胞。血清钙：1.86 mmol/L。血清蛋白电泳 M 蛋白：阴性。免疫固定电泳 M 蛋白：阳性。白蛋白 36 g/L；肌酐 98 μmol/L；乳酸脱氢酶 156 U/L；β_2 微球蛋白 2.8 mg/L。骨髓涂片：增生 Ⅱ 级，未见异常浆细胞。流式细胞学检测：未见异常浆细胞。染色体：46，XY[10]。CT：颅骨、胸椎、腰椎、肋骨多处可见"虫蚀样"骨质破坏较前好转；结合以上检查结果诊断为多发性骨髓瘤（非常好的部分缓解，VGPR）。

（3）既往史：无肝炎、艾滋病、结核等传染病病史，无手术史，无输血史。

（4）个人史：无药物、化学和放射性毒物接触史，经历无特殊。

（5）家族史：无血液系统疾病或肿瘤家族史。

思维引导

移植前 MM 患者需行诱导治疗以尽快减轻肿瘤负荷，恢复脏器功能。新诊断 MM 患者诱导治疗的药物包含以下几类：蛋白酶体抑制剂（硼替佐米、伊沙佐米等）；免疫调节剂（沙利度胺、来那度胺等）；单克隆抗体（抗 CD38 单克隆抗体等）；细胞毒性药物（环磷酰胺、脂质体阿霉素等）；糖皮质激素（地塞米松、泼尼松等）等。新诊断适合移植患者的诱导方案目前以三药联合为主，包括：硼替佐米+来那度胺+地塞米松（VRD）、硼替佐米+沙利度胺+地塞米松（VTD）、硼替佐米+环磷酰胺+地塞米松（VCD）、伊沙佐米+来那度胺+地塞米松（IRD）、硼替佐米+脂质体阿霉素+地塞米松（PAD）、沙利度胺+阿霉素+地塞米松（TAD）、沙利度胺+环磷酰胺+地塞米松（TCD）等。国际上已有推荐在三药基础上联合单克隆抗体（如抗 CD38 单克隆抗体）的诱导治疗方案，目的是提高移植前的疗效。拟行 auto-HSCT 的 MM 患者诱导药物的选择需注意避免对造血干细胞的毒性蓄积作用，避免影响造血干细胞的采集和造血重建。蛋白酶体抑制剂、沙利度胺、单克隆抗体及糖皮质激素均不损伤造血干细胞,但随着化疗疗程数的增加,来那度胺及烷化剂等细胞毒性药物对正常造血干细胞的损伤可能也增加,因此,一般建议应用含此类药物的化疗不超过 4 个疗程即进行造血干细胞采集。诱导化疗前还应评估是否有心肌淀粉样变性及其严重程度,如有心肌淀粉样变性,应避免使用心肌毒性药物;伴肾功能不全者建议使用含硼替佐米的联合方案,如使用来那度胺应根据肌酐清除率调整药物剂量;伴髓外浆细胞瘤的 MM 患者建议使用含细胞毒性药物的多药联合化疗。造血干细胞动员前诱导化疗的疗程数大多为 4 个疗程,超过 6 个疗程并不明显增加缓解深度。

(二)自体造血干细胞动员、采集与冻存

1. 造血干细胞动员　动员方案采用大剂量环磷酰胺(3 g/d,连用 2 d)联合粒细胞集落刺激因子(G-CSF),化疗后第 7 天开始应用 G-CSF 皮下注射,剂量为 5 μg/(kg·d)分早晚 2 次皮下注射,每日监测供者血常规及外周血形态分析。

2. 造血干细胞采集　G-CSF 动员第 7 天,环磷酰胺化疗后第 13 天患者查血常规:白细胞 4.8×10^9/L,单核细胞比例 26%。遂开始采集外周造血干细胞,采集第一天共循环 15 000 mL,获得干细胞采集物 176 mL,根据患者体重计算共获得 MNC 5.8×10^8/kg,共获得 CD34$^+$细胞 3.2×10^6/kg。为二次移植准备,采集第 2 天共循环 14 000 mL,获得干细胞采集物 152 mL,根据患者体重计算共获得 MNC 4.3×10^8/kg,共获得 CD34$^+$细胞 2.8×10^6/kg。

3. 采集物冻存　采集后将采集物离心去除过多血浆,将采集物加入含 10% DMSO 的冻存保护液,经梯度降温后放入 -80 ℃冰箱保存,并做好冻存登记。

思维引导

造血干细胞采集失败的原因与患者年龄、诱导治疗选用的药物和/或疗程数等有关。首次动员采用单药 G-CSF 方案失败者,为增加动员的成功率,如全身情况允许,可改用大剂量化疗联合 G-CSF 动员方案或 G-CSF 联合普乐沙福方案作为补救。如采集的干细胞数过少,可采用外周血联合自体骨髓移植或自体骨髓移植。对于动员后直接进入层流仓进行预处理的患者,如用美法仑预处理方案,48 h 内(需在预处理结束后 24 h)即可回输干细胞,由于储存时间短,干细胞可保存在 4 ℃冰箱中(要求在 48 h 内回输),回输前干细胞无须做特殊处理。对于虽使用美法仑做预处理但采集后不立即进仓进行预处理的患者(大部分患者采用此方式),或预处理方案采用美法仑以外需连用 7 d 或以上药物的患者,其干细胞需储存于 -80 ℃冰箱或液氮。

(三)患者与供者移植前查体及评估

1. 患者移植前查体　正常面容,全身皮肤黏膜无黄染,皮下无出血、瘀斑、水肿,皮肤无破溃,无胸骨压痛,全身浅表淋巴结未触及。口腔无溃疡,无牙龈炎。双侧胸廓对称,呼吸运动正常,听诊双肺未闻及啰音。心前区无隆起,心脏听诊未闻及异常心音。腹软,无压痛、反跳痛。肝脾肋下未触及。肾区无叩痛。肛周无破溃。四肢肌力正常,病理征阴性。患者移植前查体及检查均无异常,精神心理状况及一般体力状况无异常,可行造血干细胞移植。

2. 患者移植前评估　ABO 及 Rh 血型:A+。血常规、尿常规、粪常规:无异常。血型抗体滴度:抗 B 抗体(+++)。生化、电解质、CRP、ESR 无异常。凝血分析无异常。抗 HAV 阴性。乙肝五项:表面抗原抗体阳性,余阴性。HBV-DNA 阴性。抗 HCV 阴性。HCV-RNA 阴性。CMV 抗体阳性。EBV 抗体阳性。梅毒抗体阴性。抗 HIV 阴性。心电图未见异常。肺功能:弥散功能轻度减低。肺

部 CT、头颅 MRI、腹部 B 超、超声心动图未见异常。血气分析未见异常。口腔科会诊:建议洁牙。耳鼻喉科会诊:未见异常。肛肠外科会诊:未见异常。眼科会诊:未见异常。精神科会诊:精神心理正常。

二、治疗经过

(一)移植预处理方案

该患者为 54 岁中年男性,一般状况可,选择美法仑 200 mg/m² 方案预处理,100 mg/(m²·d),分 4 次应用),应用期间碱化水化,苯妥英钠预防精神症状。

思维引导

美法仑是 MM 患者 auto-HSCT 预处理方案中使用最多的药物,美法仑 200 mg/m² 被推荐为 MM 患者的标准预处理方案。为减少移植相关并发症和死亡率,对于肾功能不全(血清肌酐清除率<60 mL/min)的患者,美法仑剂量应减至 140 mg/m²。除了大剂量美法仑,CVB 方案(环磷酰胺 50 mg/kg,每日 1 次,-3～-2 天;依托泊苷 10 mg/kg,每日 1 次,-5～-4 天;白消安 0.8 mg/kg,每 6 小时 1 次,-8～-6 天)、BUCY 方案(白消安 0.8 mg/kg,每 6 小时 1 次,-7～-4 天;环磷酰胺 60 mg/kg,每日 1 次,-3～-2 天)等其他方案也在临床中选择使用。预处理前需应用止吐药,并需充分碱化、水化、降尿酸、丙戊酸钠或苯巴比妥预防癫痫。造血干细胞输注前需要进行造血干细胞解冻、复苏。造血干细胞输注时需预防与 DMSO 输注相关的并发症,如应用苯海拉明、糖皮质激素预防 DMSO 的过敏反应。

(二)造血重建与移植后巩固维持治疗

1. 造血重建 造血干细胞回输后第 5 天开始应用 G-CSF 促进粒细胞植入。每日监测患者血常规变化,输注辐照悬浮红细胞纠正贫血,输注辐照单采血小板预防出血。患者粒细胞及血小板分别在第 13 天和第 14 天植入成功,于第 14 天出层流病房转入普通病房继续治疗。移植后行外周血淋巴细胞亚群检测监测患者免疫重建。

2. 移植后巩固维持治疗 造血干细胞后继续应用 RVd 方案巩固 2 疗程,后应用来那度胺单药维持治疗,维持治疗期间定期监测多发性骨髓瘤相关指标。

思维引导

移植后免疫重建监测包括细胞免疫及体液免疫的重建,有条件的医院可进行免疫重建的监测,可定期复查 T 细胞亚群和 T 细胞、B 细胞功能。移植后 6 个月 IgG 先恢复,IgA 和 IgM 的恢复可能需要 1～2 年或更久,如 auto-HSCT 后 1 年内免疫抑制能恢复,往往提示患者的预后更好。需要强调的是,移植后患者发生体液免疫重建时,某些患者外周血中可能会出现一过性单克隆免疫球蛋白,应与疾病复发鉴别。免疫重建的单克隆免疫球蛋白可以与初诊时单克隆免疫球蛋白相同,也可能不同,数量很低,不会引起其他免疫球蛋白进行性下降,骨髓流式细胞学检测无克隆性浆细胞,κ、λ 轻链往往同时升高(此变化与初诊时单个轻链升高有显著差别),随访 3～6 个月或更久后会消失,这类患者往往预后较好。auto-HSCT 患者在移植后无论是否巩固治疗均应进入维持治疗。既往维持治疗常应用化疗、干扰素及糖皮质激素等,由于疗效不确切,目前不再推荐。目前常用于维持治疗的药物包括沙利度胺、来那度胺、伊沙佐米和硼替佐米。其中沙利度胺不建议用于伴高危细胞遗传学异常的患者,对于细胞遗传学标危的患者,沙利度胺仍可作为维持治疗药物之一,推荐剂量每晚 100～200 mg。细胞遗传学标危及中危患者应用来那度胺的维持治疗获益更多,推荐剂量是 10 mg/d,肾功能损伤患者应用来那度胺需调整剂量。对于伴高危细胞遗传患者,建议采用硼替佐米单药或联合用药,一般每 2～3 个月为 1 个疗程。伊沙佐米维持治疗的剂量是 4 mg(有肾功能损害者减少至 3 mg),每个月的第 1、8、15 天使用。维持治疗持续至少 2 年。

三、思考与讨论

　　MM 患者选择 auto-HSCT 后,即使后续进行了规范的巩固和维持治疗,但每年仍然以 10%～15%的比例复发,复发后再进行 auto-HSCT 即为挽救性二次移植。如在首次诱导治疗后即采集两次移植所需的干细胞,挽救性二次移植是一种安全有效的治疗方法。首次移植后 PFS 时间越长,二次移植后的疗效越好。目前认为,第一次移植后 PFS 时间在 2 年以上、有足够的干细胞、体能状态佳的 MM 患者可考虑挽救性二次移植。挽救性二次移植前需进行再诱导治疗,有效后再进行挽救性二次 auto-HSCT。不建议第一次移植后复发再行造血干细胞动员,第一次移植应用大剂量环磷酰胺动员、美法仑预处理并进行来那度胺维持治疗,往往导致动员失败。预处理方案仍可选择大剂量美法仑($200\ \text{mg/m}^2$)。需注意挽救性二次移植后的造血重建可能会延迟。

四、练习题

　　1.如何增加造血干细胞动员效率?

　　2.异基因造血干细胞移植是否可应用于多发性骨髓瘤治疗?

　　3.自体移植是否存在移植物抗宿主病?

五、推荐阅读

[1]中国医师协会血液科医师分会,中华医学会血液学分会.中国多发性骨髓瘤诊治指南(2022 年修订)[J].中华内科杂志,2022,61(5):480-487.

[2]中华医学会血液学分会浆细胞疾病学组,中国医师协会多发性骨髓瘤专业委员会.中国多发性骨髓瘤自体造血干细胞移植指南(2021 年版)[J].中华血液学杂志,2021,42(5):353-357.

（边志磊　朱尊民）

案例 35　嵌合抗原受体 T 细胞免疫治疗

一、病历资料

(一)入院接诊

1.主诉　确诊弥漫大 B 细胞淋巴瘤 1 年余,多周期化疗后复发 1 月余。

2.问诊重点　患者确诊弥漫大 B 细胞淋巴瘤 1 年余,前期已经过反复多周期化疗,初期治疗能达到 CR,疗效评估,目前 PET/CT 检查提示复发。淋巴瘤为血液系统疾病,可累及全身淋巴结、骨髓等部位,亦可出现发热、盗汗、体重减轻等淋巴瘤 B 症状。应重点询问既往的影像学检查结果、一线、二线等诊治经过、治疗效果、淋巴瘤 B 症状等,明确患者复发后分期及状态指导进一步治疗方案选择。

3.问诊内容

(1)诱发因素:有无病毒感染、放射性接触、免疫低下或缺陷性疾病等诱发因素。

(2)主要症状:淋巴瘤是一种恶性的淋巴系统血液肿瘤,它起源于淋巴结或者是淋巴组织,其发生大多数与免疫应答过程当中淋巴细胞增殖分化产生的某些免疫细胞恶变有关。弥漫大 B 细胞淋巴瘤是淋巴瘤众多种类中最常见的类型。应重点询问起病时间和起病特点,诊疗经过,疾病的演变过程等。

(3)伴随症状:有无发热、盗汗、体重减轻等淋巴瘤 B 症状。合并血小板减少的应询问有无皮肤黏膜瘀点瘀斑、牙龈出血、腹痛、黑便、血尿、头痛、意识障碍等出血症状。头痛和意识障碍提示可能伴有脑转移或脑出血,腹痛和黑便提示可能有上消化道出血或肿瘤累及肠道;有无头晕、乏力、胸闷、恶心等贫血症状。

(4)诊治经过:患者本次入院前反复多周期化疗后,疗效评价 CR,遂行"BEAM"方案预处理以及自体造血干细胞回输,回输后 1 月余复查疗效评价 SD。后定期复查,其间出现真菌感染,口服伏立康唑治疗。本次入院后为造血干细胞移植后 1 年余,行血常规、肝肾功能、凝血功能等检验,以及 PET/CT 检查,结果提示疾病复发。经组织病理活检提示为弥漫大 B 细胞淋巴瘤,未进行进一步治疗。

(5)既往史:既往体健,无高血压、心脏疾病病史,无糖尿病、脑血管疾病病史,无肝炎、艾滋病、结核等传染病病史,无系统性红斑狼疮等风湿免疫系统疾病,无甲状腺功能减退等内分泌系统疾病,无手术、外伤史,反复输血史,无食物、药物过敏史。

(6)个人史:无药物、化学和放射性毒物接触史,无疫区、疫情、疫水接触史,无牧区、矿山、高氟区、低碘区居住史,无吸毒史,吸烟史 30 年,20 支/d,偶饮酒,否认冶游史。

(7)家族史:父母体健,2 哥 1 妹 1 弟体健,无与患者类似疾病,无家族性遗传病史。

问诊结果

患者老年男性,农民,无脑血管、心脏疾病病史,无风湿免疫系统疾病病史,无甲状腺功能减退等内分泌疾病病史,无肝炎、结核、疟疾、伤寒病史,无药物、化学和放射性毒物接触史,无吸烟、饮酒史。患者于自体移植后定期复查,1 月余前出现疾病复发,无畏寒,偶有咳嗽,无咳痰、寒战、胸闷、气短。查血常规:白细胞 5.4×10^9/L,红细胞 3.51×10^{12}/L,血红蛋白 120 g/L,血小板 104×10^9/L,无乏力、皮肤散在瘀点瘀斑,无血尿、黑便、腹痛、头痛,无心肺功能异常,无甲状腺功能降低、系统性红斑狼疮等自身免疫病,建议至医院进一步就诊。

4.思维引导　患者老年男性,反复多周期、多手段治疗后,无肝病、风湿免疫系统疾病病史,无药物、化学和放射性毒物接触史,患者目前为复发/难治性弥漫大 B 细胞淋巴瘤,诊断明确,需要重点根据国内外关于弥漫大 B 细胞淋巴瘤最新前沿进展开展疑难病例讨论,制定详细的治疗方案。

(二)体格检查

1.重点检查内容及目的　患者为复发/难治性弥漫大 B 细胞淋巴瘤,PET/CT 提示复发,侵及喉咽前壁及左侧壁、纵隔淋巴结。查体时应注意有无淋巴结、肝脾大,有无胸骨压痛,全身皮肤黏膜有无瘀点、瘀斑、黄染、皮疹、苍白,有无皮肤浸润等。此外还应注意有无面部中枢神经系统症状、皮肤"蝶形"红斑、手指畸形等。

体格检查结果

T 38.2 ℃,P 70 次/min,R 20 次/min,BP 110/75 mmHg

正常面貌,全身无皮肤散在瘀点、瘀斑,双侧颈部、锁骨上、锁骨下、腋窝、腹股沟未触及肿大淋巴结,甲状腺无异常,胸骨无压痛,双肺呼吸音粗,未闻及干、湿啰音,心率 70 次/min,律齐,心脉率一致,各瓣膜听诊区未闻及杂音,无心包摩擦音。腹部柔软,无触痛、压痛及反跳痛,肝脾肋下未触及。双下肢无水肿。

2.思维引导　患者为复发/难治性弥漫大 B 细胞淋巴瘤,PET/CT 提示复发,需进一步行实验室检查,血常规+网织红细胞计数+外周血细胞形态分类、尿常规、凝血功能、传染病、肝功能、肾功能、风湿因子、抗核抗体等免疫因子等明确患者一般状况,复发部位肿瘤组织活检明确患者复发后肿瘤病理类型,骨髓穿刺送骨髓细胞学,根据初步结果必要时做基因突变检测,骨髓活检等,明确疾病状态,以及有无骨髓侵犯等。

(三)辅助检查

1.主要内容及目的

(1)血常规+网织红细胞计数+外周血细胞形态分类:明确有无原始及幼稚细胞,判断疾病状态有无转化。同时明确患者一般状况。

(2)肝肾功能、电解质:判断有无溶血、肝肾功能的损害、内环境紊乱。

(3)传染病:重点明确有无乙型病毒性肝炎。

(4)甲状腺功能:判断有无甲状腺功能异常。

(5)凝血功能:协助判断患者由于出血倾向及严重程度。

(6)骨髓细胞学:判断骨髓增生程度,各类及各阶段细胞比例及细胞形态发育有无异常,有无非造血系统细胞浸润等。

(7)流式细胞检测术:明确各系血细胞免疫表型,判断有无发育异常及克隆性增生。

(8)骨髓活检:判断有无骨髓侵犯,骨髓增生程度,各类及各阶段细胞比例及细胞形态发育有无异常,有无纤维化及严重程度,有无非造血系统细胞浸润等。

(9)基因突变检测:明确有无分子学异常。

(10)颈部浅表淋巴结彩超:判断淋巴结有无肿大。

(11)腹部彩超:判断肝、脾有无肿大。

(12)胸部 CT:判断有无肺部感染。

辅助化验及检查结果

(1)血常规+网织红细胞计数+外周血细胞形态分类:白细胞 $5.4×10^9$/L,红细胞 $3.51×10^{12}$/L,血红蛋白 120 g/L,血小板 $104×10^9$/L,网织红细胞百分数 1.1%,网织红细胞绝对值 $56.2×10^9$/L;早幼粒细胞 0,中性中幼粒细胞 0,中性粒细胞 65.8%,淋巴细胞 22.3%。

(2)肝肾功能、电解质、凝血功能、传染病筛查、甲状腺功能、骨髓涂片、流式细胞检测术:正常。

（3）基因突变检测：*TET2* 基因突变阳性。

（4）彩超：脂肪肝，脾脏不大，浅表淋巴结未见肿大。心脏超声无明显异常。

（5）胸部 CT：未见明显异常。

（6）心电图：未见明显异常。

2. 思维引导　患者老年男性，诊断明确，为复发/难治性弥漫大 B 细胞淋巴瘤，反复多周期治疗后，综上所述考虑诊断明确。患者经多周期治疗后，再次治疗将会面临有效率降低、缓解时间短，亦或面临治疗选择有限的困境，需根据国内外针对复发/难治性弥漫大 B 细胞淋巴瘤的指南共识，以及最新的前沿进展综合考虑下一步诊疗方案。

（四）初步诊断

分析上述病史、查体、辅助检查结果，支持以下诊断：复发/难治性弥漫大 B 细胞淋巴瘤非生发中心型Ⅳ期（现侵及喉咽前壁及左侧壁、纵隔淋巴结），aaIPI 3 分高危。

二、治疗经过

（一）初步治疗

1. 治疗过程

（1）一线"CHOP"方案化疗 2 周期，疗效评价 PD。二线行"地西他滨 10 mg 第 1～5 天+美罗华 600 mg 第 0 天+依托泊苷 100 mg 第 1～5 天+阿糖胞苷 150 mg 第 1～5 天+顺铂 30 mg 第 1～3 天，40 mg 第 4 天+地塞米松 20 mg 第 1～5 天"化疗 4 周期，4 周期疗效评价 CR。完全缓解后行"BEAM"方案预处理后自体造血干细胞移植，疗效评价 SD。综合国内外最新研究进展，给予该患者"FC"方案化疗后给予 CD19 CAR-T 细胞输注治疗。

（2）成分血输注：必要时输注机采血小板、悬浮红细胞、新鲜冰冻血浆、冷沉淀等，纠正患者治疗后出血、贫血倾向。

（3）重组人血小板生成素 15 000 U 皮下注射，粒细胞集落刺激因子 200 μg 皮下注射：纠正患者血小板减少和白细胞减少，降低出血和感染风险。

（4）控制感染：伏立康唑片 0.2 g bid 口服控制患者真菌感染。

（5）控制发热：监测患者体温变化，必要时给予非甾体抗炎药，严重者给予地塞米松治疗。

（6）水化、碱化、降尿酸、维持水电解质平衡：患者化疗期间由于肿瘤溶解释放一些有害物质，需要水化、碱化、降尿酸、维持水电解质平衡。

（7）细胞因子释放综合征（CRS）治疗：根据 CRS 发生级别进行相应的治疗，1 级 CRS：对症支持治疗。2 级 CRS：对症支持治疗+预防 CRS 向更高级别转化，治疗包括吸氧、补液维持血压稳定、补液无效的低血压推荐使用托珠单抗，必要时使用升压药物。3 级 CRS：治疗原则是维持生命体征、尽快中止炎症风暴，挽救和维持系统和器官功能，必要时转至 ICU 进行相应检测和治疗。

（8）神经毒性治疗：根据神经毒性发生的等级进行相应的治疗。具体措施参见人民卫生出版社出版的《CAR-T 细胞免疫治疗学》，第三章 CAR-T 细胞治疗的并发症及管理。

2. 思维引导　患者复发/难治性弥漫大 B 细胞淋巴瘤，多周期治疗后，目前复发，明确病理学类型和 CD19 表达后，结合既往治疗方案，高强度化疗患者耐受性差，且有效率不及 CAR-T 细胞疗法，综合考虑建议行 CD19 CAR-T 细胞治疗，治疗中应当严密监测患者体温、呼吸、血压、CRS、神经毒性、凝血功能、贫血等，及时对症处理，警惕严重的 CRS、神经毒性以及出血症状等的发生。

治疗效果

1. 症状　3个月后患者无明显CRS、神经毒性等不良反应,浅表未触及明显肿大淋巴结。

2. 查体　轻度贫血貌,全身皮肤无散在瘀点、瘀斑,胸骨无压痛,双肺呼吸音正常,未闻及干、湿啰音,心率95次/min,律齐,心脉率一致,各瓣膜听诊区未闻及杂音,无心包摩擦音。腹部柔软,无触痛、压痛及反跳痛,肝脾肋下未触及。双下肢轻度水肿。

3. 辅助检查

(1)血常规:白细胞$8.2×10^9$/L,红细胞$3.9×10^{12}$/L,血红蛋白128 g/L,血小板$138×10^9$/L。

(2)凝血功能:正常。

(3)心电图及心功能检测:正常。

(4)影像学:PET/CT检查提示病灶消失。

(二)病情变化

入院后3周患者再次发热,最高体温39.0 ℃,伴有畏寒、寒战、咳嗽、无咳痰,无胸闷、气短,贫血貌,结膜苍白,双肺呼吸音粗,双侧肺底可闻及少量湿啰音,全身散在皮肤瘀点、瘀斑、以四肢为重。

1. 患者病情变化的可能原因及应对　考虑CRS合并凝血功能异常。完善血培养、炎症指标、细胞因子水平,G试验+GM试验、胸部CT,动态监测血常规、凝血功能、CAR-T细胞比例和拷贝数、淋巴细胞亚群分布等。

辅助化验及检查结果

(1)血常规:白细胞$12.8×10^9$/L,红细胞$2.5×10^{12}$/L,血红蛋白80 g/L,血小板$36×10^9$/L。

(2)CRP 204.45 mg/L,PCT 0.724 ng/mL,细胞因子检测IL-6升高。

(3)血培养:培养5 d无细菌生长。

(4)凝血功能:凝血酶原时间15.2 s,凝血酶原时间活动度60.0%,纤维蛋白原1.81 g/L,余正常。

(5)胸部CT:两肺炎症。双侧少量胸腔积液,双侧胸膜增厚,脂肪肝。

2. 思维引导　患者复发/难治性弥漫大B细胞淋巴瘤,多周期治疗后,行CAR-T细胞免疫治疗。目前治疗3周左右,血常规、炎症指标、细胞因子等检查提示患者出现CRS合并凝血功能异常。应积极予以控制炎症风暴、重组人血小板生成素应用,以及成分血输注等对症支持治疗。动态观察胸水量的变化,必要时给予引流;积极抗感染治疗;监测IL-6水平必要时给予激素或托珠单抗注射液。

治疗2周后

1. 症状　无发热。

2. 查体　正常面貌,全身皮肤无出血点,双侧颈部、锁骨上、锁骨下、腋窝、腹股沟未触及肿大淋巴结,胸骨无压痛,双肺呼吸音清,双侧肺底未闻及干、湿啰音,心率98次/min,律齐,心脉率一致,各瓣膜听诊区未闻及杂音,无心包摩擦音。腹部柔软,无触痛、压痛及反跳痛,肝脾肋下未触及。双下肢无水肿。

3.辅助检查

(1)血常规:白细胞4.5×10^9/L,红细胞3.0×10^{12}/L,血红蛋白122 g/L,血小板250×10^9/L。

(2)凝血功能:正常。

(3)骨髓涂片:正常骨髓象。

(4)流式细胞检测术:未发现MRD相关细胞。

三、思考与讨论

　　患者复发/难治性弥漫大B细胞淋巴瘤,多周期治疗后,行CAR-T细胞免疫治疗。CAR-T细胞治疗最主要的并发症为CRS和神经毒性。在治疗期间应密切监测患者CRS和神经毒性的发生和发展,给予对症支持治疗,使患者平稳度过危险期。

四、练习题

　　1.CRS和神经毒性的分级标准是什么?

　　2.CRS和神经毒性的临床表现有哪些?

　　3.如何预防CRS和神经毒性?

五、推荐阅读

[1]AMINI L,SILBERT S K,MAUDE S L,et al. Preparing for CAR-T cell therapy:patient selection, bridging therapies and lymphodepletion [J]. Nature Reviews Clinical Oncology volume,2022,19(5): 342-355.

[2]黄河,徐开林,周剑峰.CAR-T细胞免疫治疗学[M].北京:人民卫生出版社,2021.

（李　威　岳保红　宋永平）

第八章　其他疾病案例

案例 36　白细胞减少

知识拓展

一、病历资料

(一)门诊接诊

1. **主诉**　发现白细胞减少4个月,乏力、头晕10 d。

2. **问诊重点**　患者白细胞减少,乏力、头晕均为血液系统常见症状,患者慢性发病,问诊时应注意近4个月病程中,血常规检验结果、有无白细胞减少相关症状及伴随症状的特点、疾病演变过程、诊治经过、治疗效果等。

3. **问诊内容**

(1)诱发因素:有无着凉、劳累等诱发因素。

(2)主要症状:乏力的加重、缓解因素;头晕有何特点,如出现眩晕应考虑神经系统疾病;同时该患者头晕是否与体位、情绪有关等。

(3)伴随症状:有无脾大,若脾大则考虑是否为脾功能亢进、肝硬化的程度,以及脾大的程度;有无胸骨压痛,若有胸骨压痛,则考虑白血病、转移瘤;有无皮肤、毛发及关节异常,应考虑自身免疫病;是否淋巴结肿大,可考虑淋巴瘤、重症感染、药物引起等。有无咯血、皮肤瘀斑等,若有咯血、皮肤瘀斑,可考虑为再生障碍性贫血、过敏性紫癜、血栓性血小板减少性紫癜等;由于结膜苍白、口唇发绀,可考虑贫血引起。

(4)诊治经过:是否用药、用何种药、具体剂量、效果如何,以利于迅速选择药物。

(5)既往史:有无感染史、药物、毒物及放射线接触史、有无自身免疫病史,是否自幼发病、是否反复发作、有无透析等病史。

(6)个人史:患者暴露于染发剂易患某些职业病如变应性鼻炎;一些血液疾病与化学物品、细胞毒性药物等接触有很大关系如白血病、骨髓增生异常综合征、再生障碍性贫血等。

(7)家族史:追问家族成员中血液系统疾病、风湿免疫系统疾病等有家族遗传倾向。

问诊结果

患者中年女性,职业理发师,无脑血管、心脏疾病病史,无甲状腺功能亢进等内分泌疾病病史,无风湿免疫系统疾病病史,无肝炎、结核、疟疾、伤寒病史,无药物、化学和放射性毒物接触史,无吸烟、饮酒史。该患者4个月前体检时发现白细胞减少,当时白细胞 3.2×10^9/L,中性粒细胞绝对数 1.2×10^9/L,血红蛋白及血小板均正常,此后连续4周,每周2次复查血常规均为白细胞减少,因伴随症状可耐受未系统诊治。1个月前复查血常规:白细胞 $2.6×10^9/L$,中性粒细胞绝对值 $1.0×10^9/L$,血红蛋白及血小板均正常。现为明确诊断就诊,病程中无关节症状,无皮疹,无特殊药物接触史。

4.思维引导　根据上述病史,患者中年女性,存在白细胞减少,主要是中性粒细胞减少,首先要考虑中性粒细胞减少的原因及重点体格检查。

(二)粒细胞减少原因及体格检查

1.粒细胞减少原因　包括粒细胞生成缺陷、粒细胞破坏和消耗过多及粒细胞分布异常。

(1)粒细胞生成缺陷:分为粒细胞生成减少和成熟障碍。

1)生成减少:①电离辐射、化学毒物、细胞毒性药物可破坏损伤或抑制造血干/祖细胞及早期分裂细胞;某些药物可引起剂量依赖性骨髓抑制或特异性免疫反应。②影响造血干细胞的疾病,如再生障碍性贫血、周期性中性粒细胞减少症等。③骨髓造血组织被白血病、骨髓瘤及转移瘤细胞等浸润,可影响骨髓正常造血细胞增殖。④免疫介导的骨髓损伤:主要是通过自身抗体或 T 淋巴细胞的作用,抑制骨髓中前体细胞的生长,并加速破坏中性粒细胞使之减少,这类粒细胞减少大多由自身免疫性疾病所引起。⑤其他引起粒细胞减少的药物:如止痛剂、镇静剂、抗甲状腺药、磺胺药等,只在某些敏感患者引起粒细胞减少,可能是因为药物作为半抗原在敏感者体内经免疫机制产生抗体,使粒细胞生成减少或破坏增多。⑥感染:某些细菌如伤寒、分枝杆菌(特别是结核分枝杆菌)、布鲁氏菌病和某些病毒如肝炎、艾滋病、微小病毒 B19 等,其至立克次体及原虫感染均可导致粒细胞减少。目前认为其发病机制,有些与中性粒细胞分布异常和破坏过多有关,有些病毒感染可引起中性粒细胞生成障碍,曾报道血行播散型结核通过 T 细胞介导是中性粒细胞生成受抑。

2)成熟障碍:维生素 B_{12}、叶酸缺乏或代谢障碍,骨髓增生异常综合征等可引起造血细胞分化成熟障碍,粒细胞在骨髓原位或释放入血后不久被破坏,出现无效造血。

(2)粒细胞破坏和消耗过多:包括免疫性因素和非免疫性因素。

1)免疫性因素:①药物,与药物的种类有关,与剂量无关,往往停药后可逐渐恢复。②自身免疫病[如系统性红斑狼疮、类风湿关节炎、Felty(费尔蒂)综合征等]及同种免疫性新生儿中性粒细胞减少。某些肝炎病例也由于自身免疫机制导致中性粒细胞减少。

2)非免疫性因素:①病毒感染或败血症时,中性粒细胞在血液或炎症部位消耗增多;②脾大导致脾功能亢进,中性粒细胞在脾内滞留、破坏增多。

(3)粒细胞分布异常:①假性粒细胞减少,中性粒细胞转移至边缘池导致循环池的粒细胞相对减少,但粒细胞总数并不减少。见于遗传学良性假性中性粒细胞减少症、内毒素血症等。②粒细胞滞留循环池其他部位,如血液透析开始后 2~15 min 滞留于肺血管内;脾大,滞留于脾脏。

2.体格检查

(1)重点检查内容及目的:患者血液系统疾病的可能性大,应注意诱发中性粒细胞减少的原发病体征,如脾大则考虑是否为脾功能亢进;淋巴结、肝脾肿大,胸骨压痛考虑白血病、转移瘤等;皮肤、毛发及关节异常,注意有无自身免疫病。同时仔细检查感染相关体征。注意外周血细胞形态检查。

体格检查结果

T 36.5 ℃,P 80 次/min,R 18 次/min,BP 120/60 mmHg

一般状态良好,营养状态中等,无皮疹,无毛发脱落;全身浅表淋巴结未触及肿大;胸骨无压痛,双肺未闻及干、湿啰音;腹部无压痛及反跳痛,肝脾肋下未触及;关节无变形及肿胀。

(2)思维引导:患者体格检查未见阳性体征,应进一步行实验室检查及影像学检查,明确诊断。

(三)辅助检查

1.主要内容及目的

(1)血常规、外周血细胞形态:明确有无原始及幼稚细胞,判断增生程度。

(2)骨髓检查:骨髓穿刺检查是确定中性粒细胞减少的病因及判断病情的重要检查项目之一,包括骨髓形态及骨髓病理。

(3)引起中性粒细胞减少的相关疾病检查:病毒学检查;自身免疫病——抗中性粒细胞抗体、抗核抗体、免疫球蛋白、类风湿因子;血清叶酸及维生素 B_{12} 水平、微量元素铜;甲状腺功能(甲状腺功能七项);肝脾、淋巴结超声。

(4)常规染色体核型分析。

(5)头颅 CT。

(6)其他检查:血液生化、尿、粪常规等。

辅助化验及检查结果

(1)血常规:白细胞 $2.56×10^9$/L,中性粒细胞绝对值 $1.01×10^9$/L,淋巴细胞计数 $0.55×10^9$/L,单核细胞绝对值 $0×10^9$/L,红细胞 $4.58×10^{12}$/L,血红蛋白 117 g/L,血小板 $165×10^9$/L。外周血细胞形态:中性粒细胞 52%,淋巴细胞 36%,形态大致正常(图 8-1)。

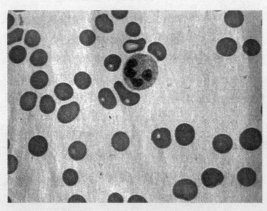

图 8-1　患者外周血细胞形态

(2)骨髓象:有核细胞增生活跃,粒细胞系增生活跃,占 40%,形态大致正常。红细胞比例增高,占 30.5%,有核红细胞无明显形态异常。淋巴细胞比例增高,占 29.5%,形态正常。全片找到巨核细胞 30 个,血小板成堆易见。骨髓小粒造血面积正常。未见异常细胞。

(3)引起中性粒细胞减少相关疾病检查:①病毒学检查,EB病毒抗体、呼吸道合胞病毒抗体、副流感病毒抗体、腺病毒抗体、甲型流感病毒抗体、乙型流感病毒抗体、乙肝病毒表面抗原阴性,丙肝病毒抗体阴性,HIV阴性,梅毒螺旋体抗体阴性。胸片未见异常。②抗核抗体系列阴性,免疫球蛋白定量、补体正常;抗中性粒细胞胞质抗体阴性。血清叶酸及维生素B_{12}正常,微量元素铜正常。③超声,浅表淋巴结及肝脾正常。

(4)染色体:46;XX[12]。

(5)头颅CT:未见异常。

(6)其他:肝肾功能、离子正常;尿、粪常规正常。

2.思维引导 根据患者体检发现白细胞减少4个月,骨髓检查未见异常形态细胞可排除血液系统恶性疾病,如白血病、骨髓瘤等,引起中性粒细胞减少相关疾病检查均为阴性,头颅CT检查未见异常,可排除脑血管疾病,故此支持中性粒细胞减少症的诊断。

(四)初步诊断

分析上述病史、查体、辅助检查结果,支持以下诊断:特发性中性粒细胞减少症。

二、治疗经过

(一)初步治疗

1.祛除病因 比如暂停理发工作。

2.思维引导 重组人粒细胞集落刺激因子(rhG-CSF)升高中性粒细胞疗效明确,可缩短粒细胞缺乏的病程,常用剂量为2 ~ 10 μg/(kg·d)。患者为轻度中性粒细胞减少,故可先行给予2 μg/(kg·d),观察中性粒细胞增长情况。

治疗效果

1.症状 1周后乏力、头晕消失。

2.查体 神志清楚,胸廓对称,无畸形、压痛。呼吸22次/min,双肺呼吸音清,未闻及干、湿啰音及胸膜摩擦音。全身浅表淋巴结未触及,肝脾肋下未触及。

3.辅助检查 血常规+外周血细胞形态分类:白细胞$4×10^9$/L,中性粒细胞绝对值$2×10^9$/L,血红蛋白125 g/L,血小板$169×10^9$/L;中性粒细胞比值50%,淋巴细胞比值35%,形态大致正常。

(二)病情变化

出院3个月后,患者突然出现发热2 d,体温最高39 ℃,伴有寒战、乏力及咽痛,用解热镇痛药物退热,就诊于当地医院,查血常规:白细胞$1.5×10^9$/L,中性粒细胞绝对值$0.65×10^9$/L,血红蛋白125 g/L,血小板$169×10^9$/L,诊断为"急性上呼吸道感染",予以头孢替唑钠抗感染治疗4 d无好转,为进一步诊治再次入院,门诊查血常规:WBC $1.10×10^9$/L,NE $0.45×10^9$/L。食欲睡眠欠佳,大小便正常。

1.患者病情变化的可能原因及应对措施 中性粒细胞缺乏伴发热为临床急症,极易发生败血症,甚至感染性休克,应收入院。入院后查体:体温39 ℃,热病容,咽部充血,双侧扁桃体Ⅱ度肿大,局部有红肿,表面见白膜,其余查体未见异常。查体结果提示急性化脓性扁桃体炎。

该患者有白细胞、中性粒细胞减少的病史,本次考虑合并感染后出现中性粒细胞缺乏伴发热,给予碳青霉烯类抗生素——美罗培南抗感染治疗,并行感染部位、病原学检查,同时再次行骨穿检查,明确有无合并其他血液病。

辅助化验及检查结果

血培养及咽拭子培养均为阴性,肺CT回报未见明显异常,红细胞沉降率25 mm/第1小时,C反应蛋白126 mg/L(参考值0~3 mg/L),血小板压积3.6 ng/mL(参考值0~0.5 ng/mL),病毒学检查阴性。骨髓结果有核细胞增生减低,粒细胞系增生明显减低,占17.5%,形态大致正常。红细胞系比例大致正常,占25.5%,有核红细胞无明显形态异常,淋巴细胞比例增高,占48.5%,形态正常,全片找到巨核细胞30个,血小板成堆易见。骨髓小粒造血面积正常,未见异常细胞(图8-2)。电解质无异常。

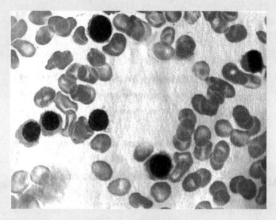

图8-2　骨髓形态

2.思维引导　根据患者的病史、体格检查及辅助检查,临床诊断为:继发性中性粒细胞缺乏症,急性化脓性扁桃体炎。那么如何治疗呢?

该患者使用美罗培南抗感染治疗3 d后体温恢复正常,血培养阴性。患者骨髓象为粒系增生重度减低,为缩短中性粒细胞恢复时间,降低严重感染的风险,给予重组人粒细胞集落刺激因子(rhG-CSF)5 μg/(kg·d),4 d后中性粒细胞恢复正常,美罗培南用至临床体征好转。

三、思考与讨论

首先明确定义,何为白细胞减少?中性粒细胞减少?粒细胞缺乏症?白细胞减少(leukopenia)指外周血白细胞绝对计数持续低于4.0×10⁹/L。中性粒细胞减少(neutropenia)指外周血中性粒细胞绝对计数,在成人低于2.0×10⁹/L,在儿童≥10岁低于1.8×10⁹/L或<10岁低于1.5×10⁹/L;严重者低于0.5×10⁹/L时,称为粒细胞缺乏症(agranulocytosis)。

中性粒细胞减少症可见于很多种疾病,比如重症感染、白血病、再生障碍性贫血、骨髓增生异常综合征、周期性中性粒细胞减少症、T细胞恶性肿瘤等等,那么此患者为什么考虑为特发性中性粒细胞减少症?因为此患者仅仅有血常规异常、骨髓检查、病毒学检查、抗核抗体系列检查等均未见异常。

此外,中性粒细胞减少症的预防如何?思路:成人中性粒细胞减少症多为获得性的,预后良好,病因去除后绝大多数可痊愈,原因不明的慢性特发性中性粒细胞减少症亦多呈良性经过,历经多年病情无明显变化,但有少数患者粒细胞减少可能是其他疾病的前兆(如骨髓增生异常综合征,自身免疫病),因此,需要跟踪随访。随着广谱抗生素及造血生长因子的应用、支持治疗的进步,中性粒细胞缺乏伴感染的预后明显改善,死亡率为2.5%~10%。

该患者后续随访1年,白细胞维持在3.0×10^9/L左右,未再出现感染并发症。

四、练习题

1. 患者出现中性粒细胞缺乏伴发热,应如何处理?
2. 免疫抑制剂适合哪种疾病引起来的中性粒细胞减少症?
3. 造血干细胞移植是否适用于中性粒细胞减少症?
4. 粒细胞缺乏症的预防有哪些?

五、推荐阅读

[1] SPOOR J, FARAJIFARD H, REZAEI N. Congenital neutropenia and primary immunodeficiency diseases[J]. Crit Rev Oncol Hematol,2019,133(0):149-162.

[2] DALE D C, BOLYARD A A. An update on the diagnosis and treatment of chronic idiopathic neutropenia[J]. Curr Opin Hematol,2017,24(1):46-53.

[3] CONNELLY J A, CHOI S W, LEVINE J E. Hematopoietic stem cell transplantation for severe congenital neutropenia[J]. Curr Opin Hematol,2012,19(1):44-51.

[4] 邓家栋,杨崇礼,杨天楹.临床血液学[M].上海:上海科学技术出版社,2001.

[5] SCHMIDT-HIEBER M,TESCHNER D,MASCHMEYER G,et al. Management of febrile neutropenia in the perspective of antimicrobial de-escalation and discontinuation[J]. Expert Rev Anti Infect Ther,2019,17(12):983-995.

(郭淑利　岳保红)

案例 37　骨髓增生异常综合征

一、病历资料

(一)门诊接诊

1. 主诉　乏力、发现全血细胞减少1月余。

2. 问诊重点　患者乏力为贫血的主要症状,发现全血细胞减少1月余,急性病程,应重点询问血常规检验结果、全血细胞减少症状(如有无发热、出血等)、诊治经过、治疗效果等。

3. 问诊内容

(1)诱发因素:有无劳累、受凉等诱发因素。

(2)主要症状:乏力为贫血的主要症状,全血细胞减少常见于再生障碍性贫血、急性白血病、骨髓增生异常综合征、阵发性睡眠性血红蛋白尿症、急性造血功能停滞等血液系统疾病,以及系统性红斑狼疮等非血液系统疾病。急性白血病通常急性起病,再生障碍性贫血、骨髓增生异常综合征、阵发性睡眠性血红蛋白尿症等可以隐匿慢性起病,在诱发因素影响下急性加重。应重点询问起病时间和起病特点,疾病的演变过程,血细胞计数有无进行性下降、能否恢复正常等。

(3)伴随症状:有无发热、咳嗽、咳痰、腹泻、尿频、尿急、尿痛等白细胞减少引起呼吸道、消化道、泌尿生殖道等感染的相关症状;有无头晕、头痛、乏力、耳鸣、皮肤黏膜苍白、心悸、胸闷等贫血症状;有无皮肤黏膜瘀点瘀斑、牙龈出血、咯血、呕血、黑便、血尿等出血症状;有无皮肤黏膜黄染、巩膜黄染、酱油色尿等溶血症状。

(4)诊治经过:做过何种检验和检查,结果如何,以利于诊断和下一步检查;是否用药、用何种药,具体剂量、效果如何,以利于迅速选择药物。

(5)既往史:有无肝炎、艾滋病、结核等传染病病史,可以引起继发性再生障碍性贫血。有无系统性红斑狼疮等风湿免疫系统疾病,有无甲状腺功能减退等内分泌系统疾病,有无慢性病性贫血(感染、非感染性疾病或肿瘤)、慢性肝病、慢性肾功能不全、病毒感染(如 HIV、CMV、EBV 等),均可以引起一系或者多系血细胞减少。有无输血史。

(6)个人史:有无药物、化学和放射性毒物接触史,可以引起再生障碍性贫血、急性白血病、骨髓增生异常综合征等血液系统疾病。

(7)家族史:先天性或遗传性血液病,如先天性红细胞生成异常性贫血、先天性角化不良、先天性纯红细胞再生障碍性贫血、Fanconi 贫血等有家族遗传倾向。

问诊结果

患者青年男性,工人,无脑血管、心脏疾病病史,无风湿免疫系统疾病病史,无甲状腺功能减退等内分泌疾病病史,无肝炎、结核、疟疾、伤寒病史,无药物、化学和放射性毒物接触史,无吸烟、饮酒史。

患者于 1 月余前无明显诱因出现乏力,伴头晕、耳鸣、心悸,无发热、头痛、胸闷、胸痛,无皮肤黏膜出血,无恶心、呕吐、腹痛、腹泻,无四肢关节痛及活动障碍,至当地医院就诊,查血常规:白细胞 2.99×10^9/L,血红蛋白 82 g/L,血小板 32×10^9/L,未治疗。后乏力加重,就诊于某医院,查血常规:白细胞 3.23×10^9/L,血红蛋白 61 g/L,血小板 27×10^9/L,给予血制品输注(具体不详)等支持治疗,效果欠佳。为求进一步治疗来医院,门诊以"骨髓增生异常综合征"收入科,自发病以来,食欲正常,睡眠正常,大小便正常,精神正常,体重下降 5 kg。

---

4. 思维引导　患者青年男性,急性病程,既往体健,无肝病、风湿免疫系统疾病病史,无药物、化学和放射性毒物接触史,主要症状为乏力,伴头晕、耳鸣、心悸,血常规示全血细胞减少,考虑血液系统疾病可能性最大。需要重点鉴别急性白血病、再生障碍性贫血、骨髓增生异常综合征、阵发性睡眠性血红蛋白尿症等血液系统疾病。急性白血病患者可以表现为外周血血细胞减少,外周血原始或幼稚细胞比例往往升高,可伴有肝脾、淋巴结肿大。骨髓增生极度或明显活跃,原始细胞比例大于 20%,典型的染色体易位等可协助确诊,需要注意和伴有血细胞发育异常的急性白细胞、低增生性白血病或 AML-M7 等鉴别。再生障碍性贫血外周血全血细胞减少,淋巴细胞比例增高,网织红细胞比例和绝对值下降;骨髓增生程度低下,骨髓小粒空虚,造血细胞减少(巨核细胞明显减少或缺如;红系、粒系均明显减少),脂肪细胞和/或非造血细胞(淋巴细胞、网状细胞、浆细胞、肥大细胞等)比例增高增多,网硬蛋白不增加。骨髓增生异常综合征可表现为一系至三系血细胞减少,网织红细胞可以轻度升高,也可以不高甚至降低。骨髓多为增生性骨髓象,也可呈低增生性,一系、二系或三系血细胞发育异常,原始细胞比例可以升高,但小于 20%,典型的染色体异常包括+8、−7/del(7q)、del(20q)、−5/del(5q)和−Y 等。阵发性睡眠性血红蛋白尿症有血红蛋白尿发作史,外周血红细胞、

粒细胞膜上的 CD55、CD59 表达量明显下降,酸溶血试验(Ham 试验)、糖水试验、蛇毒因子溶血试验可以阳性。此外需要注意鉴别原发性骨髓纤维化、大颗粒淋巴细胞白血病、急性造血功能停滞等。

(二)体格检查

1. 重点检查内容及目的　患者血液系统疾病可能性大,应注意有无淋巴结、肝脾肿大,有无胸骨压痛,全身皮肤黏膜有无瘀点、瘀斑、黄染、皮疹、苍白,有无皮肤浸润、包块等。此外还应注意有无面部皮肤“蝶形”红斑、关节肿痛等。

体格检查结果

T 36.5 ℃,P 80 次/min,R 20 次/min,BP 114/65 mmHg

贫血貌,全身皮肤黏膜完整,无黄染,未见明显出血点及瘀斑,双侧颈部、锁骨上、锁骨下、腋窝、腹股沟未触及肿大淋巴结,胸骨无压痛,双肺呼吸音粗,未闻及干、湿啰音,心率 80 次/min,律齐,心脉率一致,各瓣膜听诊区未闻及杂音,无心包摩擦音。腹部柔软,无触痛、压痛及反跳痛,肝脾肋下未触及。双下肢无水肿。

2. 思维引导　患者贫血貌考虑与贫血相关,无淋巴结及肝脾肿大,近期查全血细胞减少、外院骨髓提示骨髓病态造血,复杂染色体核型,需进一步完善骨髓基因突变筛查等实验室检查明确诊断,评估疾病程度。重点鉴别骨髓增生异常综合征,应重点完善血常规+网织红细胞计数+外周血细胞形态分类、尿常规、铁三项、叶酸维生素 B_{12} 水平、溶血试验、自身抗体谱等,完善肝肾功能、传染病筛查、甲状腺功能、凝血功能、浅表淋巴结及腹部彩超、胸部 CT 等检查。骨髓穿刺送骨髓穿刺涂片、染色体核型分析、骨髓活检病理、荧光原位杂交(FISH)、骨髓流式细胞术检查、基因突变检测,必要时做融合基因等,明确诊断。

(三)辅助检查

1. 主要内容及目的

(1)血常规+网织红细胞计数+外周血细胞形态分类:明确血细胞减少程度,判断增生程度,有无原始及幼稚细胞。

(2)肝肾功能:判断有无肝肾功能的损害,有无间接胆红素升高提示溶血。

(3)传染病:重点明确有无乙型病毒性肝炎,排除继发性再生障碍性贫血。

(4)甲状腺功能:判断有无甲状腺功能异常引起的全血细胞减少。

(5)自身抗体谱:判断有无风湿结缔组织病引起的全血细胞减少。

(6)凝血功能:协助判断出血倾向的严重程度。

(7)溶血试验:明确有无溶血性贫血、PNH 等。

(8)铁三项、叶酸、维生素 B_{12} 水平:判断有无缺铁、铁过载、巨幼细胞贫血等。

(9)骨髓穿刺涂片:判断骨髓增生程度,检测各系血细胞发育异常、原始细胞比例、环形铁粒幼细胞比例,有无非造血系统细胞浸润等。

(10)骨髓活检:判断骨髓细胞增生程度,CD34 原位免疫组化、纤维化程度、巨核细胞组化染色、各类及各阶段细胞比例及细胞形态发育有无异常,有无非造血系统细胞浸润等。

(11)染色体核型分析:可发现整个基因组中染色体数目异常或大片段结果异常。

(12)荧光原位杂交技术:适用于核型分析失败、分裂象差或可分析分裂象不足的患者,可用骨髓或外周血检测,仅能覆盖有限的检测位点。

(13)流式细胞检测术:明确各系血细胞免疫表型,判断有无发育异常及克隆性增生。

（14）基因突变检测：明确有无各类体细胞或胚系来源基因突变。

（15）融合基因筛查：明确有无融合基因或基因过表达等异常。

（16）浅表淋巴结彩超：判断淋巴结有无肿大。

（17）腹部彩超：判断肝、脾有无肿大。

（18）胸部 CT：判断有无肺部感染。

辅助化验及检查结果

（1）血常规+网织红细胞计数+外周血细胞形态分类：白细胞 $2.74×10^9$/L，红细胞 $1.98×10^{12}$/L，血红蛋白 53 g/L，血小板 $5×10^9$/L；网织红细胞百分数 0.12%，网织红细胞绝对值 $2.30×10^9$/L；中性粒细胞绝对值 $0.85×10^9$/L，未分类原始+幼稚细胞 0/100。

（2）肝功能：正常。

（3）铁蛋白：1 117.50 ng/mL。

（4）尿常规、粪常规、凝血功能、肾功能、电解质、传染病筛查、甲状腺功能、溶血全套、CD55/CD59/FLAER、自身抗体谱、叶酸、维生素 B_{12} 水平：均正常。

（5）骨髓穿刺涂片：①骨髓增生尚活跃，粒：红=2.72：1。②粒系增生活跃，中性杆状核粒细胞比值减低，中性分叶核粒细胞比值增高，粒细胞形态大致正常。可见嗜酸性粒细胞及嗜碱性粒细胞。③红系增生活跃，晚幼红细胞比值减低，幼红细胞胞体小，浆量少。成熟红细胞大小形态大致正常，血红蛋白充盈可。④淋巴细胞比值正常，形态正常。⑤巨核细胞 2 个/片，血小板少见。

（6）流式细胞检测术：髓系原始细胞比例不高，HLA-DR 聚集表达增强，伴 CD7 表达；粒系比例减低，部分表达 CD56，红系比例增高，核左移，部分细胞 CD36、CD71 表达减弱。

（7）染色体核型分析：计数并分析 20 个分裂象，可见克隆性异常-Y,add(5)(q13),-6,-7,add(9)(p22),der(9;15)(q10;q10),add(10)(p11.2),del(11)(p13p15),der(12;17)(q10;q10),-14,-18,+r,+2-4mar。

（8）融合基因筛查：*WT1/ABL* 0.18%；*IGH、IGK、TCRγ、TCRβ、TCRD、IGL* 基因重排阴性。

（9）基因突变检测：*TP53* 基因热点突变（*TP53*：NM_00000546, exon5, c. G524A, p. R175Hrs28934578。*TP53*：NM_00000546, exon7, c. 723 delC, p. S241fs）。

（10）小巨核酶标：正常巨核细胞（胞体>40 μm）49 个，双核巨细胞（胞体>40 μm）16 个，多核巨核细胞（胞体>40 μm）2 个，大单元核小巨核细胞（胞体 25～40 μm）9 个，单元核小巨核细胞（胞体 12～25 μm）67 个，双元核小巨核细胞（胞体 12～40 μm）10 个，多元核小巨核细胞（胞体 25～40 μm）0 个，淋巴样小巨核细胞（胞体<12 μm）11 个，全片巨核 174 个。

（11）骨髓活检病理：骨髓增生极度活跃，红系比例增高伴髓系细胞轻度核左移。网状纤维染色（MF-1 级）。

（12）彩超：胆囊壁毛糙。浅表淋巴结未见肿大。

（13）胸部 CT：两肺下叶炎症。两肺上叶及右肺中叶肺大疱。双侧胸腔少量积液，双侧胸膜增厚。

2. 思维引导　患者青年男性，病程 1 月余，全血细胞减少，骨髓穿刺提示原始细胞比例不高，但可见明显病态造血，染色体核型分析为复杂核型，并检出骨髓增生异常综合征（myelodysplastic syndrome，MDS）相关细胞遗传学异常，排除其他可导致血细胞减少和发育异常的造血及非造血系统疾病，符合骨髓增生异常综合征的最低诊断标准，骨髓增生异常综合征诊断明确。根据 WHO

(2016)MDS修订分型,该患者具体分型为MDS伴多系血细胞发育异常(MDS-MLD)。根据国际预后积分系统(IPSS)、WHO分型预后积分系统和修订的国际预后积分系统(IPSS-R)对患者进行危险度分层、预后评估。IPSS危险度的分级根据以下3个因素确定:骨髓原始细胞比例、血细胞减少的程度和骨髓细胞遗传学特征。该患者IPSS评分为1.5分,中危-2组。红细胞输注依赖及铁过载造成器官损害,影响造血系统功能,可能影响MDS患者的自然病程;WPSS危险度的分级根据WHO分类、染色体核型、有无严重贫血进行确定。WPSS作为一个时间连续性的评价系统,可在患者病程中的任何时点进行预后评估。该患者WPSS评分为4分,高危组。IPSS-R积分系统被认为是MDS预后评估的金标准,其预后评估效力显著优于IPSS、WPSS。IPSS-R危险度的分级根据以下5个因素确定:细胞遗传学、骨髓原始细胞、血红蛋白、血小板计数、中性粒细胞绝对值。该患者IPSS-R评分为6.5分,极高危组。且该患者存在TP53突变,该基因涉及肿瘤抑制因子通路,在MDS中的检出频率为5%~10%,提示预后差。

(四)初步诊断

分析上述病史、查体、实验室检查结果,支持以下诊断:骨髓增生异常综合征伴多系血细胞发育异常(MDS-MLD,IPSS-R评分6.5分极高危)。

二、治疗经过

(一)初步治疗

1.治疗过程

(1)去甲基化药物:地西他滨25 mg/d×5 d,静脉滴注,每4周为1个疗程。

(2)异基因造血干细胞移植:完善患者及其亲属HLA配型、中华骨髓库查找非血缘供者,完善移植前检查。

(3)成分血输注:血红蛋白<60 g/L或者伴有明显贫血症状时可输注悬浮红细胞。血小板<10×10⁹/L或有活动性出血时输注机采血小板。

(4)造血生长因子:中性粒细胞缺乏且伴有反复或持续性感染时应用粒细胞集落刺激因子(G-CSF)。可应用促红细胞生成素治疗贫血。

2.思维引导　该患者骨髓增生异常综合征伴多系血细胞发育异常(MDS-MLD,IPSS-R评分6.5分,极高危)诊断明确,属于相对高危组,且伴TP53突变,预后不良。对于较高危组患者,年龄<60岁且体能良好者,有供者来源的建议行异基因造血干细胞移植,这是目前唯一能根治MDS的方法。年龄<65岁、伴有严重血细胞减少、经其他治疗无效或伴有不良预后遗传学异常(如-7、3q26重排、TP53基因突变、复杂核型、单体核型)的较低危组患者也是异基因造血干细胞移植的适应证。造血干细胞来源包括同胞相合供者、非血缘供者和单倍型相合血缘供者。拟行异基因造血干细胞移植的患者,如骨髓原始细胞≥5%,在等待移植的过程中可应用化疗或去甲基化药物或者二者联合桥接异基因造血干细胞移植,但不应耽误移植的进行。

治疗效果

1.症状　地西他滨治疗结束4周后,乏力较前好转。

2.查体　轻度贫血貌,全身皮肤散在瘀点、瘀斑,以双下肢为重,双侧颈部、锁骨上、锁骨下、腋窝、腹股沟未触及肿大淋巴结,胸骨无压痛,双肺呼吸音粗,双侧肺底闻及少量湿啰音,心率110次/min,律齐,心脉率一致,各瓣膜听诊区未闻及杂音,无心包摩擦音。腹部柔软,无触痛、压痛及反跳痛,肝脾肋下未触及。双下肢轻度水肿。

3.辅助检查 血常规:白细胞1.64×10^9/L,红细胞2.97×10^{12}/L,血红蛋白96 g/L,血小板390×10^9/L。

(二)病情变化

HLA 配型结果提示患者与其胞姐为 10/10 全相合,供者同意捐献造血干细胞,完善供者体检,无捐献禁忌。患者完善移植前检查,拟行同胞全相合造血干细胞移植。

1.骨髓增生异常综合征患者异基因造血干细胞移植的适应证 ①年龄<65 岁、较高危组 MDS 患者;②年龄<65 岁、伴有严重血细胞减少、经其他治疗无效或伴有不良预后遗传学异常(如−7、3q26 重排、*TP*53 基因突变、复杂核型、单体核型)的较低危组患者。

辅助化验及检查结果

(1)血常规:白细胞2.16×10^9/L,红细胞3.41×10^{12}/L,血红蛋白102 g/L,血小板63×10^9/L,中性粒细胞计数0.14×10^9/L。

(2)肝肾功能、血凝、尿便常规、传染病四项筛查:均阴性。

(3)群体反应性抗原:阴性。

(4)血 EB−DNA、CMV−DNA:阴性。

(5)骨髓细胞学:骨髓增生活跃,粒:红=0.65:1。粒系增生减低,原始粒细胞+早幼粒细胞占1.2%,中性中幼粒细胞以下阶段粒细胞比值减低,粒细胞形态大致正常。红系增生活跃,中晚幼红细胞比值增高,幼红细胞形态大致正常。成熟红细胞大小形态大致正常,血红蛋白充盈可。淋巴细胞比值增高,形态正常。巨核细胞4个/片,血小板散在可见。

(6)骨髓流式微量残留病灶(MRD)检测:阴性。

(7)骨髓染色体核型分析:46,XY[3]。

(8)骨髓基因突变:*TP*53 突变阴性。

2.思维引导 本患者为年轻男性,骨髓增生异常综合征伴多系血细胞发育异常(MDS−MLD,IPSS−R 评分6.5 分极高危)诊断明确,属于相对高危组,是异基因造血干细胞移植的适应证,且与其胞姐为 HLA10/10 相合,建议行同胞全相合造血干细胞移植治疗。在等待移植的过程中行地西他滨治疗4 个疗程,血常规较前好转,随即行同胞全相合异基因造血干细胞移植(姐供弟,10/10 相合,女供男,A+供 B+),采用常规清髓性预处理方案,常规移植物抗宿主病预防方案,白细胞、血小板分别于移植后第10 天和第13 天植活。院外口服预防移植物抗宿主病(GVHD)药物。

移植 3 个月后

1.症状 无不适。

2.查体 正常面容,全身皮肤无出血点,双侧颈部、锁骨上、锁骨下、腋窝、腹股沟未触及肿大淋巴结,胸骨无压痛,双肺呼吸音清,双侧肺底未闻及干、湿啰音,心率88 次/min,律齐,心脉率一致,各瓣膜听诊区未闻及杂音,无心包摩擦音。腹部柔软,无触痛、压痛及反跳痛,肝脾肋下未触及。双下肢无水肿。

　　3.辅助检查

　　(1)血常规:白细胞 $2.45×10^9$/L,血红蛋白 141 g/L,血小板 $92×10^9$/L,中性粒细胞绝对值 $0.91×10^9$/L。

　　(2)血型:A 型 Rh 阳性。

　　(3)骨髓细胞学:骨髓增生活跃,原始粒细胞0.8%。

　　(4)骨髓流式 MRD 检测:未发现 MRD 相关细胞。

　　(5)融合基因定量:$WT1/ABL$=0.47/100。

　　(6)FISH:统计 500 个细胞,XX 核型细胞占总细胞数的 99.2%。

三、思考与讨论

　　患者青年男性,血常规示三系减少,骨髓穿刺提示原始细胞比例不高,但可见明显病态造血,染色体核型分析为复杂核型,虽然发现血细胞减少不足 4 个月,但检出 MDS 相关细胞遗传学异常(-7),满足骨髓增生异常综合征的两个必要条件和一个主要标准,排除其他可导致血细胞减少和发育异常的造血及非造血系统疾病,骨髓增生异常综合征诊断明确。根据 WHO(2016)MDS 修订分型,该患者具体分型为 MDS 伴多系血细胞发育异常(MDS-MLD)。MDS 患者预后差异较大,通过进行准确的危险分层有助于制订合适治疗方案。目前广泛应用于临床的 MDS 预后评估系统包括国际预后积分系统(IPSS)、WHO 预后积分系统(WPSS)和修订的国际预后积分系统(IPSS-R),其中 IPSS-R 对预后评估的效力更优。IPSS-R 积分系统根据细胞遗传学、骨髓原始细胞比例、血红蛋白、血小板计数、中性粒细胞绝对计数对患者进行预后评估,该患者 IPSS-R 评分为 6.5 分,极高危组。且该患者存在 TP53 突变,该基因涉及肿瘤抑制因子通路,在 MDS 中的检出频率为 5% ~ 10%,提示预后差。较低危组 MDS 治疗目标是改善造血、提高生活质量,而较高危组则以延缓疾病进展、延长生存期和治愈为目标。异基因造血干细胞移植是迄今为止唯一可能治愈 MDS 的治疗方案,适应证:①年龄<65 岁、较高危组 MDS 患者;②年龄<65 岁、伴有严重血细胞减少、经其他治疗无效或伴有不良预后遗传学异常(如-7、3q26 重排、TP53 基因突变、复杂核型、单体核型)的较低危组患者。本患者为年轻男性,骨髓增生异常综合征伴多系血细胞发育异常(MDS-MLD,IPSS-R 评分 6.5 分极高危)诊断明确,属于相对高危组,是异基因造血干细胞移植的适应人群,且与其胞姐为 HLA10/10 相合。在等待移植的过程中行地西他滨治疗 4 个疗程,血常规较前好转,后行同胞全相合异基因造血干细胞移植(姐供弟,10/10 相合,女供男,A+供 B+),采用常规清髓性预处理方案,常规移植物抗宿主病预防方案,白细胞、血小板分别于移植后第 10 天和第 13 天植活,院外口服预防 GVHD 药物,原发病得以治愈。

四、练习题

　　1.MDS 患者常见的重现性染色体异常及其临床意义有哪些?

　　2.MDS 常见的基因突变及其预后意义有哪些?

五、推荐阅读

[1]中华医学会血液学分会.骨髓增生异常综合征中国诊断与治疗指南(2019 年版)[J].中华血液学杂志,2019,40(2):89-97.

[2]沈悌,赵永强.血液病诊断及疗效标准[M].4 版.北京:科学出版社,2018.

(郭荣 吴隼)

案例 38　输血及输血不良反应

一、病历资料

临床案例

患者女性,45 岁,因"面黄、乏力 2 个月,加重 1 周"入院,病程中无腹痛、腹泻、黑便、发热、咳嗽、咳痰等。查血常规:白细胞 $1.3 \times 10^9/L$,血红蛋白 53 g/L,血小板 $39 \times 10^9/L$,红细胞压积(HCT)0.149。骨髓穿刺等结果示骨髓增生异常综合征(MDS-EB2)。查体:T 36.2 ℃,P 87 次/min,R 19 次/min,BP 110/60 mmHg,贫血貌,全身浅表淋巴结未触及肿大,结膜苍白,巩膜无黄染,胸骨无压痛,双肺呼吸音清,心率 87 次/min,律齐,腹软,无压痛、反跳痛,肝脾不大,双下肢无水肿。既往体健,否认传染病史、慢性病史及输血史。

思维引导:患者诊断为骨髓增生异常综合征,主要因骨髓增生异常伴病态造血导致贫血,除面黄、乏力等表现外,某些患者还可出现心悸、气短等症状,引发贫血性心脏病。输血指征,一般来说内科患者慢性贫血,Hb<60 g/L 或 HCT<0.2;内科急性贫血:Hb<70 g/L 或 HCT<0.22,还要结合年龄、心肺功能,是否存在感染、消化道出血等进行综合评估。该患者 Hb<60 g/L,HCT<0.2,属重度贫血,有输血指征。此外,患者 PLT<$50 \times 10^9/L$,但无皮肤黏膜及脏器出血的表现,可暂不输注血小板。

目前临床上为了纠正贫血而输血时,一般输注红细胞,红细胞 1 U=200 mL。红细胞制品包括悬浮红细胞、洗涤红细胞、少白细胞的红细胞等。其中悬浮红细胞是最常用的红细胞制剂,可用于红细胞破坏过多、丢失或生成障碍引起的贫血伴缺氧症状(表 8-1)。

表 8-1　常用红细胞制剂及适应证

分类	含义	适应证
悬浮红细胞	由全血离心后移除 90% 以上血浆,再用代血浆或晶体盐保存液代替移出的血浆而制成	急性失血 慢性失血
洗涤红细胞	新鲜浓缩红细胞用生理盐水洗涤 3 次以上,去除大部分血浆、白细胞和血小板	血浆蛋白过敏者 自身免疫性溶血性贫血 阵发性睡眠性血红蛋白尿症 高钾血症
少白细胞的红细胞	采用不同速度离心法或特制的白细胞过滤器,按照不同需要去除白细胞,制成少白细胞的红细胞	非溶血性发热反应患者 器官移植患者 长期反复输血者

该患者血红蛋白水平虽已达输血指征,但是否输血还要考虑血红蛋白的下降速度、患者年龄及心肺功能状况等。必须结合患者病情和实验室检查,进行全面评估,掌握输血标准,以期合理用血。此外,输注血制品存在传播疾病的风险,亦可产生输血不良反应,危害人体健康,因此,输血前需完

善相关检查,如血型检测、交叉配血、乙型肝炎标志物(乙肝六项)、丙型肝炎抗体、人类免疫缺陷病毒抗体、梅毒抗体及肝功能等。

血型鉴定:目前血型检测最主要的还是 ABO 血型和 Rh 血型。ABO 血型:用抗-A 和抗-B 检测红细胞的抗原,称为正定型;用 A 型红细胞和 B 型红细胞检测血清中抗体,称为反定型。ABO 血型由红细胞抗原和血浆(血清)中抗体所决定,其正反定型相符。

Rh 血型 D 抗原检测:首先用抗 D 血清或抗 D 单抗多抗混合抗体盐水法,一般能检测出常规的 D 抗原,抗人球蛋白试验可以检测出一部分 D 抗原弱表现型,但某些 D 抗原弱表现型需要用吸收消散试验进行排除。

交叉配血试验:检测患者与献血员血液间是否由相应的抗原、抗体存在的试验。目的是检测血液的不配合,以及发现有临床意义的不规则抗体。交叉配血试验包括主侧交叉配血(供者红细胞+受者血清)和次侧交叉配血(受者红细胞+供者血清)。输血前受血者必须与献血者进行交叉配血,用于交叉配血的受血者血液标本应该是抽取后不超过 3 d 的,不能用陈旧血液进行交叉配血。

血制品到科室以后,医护人员需要进行核对。首先通过外观上来看血液的质量是否正常、血液是否在有效期内,以及输血袋是否出现异常情况。其次需两名以上的医护人员,核对患者的床号、姓名、住院号、血袋号、血交叉匹配的结果、血型、输血剂量、输血种类。

二、治疗经过

病史记录(一)

经查患者血型为 A 型(Rh 阳性),患者输注 A 型(Rh 阳性)红细胞悬液 2 U 即 400 mL,输注前给予苯海拉明注射液 20 mg 肌内注射,输血过程中呼吸、血压平稳,无发热、皮肤瘙痒、尿色改变等现象。输血后 24 h 复查血常规示血红蛋白 69 g/L,HCT 0.213,乏力症状改善,无胸闷、心悸等。

思维引导:因血型、过敏、疾病、污染等因素,患者在输血过程中可出现不良反应,如发热、溶血、皮疹等。因此,输血前可给予马来酸氯苯那敏、异丙嗪、苯海拉明或糖皮质激素预防过敏反应;输血过程除了要严格遵守无菌技术原则和输血技术规范外,还应密切观察受血者的反应,包括患者神志、体温、呼吸、血压、脉搏、皮肤黏膜、尿色变化等,如出现异常情况,应减慢或停止输血,用生理盐水维持静脉通道,及时检查、采取治疗及抢救措施,并积极查找造成输血反应的原因。

该患者在输血过程中无异常情况发生,且在输血后乏力症状改善,血红蛋白较输血前升高,可评价为红细胞输注有效。可见,临床输血有效性评价主要通过实验室指标改善,临床症状与体征改善为主。粗略计算:一般体重为 50 kg 的患者输注悬浮红细胞 200 mL 大约可使血红蛋白升高 10 g/L。

病史记录(二)

患者及家属拒绝异基因造血干细胞移植治疗,接受"维 A 酸片+地西他滨"方案治疗 1 个疗程后,骨髓抑制期,出现大便发黑,查体:双下肢皮肤散在出血点。复查血常规:白细胞 $0.94×10^9$/L,血红蛋白 69 g/L,血小板 $7×10^9$/L。大便潜血(++)。

思维引导:临床上一般根据血小板计数和临床出血症状决定是否输注血小板:血小板计数>50×

10^9/L,不输血小板;血小板计数在($10 \sim 50$)×10^9/L,伴有出血或预防出血,可输注血小板;血小板计数<$10×10^9$/L,应立即输血小板。该患者血小板计数<$10×10^9$/L,且大便带血、皮肤黏膜有出血表现,为防止严重出血,应输注血小板。

目前血小板的制备多来源于血细胞分离机一次性从单一献血者采集 1 袋或 2 袋即 1 或者 2 个治疗量血小板,1 个治疗量血小板含血小板≥$2.5×10^{11}$。血小板的输注剂量往往取决于患者的血小板计数、预期达到的血小板数,以及临床情况等。粗略计算:一般体重为 50 kg 的患者输注 1 个治疗量的机采血小板,可使血小板计数升高($20 \sim 40$)×10^9/L。该患者目前血小板计数 $7×10^9$/L,无严重出血及 DIC 等表现,可输注一个治疗剂量的机采血小板,然后进一步复查血常规,观察出血症状有无改善,以评估输注血小板的疗效。

病史记录(三)

患者输注一个治疗剂量的 A 型机采血小板,输注前给予苯海拉明 20 mg 预防过敏反应。患者在输注 20 min 后出现发热、寒战,体温达 39.2 ℃,无皮肤瘙痒、呼吸困难、尿色改变等。查体:BP 120/85 mmHg,心率 90 次/min,律齐。

思维引导:该患者在输血后 20 min 出现发热,无血压下降,首先考虑非溶血性发热反应。非溶血性发热反应属于血液成分引起的免疫反应,因多次输入 HLA 不相合的白细胞、血小板,或由于妊娠,使体内产生抗白细胞或血小板抗体引起的免疫反应所致。

发热反应在输血不良反应中较为常见,输血者 0.5% ~ 3.0% 发生该反应,尤其常见于多次输血者。根据病原不同,一般可分为热源性发热反应、免疫性发热反应和其他输血反应的早期症状。临床表现为畏寒、寒战、发热,于输血过程中或输注数小时后发生。有些患者可发生恶心、呕吐、皮肤潮红、心悸、心动过速、头痛、背痛。输血性发热反应一般不太重,数小时消退,偶尔非常严重,甚至危及生命。

对于输血性发热反应,应暂停输血,保持静脉通路,迅速对发热反应进行判断,以排除溶血性及细菌污染性反应引起的发热;注意保暖,肌内注射异丙嗪等抗组胺药物或地塞米松 5 ~ 10 mg,并口服少量镇静、解热药物,如阿司匹林或对乙酰氨基酚,寒战严重时注射哌替啶或静脉注射 10% 葡萄糖酸钙;严密观察发热;对怀疑细菌性污染所致的发热,应先给予广谱抗生素,并立即将血样送实验室做细菌培养;高热严重时应给予物理降温。

病史记录(四)

患者"维 A 酸片+地西他滨"方案治疗 2 个疗程后,骨髓抑制期,合并肺部感染,出现发热、皮肤瘀斑,查凝血功能:PT 11.9 s,APTT 58.3 s,TT 19.5 s,Fbg 1.7 g/L。患者出现凝血功能异常,给予新鲜血浆 400 mL 输注,输注前给予地塞米松 5 mg 静脉注射,输注过程中患者呼吸、血压、脉搏、心率、体温等均无异常。

思维引导:患者在治疗期间感染后出现凝血功能异常,给予输注新鲜冰冻血浆以补充凝血因子、纤维蛋白原,扩充血容量。新鲜冰冻血浆通常是在全血采集后 6 h 内离心,并在低温下保存的血制品。新鲜冰冻血浆可以有效地保存血浆中各种生物活性成分,包括不稳定的蛋白成分,尤其是易变的凝血因子,而且其保存期比液体血浆更久。适用于凝血因子缺乏、严重肝疾病、大量输血、抗凝血酶Ⅲ缺乏、血浆置换等。对于凝血功能异常患者,除输注新鲜冰冻血浆外,亦可输注冷沉淀。冷沉淀含有Ⅷ因子及纤维蛋白原,可治疗缺乏Ⅷ因子及纤维蛋白原而出血不止的患者及血友病患者。融化后6 h内输完,输速不低于200 mL/h。适用于儿童及成人轻型甲型血友病、血管性血友病、先天性或获得性纤维蛋白原缺乏症及因子Ⅷ缺乏症患者。亦可用于手术后出血、严重外伤及DIC等患者的替代治疗。

病史记录(五)

患者经"维A酸片+地西他滨"方案治疗4个疗程后未脱离输血,且存在输血相关性铁过载,给予去铁治疗。患者同意行异基因造血干细胞移植,其弟血型B型(Rh阳性),与患者HLA配型10/10位点相合。造血干细胞输注前给予地塞米松10 mg静脉注射,输注过程中患者呼吸、血压、脉搏、心率、体温等均无异常。输注结束后第1天,患者小便呈淡茶色,结束后第2天,小便开始呈酱油色,无发热、寒战、呼吸困难、胸背部及腰部疼痛等,测血压升高,后查尿常规示潜血阳性,乳酸脱氢酶及间接胆红素升高,予静脉输注人免疫球蛋白联合甲泼尼龙冲击等治疗,经治疗后,患者尿色及尿量逐渐趋于正常。

思维引导:溶血反应是由于供受者血型抗原抗体不合引起的,包括ABO血型不合、Rh血型不合等。其严重程度取决于输入不相容红细胞的量、抗原及抗体特性、血浆中抗体效价和激活补体的能力等。溶血性输血反应根据反应发生的时间可分为急性与迟发性溶血性输血反应,其中以急性溶血性输血反应最常见,且常因为输错血而导致死亡,是输血反应中死亡率最高的一种原因。

急性溶血反应常发生于输血24 h内,多在输血后立即发生。表现为发热、寒战、心率增快、呼吸困难、头痛、烦躁焦虑、腰背疼痛、血红蛋白尿,严重者出现休克、肾衰竭和DIC等。迟发性溶血反应通常于输血后2~21 d内发生,多半在输血后3~7 d出现,溶血主要发生在血管外,也可有血管内溶血。其最显著的临床特征是血红蛋白尿或黄疸(45%~50%),其次是发热、胸部、腹部或背部疼痛、呼吸困难、发冷和高血压。

急性溶血性输血反应发生时应核对患者及供血者各种记录,特别注意血型、配血试验单及血袋号码等有无差错。将输血器械、剩余血液、新鲜尿样及从另一只手臂采集的血标本(1份抗凝,1份不抗凝)送输血科和检验科。并重复ABO血型鉴定和交叉配血试验:对患者输血前后的血标本、献血者留样血标本与血袋残余血进行血型鉴定及交叉匹配试验。检测游离血红蛋白含量、Coombs试验、尿血红蛋白及血清间接胆红素、血浆结合珠蛋白、尿含铁血黄素等;如怀疑DIC,应查凝血功能;对血袋剩余血制品排除细菌污染可能。

该患者进行了HLA相合的同胞供体移植,但患者在输注后第2天出现了酱油色尿,乳酸脱氢酶及间接胆红素升高,考虑为迟发性溶血反应。对于有迟发性溶血或血清学输血反应风险的患者,包括那些有红细胞抗体史(通过妊娠或输血暴露)的患者,其红细胞抗体滴度可降低到常规抗体试验检测不到的水平。再次暴露于外来抗原会导致输血后24 h~28 d红细胞抗体滴度升高,伴有血红蛋白升高或失败,间接胆红素升高,或直接抗球蛋白试验阳性;外周血涂片可显示球形或微球形细胞。

迟发性溶血性输血反应的治疗,关键在于及时明确诊断。一旦明确诊断,治疗措施取决于输入抗原阳性血液的量及抗体的效价和特异性。症状轻者对症处理,重者可使用免疫调节剂,如糖皮质激素、静脉注射丙种球蛋白、利妥昔单抗、促红细胞生成素刺激剂。发生溶血反应后,应鉴定血液中的抗体,以后输血时应避免输入相应抗原阳性的红细胞。该患者经输注人免疫球蛋白联合甲泼尼龙冲击治疗,及其他相关治疗后,病情逐渐好转。

病史记录（六）

　　患者行异基因造血干细胞移植后第 4 天粒细胞缺乏期,第 5 天应用粒细胞集落刺激因子皮下注射,人免疫球蛋白静脉注射,第 10 天血小板仍极低,为 $6×10^9/L$,给予输注辐照血小板 1 个治疗量,输注前给予地塞米松 5 mg 静脉注射,患者在输注 15 min 后出现皮肤瘙痒,无发热、寒战、呼吸困难等。查体:血压 125/89 mmHg,颈面部、背部及双上肢散在荨麻疹,两肺呼吸音清,未闻及哮鸣音,心率 90 次/min,律齐。给予地塞米松 5 mg 静脉注射后症状逐渐减轻,皮疹渐消。

　　思维引导:该患者在输注血小板 15 min 后出现皮肤瘙痒伴局部皮疹,无发热、寒战、呼吸困难等,首先考虑输血导致的过敏反应。过敏反应大多发生在输血后期或即将结束输血时,其程度轻重不一,通常与症状出现的早晚有关。症状出现越早,反应越严重。轻度反应者:输血后出现皮肤瘙痒,局部或全身出现荨麻疹。中度反应者:出现血管神经性水肿,多见于颜面部,表现为眼睑、口唇高度水肿,也可发生喉头水肿,表现为呼吸困难,两肺可闻及哮鸣音。重度反应者:可发生过敏性休克。

　　对于过敏反应的处理,临床上通常根据过敏反应的程度给予对症处理。轻度过敏反应,减慢输血速度,给予抗过敏药物,如苯海拉明、异丙嗪或地塞米松,用药后症状可缓解。中、重度过敏反应,应立即停止输血,通知医生,根据医嘱皮下注射肾上腺素 0.5 ~ 1.0 mL 或静脉滴注氢化可的松或地塞米松等抗过敏药物。呼吸困难者给予氧气吸入,严重喉头水肿者行气管切开,以免窒息。循环衰竭者给予抗休克治疗,监测生命体征变化。

　　此外,输血相关性移植物抗宿主病(TA-GVHD)亦可引起皮疹。TA-GVHD 是受血者输入含有免疫活性的淋巴细胞(主要是 T 淋巴细胞)的血液或血液成分后发生的一种与骨髓移植引起的抗宿主病类似的临床症候群。其发病突然,病情进展迅速,且难以判断。临床表现较为复杂,主要受损的靶器官是皮肤、肠道、肝和骨髓细胞,可表现为皮疹、腹痛、腹泻、肝大、肝功能异常、全血细胞减少等。

　　对于 TA-GVHD,应注重预防。大剂量肾上腺皮质激素、抗淋巴细胞和抗胸腺细胞球蛋白,多种免疫抑制剂如环孢菌素、环磷酰胺等对骨髓移植后 GVHD 有一定疗效。但对 TA-GVHD 几乎无效,不能降低其死亡率。因此,对 TA-GVHD 的预防尤为重要。要严格掌握输血的适应证,尽量避免亲属间输血,多采用自身输血;的确需要输血的患者输注辐照血制品,应根据病情需要采用成分输血,尽量避免用全血;对于免疫功能缺陷患者,输血前血液制品应去除白细胞。

　　对于 ABO 血型不合的异基因造血干细胞移植患者,输注有效血液成分是改善骨髓抑制、全血细胞减少必不可少的治疗。其输血应严格遵循血型相合和相容的输血原则,在移植的不同阶段选择合适的血液成分,监测患者血型变化,以避免发生溶血性输血反应和无效输血(表 8-2)。

表 8-2　输血不良反应分类

分类	急性反应	迟发性反应
免疫反应	发热反应、溶血反应	溶血反应、TA-GVHD
	过敏反应	紫癜
	输血相关性急性肺损伤	血小板输注无效

续表 8-2

分类	急性反应	迟发性反应
非免疫反应	细菌反应、循环负荷过重	血色病
	出血倾向、枸橼酸中毒	血栓性静脉炎
	电解质紊乱	输血相关感染性疾病
	血管微栓塞	—

三、思考与讨论

患者因面黄、乏力入院,后经骨髓穿刺、骨髓活检、流式细胞术、FISH 等检测诊断为骨髓增生异常综合征(MDS-EB2)。患者在后续检查中出现全血细胞减少,血红蛋白及血小板计数均达输血指征,因此,根据患者病情变化,给予血制品输注治疗。而患者在输血及相关治疗期间,先后出现发热反应、迟发性溶血性输血反应、过敏反应等输血不良反应,积极予对症治疗后,患者病情好转。目前输血治疗是现代医学重要的救治手段之一,其重要性日益凸显,但在救治生命的同时,除常见的过敏反应、发热反应、溶血、铁过载、血小板无效输注等不良反应,亦有可能产生重大不良反应,如输血相关急性肺损伤、循环负荷过重、凝血功能障碍、血管微栓塞,严重者危及生命。因此,必须严格掌握输血相关知识及发生不良反应时的救治措施,保障输血安全,才能更大程度地造福患者。

四、练习题

1. 何为成分血输注?临床中常见的成分血有哪些类型?其临床应用指征是什么?
2. 输血前应做哪些检查?
3. 输血常见不良反应有哪些?为防止不良反应的发生有哪些预防措施?
4. 如何进行输血后疗效评估?
5. 对于输血不良反应的临床处理措施有哪些?

五、推荐阅读

[1]刘景汉,汪德清,兰炯采.临床输血学[M].北京:人民卫生出版社,2011.

[2]张之南,郝玉书,赵永强,等.血液病学[M].2 版.北京:人民卫生出版社,2011.

[3]陈灏珠,林果为,王吉耀.实用内科学[M].14 版.北京:人民卫生出版社,2013.

[4]伍伟健,田兆嵩.临床输血应遵循的基本程序[J].中国输血杂志,2008,21(3):226-231.

[5]临床输血规范流程协作组.溶血性输血反应与细菌性输血反应处置流程.中国输血杂志,2012,25(9):824-825.

[6]贾桂丛,陈莉,安翠平,等.输血不良反应分类规范研究[J].中国卫生质量管理,2018,25(6):15-17.

[7]TALANO J A,HILLERY C A,GOTTSCHALL J L,et al. Delayed hemolytic transfusion reaction/hyperhemolysis syndromein children with sickle cell disease[J]. Pediatrics,2003,111(1):e661-e665.

[8]PANCH S R,MONTEMAYOR GARCIA C,KLEIN H G. Hemolytic transfusion reactions[J]. N Engl J Med,2019,381(2):150-162.

(石 琳 周可树)

第九章　血液病实验诊断技术

第一节　外周血细胞分析

一、正常外周血细胞特征

外周血有形成分包括白细胞、红细胞和血小板（图9-1）。白细胞包括中性粒细胞、嗜酸性粒细胞、嗜碱性粒细胞、淋巴细胞和单核细胞。中性粒细胞在白细胞中占比最高，分为循环池和边缘池两部分。正常情况下两池中的中性粒细胞数量基本相同，维持动态平衡。

（一）正常白细胞形态和数量

白细胞值依据年龄有不同的参考区间，见表9-1。

表9-1　白细胞参考区间

人群	白细胞数量参考区间/$\times 10^9$/L
成人	3.5 ~ 9.5
儿童	5 ~ 12
6个月 ~ 2岁	11 ~ 12
新生儿	15 ~ 20

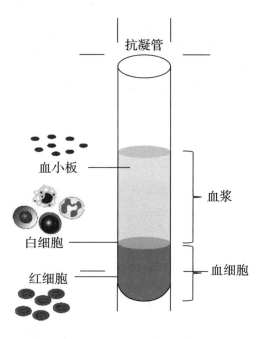

图9-1　外周血组成

1. 中性粒细胞　外周血中性粒细胞（neutrophil，N）包括中性分叶核粒细胞（neutrophilic granulocyte segmented，Nsg）和中性杆状核粒细胞（neutrophilic stab granulocyte，Nst）。中性粒细胞直径10 ~ 15 μm，圆形，瑞-吉（Wright-Giemsa）染色胞质粉红色，颗粒量多、细小、均匀、紫红色，染色质粗糙，深紫红色。Nst胞核弯曲呈均匀杆状、带状，而Nsg胞核分2 ~ 5叶，核叶间有细丝相连。

2. 嗜酸性粒细胞　嗜酸性粒细胞（eosinophil，E），直径13 ~ 15 μm，圆形，胞质着色不清，布满较粗大橘黄色颗粒，染色质粗糙，呈深紫红色，胞核多分为2叶，呈眼镜形。

3. 嗜碱性粒细胞　嗜碱性粒细胞（basophil，B），直径10 ~ 12 μm，圆形，胞质着色不清，大小不均的紫黑色粗大颗粒杂乱排列于胞质，有时可覆盖于细胞核上，染色质粗糙，呈深紫红色，因颗粒覆盖而导致核形不清晰。

4. 淋巴细胞　淋巴细胞（lymphocyte，L），直径6 ~ 15 μm，圆形或椭圆形，胞质为透明淡蓝色，多无颗粒,染色质粗糙,呈深紫红色,胞核常为圆形、椭圆形和肾形。

5.单核细胞　单核细胞(monocyte,M),直径12~20 μm,圆形、椭圆形或不规则形,胞质呈半透明、灰蓝色或灰红色,颗粒呈紫红色细小尘土样,胞核为肾形、山字形、马蹄形或扭曲折叠不规则形,染色质网状疏松,淡紫红色,有膨胀和立体起伏感。

白细胞分类计数参考区间见表9-2。

表9-2　白细胞分类计数参考区间

细胞类型	百分比/%	绝对值/×10⁹/L
中性粒细胞	40~75	1.8~6.3
嗜酸性粒细胞	0.4~8.0	0.02~0.52
嗜碱性粒细胞	0~1	0~0.06
淋巴细胞	20~50	1.1~3.2
单核细胞	3~10	0.1~0.6

(二)正常红细胞形态和数量

1.红细胞　正常红细胞呈双凹圆盘形,大小均一,直径为6.7~7.7 μm,中央较薄而边缘较厚,Wright 染色后呈淡橙红色,中央部位为生理性淡染区,约为细胞直径的1/3,无胞核及其他细胞器。不同人群红细胞参考区间见表9-3。

表9-3　不同人群红细胞参考区间

人群	红细胞数量参考区间/×10¹²/L
成年男性	4.3~5.8
成年女性	3.8~5.1
新生儿	6.0~7.0

2.网织红细胞　网织红细胞(reticulocyte,Ret)是介于晚幼红细胞和成熟红细胞之间的过渡细胞,略大于成熟红细胞,直径8.0~9.5 μm,胞质中残存的嗜碱性 RNA 经碱性燃料煌焦油蓝和新亚甲蓝等活体染色后,形成蓝色或紫色点粒状或丝网状沉淀物,Wright 染色为嗜多色性红细胞(表9-4)。

表9-4　不同人群网织红细胞参考区间

人群	相对值/%	绝对值/×10⁹/L
成人、儿童	0.5~1.5	24~84
新生儿	2.0~6.0	24~84

(三)正常血小板形态和数量

血小板(platelet,PLT),直径仅1.5~3.0 μm。新生血小板体积较大,成熟者体积小,呈圆形、星形、椭圆形、逗点状或不规则形,往往散在或成簇分布。胞质染浅蓝色或淡红色,中心部位有细小、分布均匀的紫红色颗粒。数值参考区间为(125~350)×10⁹/L。

二、异常外周血血细胞或有形成分形态

(一)异常白细胞形态

1. 中性粒细胞异常形态

(1)中性粒细胞核象变化,如病理情况下出现核象左移或核象右移。

(2)中性粒细胞在化脓性感染、败血症、恶性肿瘤、中毒和大面积烧伤等病理情况下出现大小不均、中毒颗粒、空泡、杜勒小体和核变性等毒性变化。

(3)中性粒细胞其他异常形态:①巨多分叶核中性粒细胞常见于巨幼细胞贫血或应用抗代谢药物治疗后。②与遗传因素相关的中性粒细胞形态改变:如 Pelger-Hüet 畸形和 Chediak-Higashi 畸形。

2. 淋巴细胞异常形态　异型淋巴细胞主要见于传染性单核细胞增多症、病毒性肝炎、流行性出血热、湿疹等病理情况下,此时外周血淋巴细胞增生并发生形态上的改变,称为异型淋巴细胞或反应性淋巴细胞等。患者在接受大剂量电离辐射或抗癌药物等理化因素影响下,其淋巴细胞常会遭受损伤而产生卫星核,即胞质中主核旁出现游离的小核,常称之为具有卫星核的淋巴细胞。

(二)异常红细胞形态

血涂片中出现异常形态红细胞且数量增多,常提示特定的病理性改变。

1. 红细胞大小异常

(1)小红细胞:红细胞直径小于 6 μm。见于低色素性贫血,如缺铁性贫血,细胞体积变小,中央淡染区扩大,也见于珠蛋白生成障碍性贫血等。

(2)大红细胞:直径大于 10 μm。见于溶血性贫血,急性失血性贫血,也可见于巨幼细胞贫血等。

(3)巨红细胞:直径大于 15 μm。常呈椭圆形,内含血红蛋白量高,中央淡染区常消失。常见于巨幼红细胞贫血、肝病。

(4)红细胞大小不均:红细胞间直径相差一倍以上,见于病态造血。在巨幼细胞贫血时红细胞大小不等尤为明显。

2. 红细胞形状异常

(1)球形红细胞:直径小于 6 μm,厚度增加大于 2.9 μm。细胞体积小,球形,表面积与体积比下降,着色深,中央淡染区消失,主要见于遗传性球形红细胞增多症,其球形细胞常超过 20%。自身免疫性溶血性贫血、红细胞酶缺陷的溶血性贫血,也可见到球形细胞,但数量偏少。

(2)椭圆形细胞:红细胞横径/长径<0.78,呈卵圆形或两端钝圆的长柱状。正常血涂片中可有约 1% 的椭圆形细胞。遗传性椭圆形红细胞增多症患者可达 15% 以上。

(3)口形细胞:红细胞中央淡染区呈扁平裂缝状,像微张口的嘴形或鱼口状。正常人血涂片中偶见,少量可见于弥散性血管内凝血(disseminated intravascular coagulation,DIC)及酒精中毒,遗传性口形红细胞增多症时可高达 10% 以上。

(4)靶形细胞:细胞中央淡染区扩大,中心部位有血红蛋白存留而深染,形似射击用的靶。有的靶形细胞的中央深染区像从红细胞边缘延伸出的半岛状或柄状。在珠蛋白生成障碍性贫血、异常血红蛋白病,靶形细胞常占 20% 以上。缺铁性贫血、其他类型的溶血性贫血,以及黄疸或脾切除后也可见到少量靶形细胞。

(5)镰形细胞:形如镰刀状,见于镰状细胞贫血(HbS 病)。

(6)泪滴形细胞:呈"泪滴状",见于骨髓纤维化,也可见于珠蛋白生成障碍性贫血、溶血性贫血等。

（7）棘形细胞或刺突细胞：胞膜外呈长短不一、间隔分布不匀称的棘形、刺状突起。见于棘形红细胞增多，也可见于脂质代谢异常、脂肪吸收不良、脾切除后、色素性视网膜炎等。

（8）锯齿形细胞：胞膜外呈短且间隔均匀的钝锯齿状突起。见于肝病、尿毒症、消化性溃疡、肝素治疗后等。

（9）裂细胞：为红细胞碎裂产生的碎片，形态呈非规律性改变，如梨形、新月形、哑铃形、逗点形、三角形、盔形等。见于红细胞因机械或物理因素所致的破坏，如微血管病性溶血性贫血、心脏瓣膜溶血、弥散性血管内凝血、血栓性血小板减少性紫癜及严重烧伤等。

（10）红细胞缗钱状排列：涂片中红细胞连在一起呈串条状，如古代铜钱串，称"缗钱状"排列。常见于多发性骨髓瘤、巨球蛋白血症。

3.红细胞着色异常

（1）低色素性：Wright-Giemsa 染色后红细胞的染色过浅，中央苍白区扩大，提示血红蛋白含量明显减少。常见于缺铁性贫血、珠蛋白生成障碍性贫血、铁粒幼细胞贫血。

（2）高色素性：Wright-Giemsa 染色后红细胞的着色深，中央淡染区消失，其平均血红蛋白含量增高。常见于巨幼红细胞贫血，球形细胞也呈高色素性。

（3）嗜多色性：Wright-Giemsa 染色后红细胞呈淡灰蓝或灰红色，实为刚脱去细胞核的网织红细胞，体积较正常红细胞稍大。正常人外周血中约占1%。嗜多色性红细胞增多反映骨髓造血功能活跃、红系增生旺盛。见于增生性贫血，尤以溶血性贫血时多见。

4.红细胞结构异常

指 Wright-Giemsa 染色后红细胞内存在特殊有形成分或结构，包括嗜碱性点彩（basophilic stippling）、豪-乔小体（Howell-Jolly body）、卡伯特环（Cabot ring）、有核红细胞（nucleated erythrocyte）及"缗钱状"排列。

（三）外周血异常血小板形态

1.大小异常

（1）大血小板：直径 4~7 μm，主要见于免疫性血小板减少性紫癜、髓系白血病、巨血小板综合征、骨髓增生异常综合征等。

（2）小血小板：直径常<1.5 μm，主要见于缺铁性贫血、再生障碍性贫血等。

2.形态异常

血小板呈杆状、逗点状、蝌蚪状、丝状突起等异常。

3.聚集性和分布异常

（1）血小板卫星现象：血小板黏附、围绕于中性粒细胞、单核细胞周围的现象。

（2）血小板片状聚集：常见于特发性血小板增多症时聚集或抗凝不佳等。

（3）血小板不聚集：血小板功能异常，常见于血小板无力症。

第二节 骨髓细胞形态学及组织病理检查

骨髓是人类出生后的主要造血器官。骨髓检查的方法有很多，主要包括：骨髓细胞形态学检查、骨髓细胞化学检查、骨髓病理学检查、细胞遗传学检查、细胞免疫表型分析和造血细胞培养等。

一、血细胞的发育过程、形态学演变与骨髓细胞学检查

血细胞的发育是连续的，包括增殖、分化、成熟和释放等过程。各系统各阶段的细胞在形态上表现出各自明显的特点，能够在显微镜下进行识别。

（一）骨髓细胞学检查内容

1. 血细胞的正常形态学特征

（1）粒细胞系统：光镜下分为6个时期，原始粒细胞、早幼粒细胞、中幼粒细胞、晚幼粒细胞、杆状核粒细胞、分叶核粒细胞（图9-2，表9-5）。

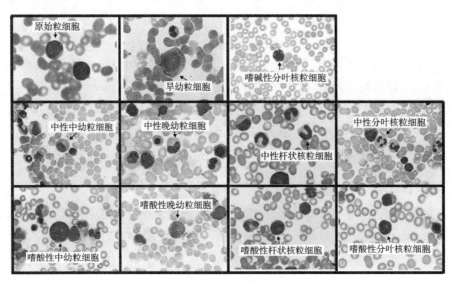

图9-2　粒细胞形态特征

表9-5　原始粒细胞与早幼粒细胞形态

项目	原始粒细胞	早幼粒细胞
胞体	10~20 μm，圆或椭圆	12~30 μm，圆或椭圆，大于原始粒细胞
胞核	大，占2/3以上，圆、椭圆，居中或偏位	大，圆、椭圆，中央或偏位
核仁	2~5个，淡蓝或无色	隐约或消失
染色质	细砂颗粒状，均匀平坦如一层砂	开始聚集、较原粒粗
细胞质	量少，透明天蓝色，绕于核周	量多，蓝或深蓝
颗粒	Ⅰ型无，Ⅱ型可有少量细小颗粒	大小、形态、多少不一的紫红色粗大的非特异性嗜天青颗粒

中幼粒细胞：该期细胞的显著特点，细胞核圆、椭圆或一侧扁平，浆内出现了特异性颗粒，根据颗粒不同有3个分支（表9-6，图9-2）。

表9-6　中幼粒细胞形态

项目	中性中幼粒细胞	嗜酸中幼粒细胞	嗜碱中幼粒细胞
胞体	10~18 μm，圆	15~20 μm，圆	10~15 μm，圆
核形	圆、椭圆或一侧扁平	圆、椭圆或一侧扁平	圆、椭圆或一侧扁平
核仁	无	无	无

续表9-6

项目	中性中幼粒细胞	嗜酸中幼粒细胞	嗜碱中幼粒细胞
染色质	聚集条索状	聚集条索状	聚集条索状
细胞质	量多,淡红或粉红	不清	不清
颗粒	中等量,大小一致细小紫红色	粗大、均匀、排列紧密橘黄色	数量不多,大小不一,排列零乱的紫黑色

晚幼粒细胞:该期细胞显著特点,细胞核开始出现凹陷,但不超过核假想直径的一半,染色质更聚集,质地更粗。颗粒不同有中性、嗜酸性、嗜碱性之分(图9-2)。

杆状核粒细胞:该期细胞显著特点,细胞核继续凹陷超过直径的一半,但核径最窄处大于最宽处1/3以上,细胞核呈带状和杆状。颗粒不同有中性、嗜酸性、嗜碱性之分(图9-2)。

分叶核粒细胞:该期细胞显著特点,细胞核出现分叶,有一丝相连或断开或核径最窄处小于最宽处1/3。颗粒不同有中性、嗜酸性、嗜碱性之分(图9-2)。

(2)红细胞系统:该系统细胞分为6个时期。本系统显著特征细胞核、染色质和细胞质颜色(表9-7,图9-3)。

表9-7 幼红细胞形态

项目	原始红细胞	早幼红细胞	中幼红细胞	晚幼红细胞
胞体	15~20 μm,圆、椭圆,有伪足	10~18 μm,圆、椭圆	8~15 μm,圆形	8~12 μm,圆形
细胞核	正圆,居中占4/5	正圆,居中或偏位,占2/3	正圆,占1/2	圆形,占1/2以下
核仁	1~2个	模糊或无	无	无
染色质	粗颗粒状,比原粒粗	浓集或小块状	条索状,有缝隙	团块状,深染
细胞质	量少,浓蓝色,不透明,有油画蓝感,核周淡染	量多,不透明,深蓝色	淡蓝、灰蓝或嗜多色	量多,浅灰红或浅红色

最后2个时期为网织红细胞(reticulocyte)和红细胞(erythrocyte)。

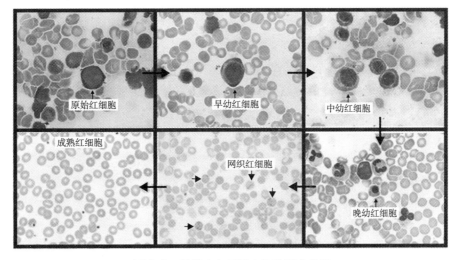

图9-3 骨髓中各系列血细胞形态特征

(3)淋巴细胞系统:本系统细胞分为 3 个时期,其显著特征是核染色质状态、核形和浆色(表9-8,图9-4)。

表9-8   淋巴细胞形态

项目	原始淋巴细胞	幼淋巴细胞	淋巴细胞
胞体	10～18 μm,圆、椭圆	10～16 μm,圆、椭圆	大淋巴细胞(12～15 μm,圆);小淋巴细胞(6～9 μm,圆)
核形	较大、圆、椭圆	圆、椭圆、可凹陷	圆、椭圆
核仁	1～2 个,清晰	不清或无	无
染色质	细致、颗粒状(粗于原粒)	聚集,但仍细致	紧密、块状
细胞质	极少,透明,淡蓝	较少,透明,淡蓝	大淋巴细胞(较多,清澈淡蓝色);小淋巴细胞(很少,淡蓝色)
颗粒	无	偶有少许嗜天青颗粒	大淋巴细胞(偶有);小淋巴细胞(无)

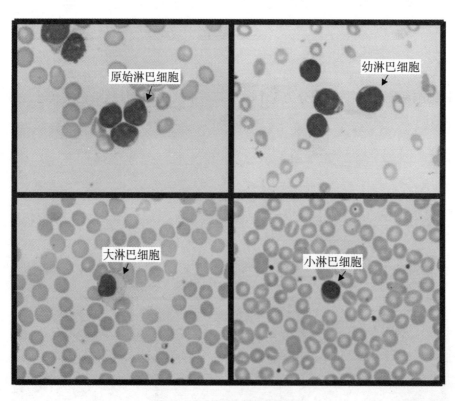

图9-4   淋巴细胞形态特征

(4)浆细胞系统:本系统细胞分为 3 个时期,其显著特征是核染色质状态、核位置、初浆区、浆色(表9-9,图9-5)。

表9-9 浆细胞形态

项目	原始浆细胞	幼浆细胞	浆细胞
胞体	14~18 μm,圆、椭圆	12~16 μm,圆、椭圆	8~15 μm,圆、椭圆
核形	圆,占2/3以上,居中或偏位	圆、椭圆,占1/2,偏于一侧	圆、椭圆,占1/2以下,偏位
核仁	2~5个	不清或无	无
染色质	粗颗粒、网状、紫红色	粗糙、紧密,深紫红	浓密成块,车轮状
细胞质	量多、深蓝、近核处淡,不透明	多,深蓝色、不透明,核周淡染	更多、深蓝色或紫蓝、不透明,常有空泡,核周淡染
颗粒	无	偶有少量细小嗜天青颗粒	一般无,偶有

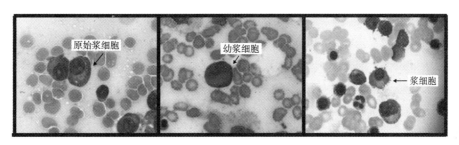

图9-5 浆细胞形态特征

（5）单核细胞系统：该系统细胞分为3个时期。本系统显著特征核染色质状态、核形和细胞质颜色（表9-10,图9-6）。

表9-10 单核细胞形态

项目	原始单核细胞	幼单核细胞	单核细胞
胞体	15~20 μm,圆、椭圆	15~25 μm,圆、不规则	12~20 μm,圆、不规则
核形	较大、圆、类圆、不规则	圆、不规则、扭曲、折叠	不规则、凹陷、扭曲、马蹄形
核仁	1~3个	不清或无	无
染色质	纤细、疏松、网状、结构不清	疏松、丝网状,比原始粗	疏松、丝网状、条纹状
细胞质	较丰富,灰蓝、不透明,有伪足	较多,灰蓝色、不透明	多,灰蓝色、毛玻璃感
颗粒	无	细小、紫红色嗜天青颗粒	细小、散在、尘土样

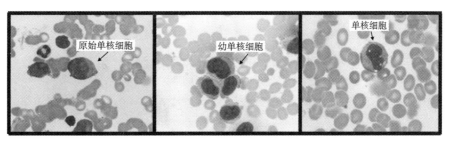

图9-6 单核细胞形态特征

（6）巨核细胞系统：造血细胞中胞体最大的细胞，是多倍体细胞。分为5个时期，6种形式。最显著的特征是胞体巨大和细胞核巨大（表9-11，图9-7）。

表9-11　巨核细胞形态

项目	原巨核细胞	幼巨核细胞	颗粒型巨核细胞	产板型巨核细胞	裸核型巨核细胞
胞体	圆或不规则，15~30 μm	不规则，30~50 μm	不规则，40~100 μm	不规则，40~100 μm	血小板释放完毕后，只留下一个细胞核
核形	大、圆，不规则	不规则，肾形或分叶	不规则，肾形或分叶	不规则，肾形或分叶	
核仁	2~3	可有可无	无	无	
染色质	深褐色，粗网状	粗粒状、小块状	粗团块	团块	
细胞质	少，深蓝，边缘不规则，可有伪足	增多，深蓝，多有伪足	极多，粉红色	极多，粉红色	
颗粒	无	偶有	含大量细小紫红色颗粒，排列紧密	颗粒聚集，血小板脱落	

血小板形态：非细胞结构，2~4 μm，星形、椭圆形、点状，染浅蓝或淡紫色，中心有细小紫红色颗粒（图9-7）。

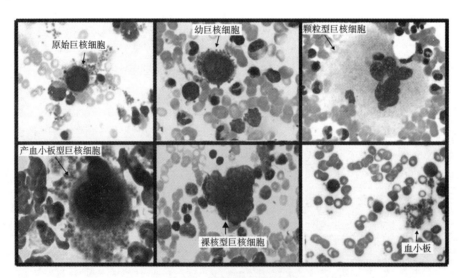

图9-7　单核细胞形态特征

（7）其他细胞：骨髓中还可以见到网状细胞、内皮细胞、吞噬细胞、纤维细胞、组织嗜碱性粒细胞、组织嗜酸性粒细胞、吞噬细胞、破骨细胞及退化细胞等（图9-8）。

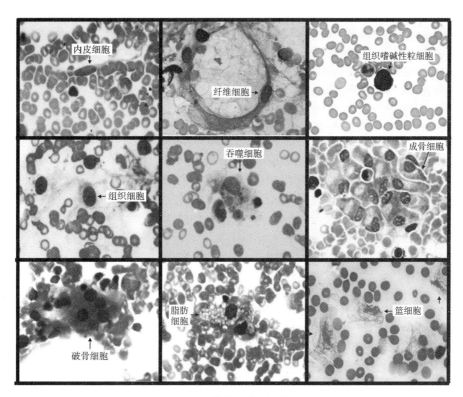

图9-8　其他细胞形态特征

2. 血细胞异常形态学特征

（1）红细胞形态改变：见前面外周血红细胞异常形态。

（2）中性粒细胞形态改变：①中性粒细胞的毒性改变，在严重传染性疾病（如猩红热）、化脓性感染、恶性肿瘤及大面积烧伤等病理情况下，中性粒细胞可发生中毒性和退行性变化，如出现细胞大小不均、中毒颗粒、空泡变性、杜勒小体及核变性。②巨多分叶核中性粒细胞，细胞胞体较大，直径达 16～25 μm，核分叶过多，常超过 5 叶，甚至在 10 叶以上，核染色质疏松。多见于巨幼细胞贫血或应用抗代谢药物治疗后。③与遗传有关的中性粒细胞形态异常，如 Pelger-Huet 畸形、Chediak-Higashi 畸形、Alder-Reilly 畸形和 May-Hegglin 畸形。

（3）反应性淋巴细胞（异型淋巴细胞）：一些病原体（主要是病毒）感染机体时，淋巴细胞被激活变成活化的淋巴细胞。其细胞形态学又分为泡沫型、不规则型及幼稚型三型。

3. 骨髓细胞化学染色　细胞化学染色有助于了解各种血细胞的化学组成及病理生理改变，可用作血细胞类型的鉴别，并对某些血液病的诊断和鉴别诊断、疗效评估，以及发病机制探讨等有一定价值，常用方法有酶类、脂类、糖原、金属铁等细胞化学染色。

（1）髓过氧化物酶染色

原理：骨髓细胞中的髓过氧化物酶（myeloperoxidase，MPO）催化反应体系中的联苯胺脱氢氧化并发生结构变化，与亚硝基铁氰化钠结合形成蓝黑色颗粒，显示在胞质中。

临床意义：主要用于急性白血病的鉴别。急性粒细胞白血病时，白血病性原始粒细胞、早幼粒细胞呈阳性反应，其中以急性早幼粒细胞白血病型反应最强；急性单核细胞白血病时，原始单核细胞、幼单核细胞多呈弱阳性反应；急性粒-单细胞白血病会出现阳性和弱阳性、阴性细胞并存的现象。急性淋巴细胞白血病（ALL）时，原始细胞、幼细胞呈阴性反应。MPO 染色对急性髓细胞性白血病与急性淋巴细胞白血病的鉴别有价值。

（2）中性粒细胞内的碱性磷酸酶染色

原理：中性粒细胞碱性磷酸酶（NAP）在 pH 为 9.4～9.6 时，将检测体系中底物 α-磷酸萘酚钠水解，产生的 α-萘酚与重氮盐偶联形成有色沉淀，定位于胞质内。

参考值：成人 NAP 阳性率为 10%～40%；积分值在 40～80（分）。

临床意义：NAP 活性可因年龄、性别、应激状态和月经周期等因素的不同而有一定的生理性变化。在病理情况下，NAP 活性的变化常有助于某些疾病的诊断和鉴别诊断。

- 感染性疾病：细菌性感染时 NAP 活性明显增高，病毒性感染时无关联性变化。
- 慢性髓细胞性白血病（chronic myelogenous leukemia，CML）NAP 活性明显减低，积分值常为 0；细菌感染引起的中性粒细胞型类白血病反应 NAP 活性极度增高，故可作为与慢性髓细胞性白血病鉴别的重要指标。
- 急性粒细胞白血病 NAP 积分值减低；急性淋巴细胞白血病 NAP 积分值多增高。
- 再生障碍性贫血 NAP 活性增高；阵发性睡眠性血红蛋白尿症（PNH）时活性减低，因此，也可作为两者鉴别的参考。
- 其他血液病：慢性淋巴细胞白血病，骨髓增殖性肿瘤如真性红细胞增多症、原发性血小板增多症和原发性骨髓纤维化症等 NAP 活性中度增高。
- 脑垂体或肾上腺皮质功能亢进，应用肾上腺皮质激素、促肾上腺皮质激素、雌激素等 NAP 积分值可增高。

（3）酯酶染色：血细胞中酯酶的成分，根据鉴别粒细胞、单核细胞的特异性高低分为特异性酯酶（specific esterase，SE）和非特异性酯酶（non-specific esterase，NSE）。特异性酯酶是指氯乙酸 AS-D 萘酚酯酶染色；非特异性酯酶有多种，根据 pH 不同分为酸性、中性和碱性酯酶，包括酸性非特异性酯酶（即酸性 α-乙酸萘酚酯酶）、碱性非特异性酯酶（即 α-丁酸萘酚酯酶）和中性非特异性酯酶（α-乙酸萘酚酯酶）。目前显示血细胞中酯酶的方法均采用偶氮偶联法。

1）特异性酯酶染色——氯乙酸 AS-D 萘酚酯酶

原理：血细胞中的氯乙酸 AS-D 萘酚酯酶（naphthol AS-D chloroacetate esterase，NAS-DCE）能将氯乙酸 AS-D 萘酚水解，产生萘酚 AS-D，后者与重氮盐 GBC 偶联，形成不溶性红色沉淀，定位于胞质内。

临床意义：急性粒细胞白血病时原始粒细胞和早幼粒细胞酶活性明显增强，NAS-DCE 染色呈强阳性反应；急性单核细胞白血病及急性淋巴细胞白血病时白血病细胞均呈阴性反应；急性粒-单核细胞白血病时，部分白血病细胞（粒系）呈阳性反应，单核系统白血病细胞呈阴性反应。

2）非特异性酯酶染色——α-乙酸萘酚酯酶

原理：α-乙酸萘酚酯酶（alpha-naphthol acctate esterase，α-NAE）在 pH 中性条件下，能将基质液中的 α-乙酸萘酚水解，产生 α-萘酚，再与重氮染料偶联，形成不溶性有色沉淀，定位于胞质内。

临床意义：急性单核细胞白血病细胞呈阳性或强阳性反应，其阳性可被氟化钠（NaF）抑制，故在染色时，常同时做氟化钠抑制试验。急性粒细胞白血病时，呈阴性反应或弱阳性反应，其阳性不被氟化钠抑制。本染色法主要用于急性单核细胞白血病与急性粒细胞白血病的鉴别。

（4）糖原染色

原理：糖原染色，又称过碘酸希夫反应（periodic acid-Schiff reaction，PAS 反应）。过碘酸能将血细胞内的糖原氧化生成醛基，醛基与 Schiff 液中的无色品红结合，形成紫红色化合物，定位于胞质内。

临床意义：①纯红系白血病（pure erythroid leukemia，PEL）时幼红细胞呈强阳性反应，有助于与其他良性红细胞疾病的鉴别，如严重缺铁性贫血、地中海贫血及巨幼细胞贫血，部分病例的幼红细胞可呈阳性反应。②急性粒细胞白血病，原始粒细胞呈阴性或弱阳性反应，阳性反应物呈均匀弥散状淡红色;急性淋巴细胞白血病的原始淋巴细胞、幼淋巴细胞常呈阳性反应,阳性反应物呈粗颗粒状或块状;急性单核细胞白血病原始单核细胞、幼稚单核细胞大多为阳性反应,呈弥散均匀红色或细颗粒状。PAS 染色对急性白血病类型的鉴别有一定参考价值。③其他:巨核细胞 PAS 染色呈阳性反应,有助于识别不典型巨核细胞,如急性巨核细胞白血病和骨髓增生异常综合征中的小巨核细胞;Gaucher 细胞 PAS 染色呈强阳性反应,有助于与 Niemann-Pick 细胞鉴别;骨髓里转移而来的腺癌细胞 PAS 呈强阳性反应。

常见类型急性白血病的细胞化学染色结果见表9-12。

表9-12　常见类型急性白血病的细胞化学染色结果

染色方式	急性淋巴细胞白血病	急性粒细胞白血病	急性单核细胞白血病
MPO	–	+ ~ +++	– ~ +
NAS-DCE	–	++ ~ +++	– ~ +
α-NAE	– ~ +	– ~ ++	++ ~ +++
α-NAE+NaF	不被 NaF 抑制	不被 NaF 抑制	能被 NaF 抑制
NAP	增加	减少	无明显关联
PAS	+,粗颗粒状或块状	–或+,弥散状淡红色	–或+,弥散状淡红色或细颗粒状

(5)铁染色

原理:人体内的铁有一定量以铁蛋白和含铁血黄素的形式储存在骨髓中髓小粒铁量的聚合体和单核巨噬细胞胞质,幼红细胞线粒体中也含有亚铁血红素。这些含铁物质在酸性条件下与亚铁氰化钾反应,生成蓝绿色亚铁氰化铁沉淀,定位于含铁的部位,此染色法又称为普鲁士蓝反应。

参考值:细胞外铁,(+) ~ (++),大多为(++)。细胞内铁:20% ~ 90% 阳性率,平均值65%,无环形铁粒幼细胞。

临床意义:缺铁性贫血时,细胞外铁呈"–"。铁粒幼细胞百分率减低,常<15%,甚至为"0"。经铁剂治疗后,数天内铁小粒出现在幼红细胞中,但细胞外铁需补铁治疗一段时间后才会出现。因此,铁染色是目前诊断缺铁性贫血及指导铁剂治疗的一项可靠和实用的检验方法。

铁粒幼细胞贫血时,因为幼红细胞合成亚铁血红素途径障碍,会在幼红细胞内环核线粒体内积聚,铁粒幼细胞增多,可见到环形铁粒幼细胞。骨髓增生异常的肿瘤伴环形铁粒幼细胞,环形铁粒幼细胞≥15%。慢性炎症性贫血时,由于铁的转运途径出现障碍,会出现外铁丰富而内铁减少的情况。

4.骨髓细胞学检查的结果分析

(1)肉眼观察:选择染色正常、厚薄适当、尽可能有骨髓小粒的涂片进行观察。观察未染色骨髓涂片的特征也有意义,如再生障碍性贫血骨髓小粒少见或不见、脂滴明显增加。

(2)低倍镜下观察

1)评价骨髓的取材、涂片、染色效果,以及细胞分布是否均匀。

2)估计骨髓有核细胞增生程度:在低倍镜(10×)下观察,骨髓中成熟红细胞与有核细胞的大致比例判断骨髓增生程度;也可于高倍镜(40×)下观察几个视野,得出平均每个高倍视野的有核细胞数来判断。骨髓增生程度分五级,见表9-13。介于两级之间的,增生度可以向上提一级,因骨髓穿刺取材有稀释的可能。

表 9-13 骨髓有核细胞增生程度分级

增生程度	成熟红细胞：有核细胞	有核细胞均数/高倍镜视野	常见病例
增生极度活跃	1：1	>100	急、慢性白血病
增生明显活跃	10：1	50～100	急、慢性白血病,增生性贫血
增生活跃	20：1	20～50	正常骨髓象、增生性贫血
增生减低	50：1	5～10	再生障碍性贫血
增生极度减低	200：1	<5	再生障碍性贫血

3)计数巨核细胞数目:低倍镜下计数全片巨核细胞数目,油镜下(100×)确定其发育阶段。

4)观察特殊细胞与其他:注意有无体积较大的特殊细胞,如骨髓转移癌细胞、大体积的淋巴瘤细胞、戈谢细胞、尼曼-皮克细胞等。同时注意观察有无其他的特征,如红细胞"缗钱状"、脂肪组织多少、有无血小板聚集、髓小粒内细胞构成等。

(3)油镜观察:选择染色良好、细胞分布均匀的体尾交界处观察200～500个细胞,按细胞种类、发育阶段分别计算,并计算其各自百分率;同时观察各系统增生程度和各阶段细胞数量和质量的变化。

粒细胞系:观察胞体大小和形态;胞质的量、颜色、颗粒及其他变化(如奥尔小体、空泡变性、中毒颗粒、杜勒小体、吞噬物等);胞核形态、核染色质粗细与聚集情况、核仁有无及其形态;核质发育是否平衡一致等。

红细胞系:观察胞体大小(如细胞体积变大或变小、巨幼样改变等)和形态(如瘤状、指状突起等);胞质的量、颜色等;胞核形态、核染色质粗细与聚集情况、核仁有无及其形态;核在胞内的位置变化和核质发育是否平衡一致等;观察成熟红细胞大小、中心淡染区大小,胞质中有无豪-乔小体、卡-波环、嗜碱性点彩,有无寄生虫、细胞碎片等。

巨核细胞系:观察巨核细胞大小(如有无小巨核细胞)、形态;血小板数量、大小、形态(如大血小板、畸形血小板等)、聚集性(是成簇分布还是散在分布)、颗粒内容物等变化。

单核细胞、淋巴细胞系:观察胞体大小和形态;胞质的量、颗粒及其他变化(如奥尔小体等)。胞核形态、核染色质粗细与聚集情况、核仁有无及其形态;核在胞内的位置变化和质发育是否平衡一致等。

血液寄生虫:对于不明发热患者,注意观察成熟红细胞内有无疟原虫病原体、巨噬细胞内黑热病原虫、组织胞浆菌、马尔尼菲青霉菌以及中性粒细胞内被吞噬的细菌性病原体。

5.正常骨髓象涂片特征(以 Wright-Giemsa 染色为例)

(1)骨髓有核细胞增生活跃。

(2)粒红比值:正常成人(2～4)：1;新生儿1.85：1;1～20岁2.95：1。

(3)红细胞系:占有核细胞的15%～25%,其中原始红细胞<1%,早幼红细胞<5%,中、晚幼红细胞各约占10%,可见少量嗜多色红细胞(网织红细胞)。涂片偶见基本完整的红细胞岛结构,其中心为巨噬细胞,周围有幼红细胞围绕。成熟红细胞排列、形态、结构正常。

(4)粒细胞系:占有核细胞的40%～60%,其中原始粒细胞<2%、早幼粒细胞<5%、中性中幼粒细胞和晚幼粒细胞均<15%、中性杆状核粒细胞>分叶核粒细胞,嗜酸性粒细胞合计<5%、嗜碱性粒细胞合计<1%。

(5)淋巴细胞系:约占有核细胞的20%,低龄儿童偏高,可达40%,基本为成熟淋巴细胞,原始淋巴细胞、幼淋巴细胞罕见或偶见(胞体小,胞质量极少,染色质细致但紧凑深染,儿童略多见)。

(6)单核细胞系:占有核细胞比例<4%,基本为成熟单核细胞,原始单核细胞罕见,幼单核细胞

偶见。

(7)浆细胞系:约占有核细胞的2%,均为成熟浆细胞。

(8)巨核细胞系:正常人7～35个/涂片(1.5 cm×3 cm),原始巨核细胞罕见,幼巨核细胞0～5%、颗粒型巨核细胞10%～27%、产血小板型巨核细胞44%～60%、裸核型巨核细胞8%～30%,血小板因活化聚集而成簇易见(不适于抗凝骨髓液涂片)。

(9)其他细胞:可见少量组织细胞(骨髓内的巨噬细胞)、吞噬细胞(含有吞噬物/色素颗粒)、组织嗜碱性粒细胞、组织嗜酸性粒细胞、成纤维细胞、脂肪细胞、成骨细胞和破骨细胞等,可见分裂象细胞和少量退化细胞。其中内皮细胞、成纤维细胞、脂肪细胞、成骨细胞为非造血细胞。组织细胞、内皮细胞、成纤维细胞由于有相似的网状结构细胞核,单纯形态学不易区别类型,因此也统称网状细胞。

(10)涂片尾部可见髓小粒,内可见血细胞、骨髓基质细胞如成纤维细胞、组织细胞、吞噬细胞和纤维网状结构的混合状态。

6.临床应用

(1)诊断造血系统疾病:对某些具有特征性细胞形态学改变的疾病,如一些类型白血病、多发性骨髓瘤、巨幼细胞贫血、戈谢病、尼曼-皮克病、海蓝色组织细胞增生症等有一定的诊断意义,也可为这些疾病进行疗效评价或判断预后。

(2)辅助诊断某些疾病:如一些恶性肿瘤的骨髓转移、淋巴瘤的骨髓浸润、骨髓增生异常综合征、骨髓增殖性肿瘤、缺铁性贫血、溶血性贫血、脾功能亢进和免疫性血小板减少症。

(3)提高某些疾病的诊断率:利用骨髓液涂片检验疟原虫、黑热病原虫、组织胞浆菌可提高阳性率。

(4)作为某些疾病治疗疗效评估的标准,以及疾病治疗、预后评估、疾病进展等的动态评估。

二、骨髓病理学检查

骨髓病理学检查又称为骨髓活体组织检查(bone marrow biopsy,BMB),简称骨髓活检,是观察骨髓组织结构和血细胞空间定位,补充和丰富骨髓细胞学检查内容的有效方法,二者结合可提高血液病诊断的准确性。

(一)骨髓活检标本的制备与质量控制

1.骨髓活检的取材 骨髓活检取材部位常采用髂后上棘,将套有针芯的骨髓活检针刺过皮肤,进入骨皮质,顺时针和逆时针各旋转3～5圈,使针管内骨髓组织与周围脱离。推出骨髓组织块(约米粒大小),立即放入Bouin液固定并送检。

2.骨髓活检标本的制备和染色 骨髓活检标本制备程序包括固定、脱水、包埋和切片。

常用的骨髓活检标本染色有苏木素-伊红(HE)染色、Gomori网状纤维染色和淀粉样物质染色。还可进行免疫组织化学染色等。

3.骨髓活检切片的血细胞定位 骨髓组织由实质和间质两部分组成,实质为造血细胞,包括各阶段的红系、粒系、巨核系细胞及淋巴细胞、单核细胞等;间质由巨噬细胞、网硬蛋白纤维支架、血管系统和脂肪细胞组成,主要对造血细胞起支持和营养作用。

(二)正常骨髓活检病理切片特征(以HE染色为例)

1.造血成分的增生程度 以造血细胞(C)及脂肪细胞(F)所占比例,即C/F值表示。

正常骨髓造血成分的容量:

<1 岁:80% ~100%

1 ~12 岁:60% ~80%

13 ~40 岁:60% ~70%

41 ~70 岁:40% ~50%

>70 岁:30% ~40%

2. 粒红比例   正常为 7/3。

3. 幼红细胞数量、形态及分布   正常,成熟红细胞有无外溢。幼红细胞占有核细胞的 20% ~25%。靠近血窦,分布于骨小梁之间,一般成簇存在,中央有一个巨噬细胞,胞质中有铁颗粒,其周围围绕几层细胞,分别为原始红细胞、早幼红细胞及中幼红细胞。

4. 粒系细胞数量、形态及分布   正常,占有核细胞的 50% ~70%。粒细胞远离血窦,在骨小梁旁、动脉周围分化、增殖、发育、成熟,逐渐向小梁间移动,越远离骨小梁越成熟。

5. 淋巴细胞数量、形态及分布   正常,正常骨髓中淋巴细胞数量是随年龄变化的,幼儿占有核细胞的 30% ~40%,成人占 10% ~30%,多数<15% 或 20%。淋巴细胞分布无规律,成人特别是老人的骨小梁旁会有淋巴细胞集簇、淋巴小结或淋巴滤泡,随着年龄增大,淋巴小结有增多趋势,注意与淋巴瘤细胞累及骨髓象鉴别。

6. 单核细胞数量、形态及分布   正常,正常骨髓,单核细胞很少,散在分布,无特定位置,主要为成熟单核细胞,原始单核细胞、幼单核细胞不易辨认。

7. 浆细胞数量、形态及分布   正常,正常骨髓中,浆细胞特征性地围绕小血管,细胞为单层。浆细胞容易认识,偏心圆形细胞核,围绕一圈嗜碱性胞质,核内染色质结成粗块,位于核膜下,形成典型车轮状外观,核旁有一透亮的晕,是高尔基复合体区部位。

8. 巨核细胞数量、形态及分布   正常,正常骨髓平均每个小梁间区有 3 ~6 个巨核细胞,分布无规律,距骨小梁有一定距离,是体积最大、数量最少的髓系细胞,约占有核细胞的 1%。正常骨髓巨核细胞均连着血窦,并将其胞质突起深入血窦内皮细胞间隙。

9. 间质反应   为活检的重要内容,应详细描写(异常可见脂肪的浆液性萎缩、血管壁的纤维素样坏死、炎症反应、骨髓坏死、肉芽肿性病变等)。

10. 骨髓中网状纤维   正常偶见细纤维。

11. 其他   无外来细胞浸润及寄生虫。

(三)临床应用

1. 了解病情及诊断疾病   可较全面而准确地了解骨髓增生程度,造血组织、脂肪细胞或纤维组织所占的容积比例;了解粒/红值及骨髓内铁储存情况,对于某些疾病(如再生障碍性贫血、缺铁性贫血及骨髓增生异常综合征)及化疗后骨髓抑制程度有明确的诊断价值。

2. 可发现骨髓穿刺涂片检查不易发现的病理变化   对某些以骨髓局部病变为特征的疾病,如骨髓纤维化、骨髓坏死、多发性骨髓瘤等尤为重要。

3. 明确"干抽"原因   鉴别是否为骨髓增生低下、骨髓纤维组织增生或髓腔增生极度活跃引起"塞实"所致。

4. 比涂片能更早地预测疾病的预后   对各种急、慢性白血病和骨髓增生异常综合征有确诊和判定预后的意义,对骨髓转移癌、大细胞性淋巴瘤、戈谢病和尼曼-皮克病等诊断的阳性率比骨髓涂片高。

5. 可协助诊断骨髓增生性肿瘤   如真性红细胞增多症、原发性血小板增多症、原发性骨髓纤维化症等。

6. 能观察骨髓基质的改变   在骨髓纤维化病例中可见到微小动脉、间质水肿和骨小梁的改变等。在再生障碍性贫血中除造血组织减少外,还可以观察到微小动脉及血管的减少、间质水肿、脂肪组织增多、炎症细胞浸润,以及单位面积肥大细胞增多等。

7.完整地提供骨髓组织结构,还能提高诊断正确率　可通过观察活检标本中,间质水肿情况、血管与静脉窦、脂肪组织形态、网硬蛋白量的变化及幼稚前体细胞异常定位(ALIP)等,能较准确地判定白血病对化疗药敏感性和预示白血病的早期复发。

骨髓穿刺及骨髓活检的优、缺点见表9-14。

表9-14　骨髓穿刺及骨髓活检比较

鉴别点	骨髓穿刺	骨髓活检
取材方式	用骨髓穿刺针抽骨髓液后涂片 Wright-Giemsa 染色后备查	用骨髓活检针取得一条骨髓组织,固定包埋切片后行 Giemsa 等染色后备查
优点	(1)操作较简便 (2)涂片中细胞分布均匀,胞体舒展,染色良好,较易分辨各系原、幼细胞及其微细结构 (3)易于识别巨型变,巨幼样变和小巨核细胞 (4)细胞化学染色效果好,结果可量化	(1)保持造血组织的天然结构,便于判断红髓和脂肪组织的比例 (2)全面了解骨髓增生程度,有核细胞密度及布局 (3)可避免骨髓液稀释 (4)对骨髓纤维化有确诊作用,能提示骨髓增生异常综合征向急性髓细胞性白血病的转化,对"干抽"有鉴别作用
缺点	(1)造血组织的天然结构已遭破坏,无法判断红髓、黄髓比例 (2)若抽吸过猛,导致血窦血的稀释 (3)若遇"干抽"不能分析	(1)有核细胞群集,不易区分原、幼细胞的类型 (2)难以观察细胞内的微细结构 (3)细胞化学染色结果难以量化

第三节　流式细胞术

流式细胞术(flow cytometry,FCM)是应用流式细胞仪对快速流动液体中的单细胞以及其他生物或合成的微粒进行多参数测量和分析,其检测速度快、精确性高,加上多个标记荧光素的抗体去识别可同时获得所测细胞抗原的生物物理和免疫表型特征,在血液病的实验诊断中发挥不可替代的作用。

一、流式细胞术的原理

目前用于临床检测的流式细胞仪主要是分析型流式细胞仪,其基本结构包括液流系统、光学系统和电子信号收集分析系统。流式细胞术分析过程中的重要参数包括散射光信号和荧光信号。

(一)散射光信号

散射光信号是样品细胞自身物理特征的反映,代表细胞的大小和复杂性这两个基本的物理特性,包括前向角散射和侧向角散射。

1.前向角散射(forward scatter,FSC)　又称0°散射光,是正对入射激光方向接收到的散射光,其强度反映了细胞的大小和体积。

2.侧向角散射(side scatter,SSC)　是与入射激光方向在同一水平面并形成一定角度的散射光,其强度与细胞复杂性(包括细胞核的有无和弯曲情况,胞内有无颗粒及大小)有关。

(二)荧光信号

荧光信号反映了不同细胞的生物学特征,它是荧光染料偶联的抗体与细胞表面的抗原分子、膜糖蛋白等特异性结合后,荧光素被特定波长激光激发所产生的荧光。根据荧光信号强弱可判断细胞被测抗原分子的相对含量。

二、流式细胞术的数据分析

流式细胞仪每秒分析上万个细胞,对于荧光素标记的细胞而言,会得到散射光信号和荧光信号,将这些信号通过流式细胞图的形式进行显示和分析。常用流式图有直方图、散点图、密度图等。

(一)流式图

1.单参数直方图　是对细胞单个参数的检测数据进行分析,只能显示细胞1个指标参数的信息。x轴表示一个参数的信号,可以是散射光的光信号,也可以是荧光通道的光信号,y轴表示细胞数量。直方图反映了细胞数量与光信号强度的关系。

2.双参数散点图　能同时反映同一个细胞2个指标参数的信息。x轴表示一个指标的信号,y轴表示了另一指标的信号(图9-9)。散点图密集程度形成的不同细胞群落(population),一个点代表一个细胞,反映符合某种指标特征的细胞数量。

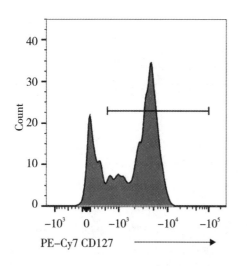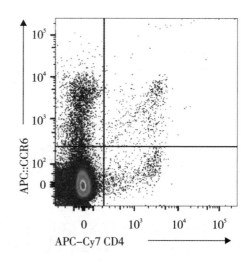

图9-9　单参数直方图(左)和双参数散点图(右)

双参数散点图包括二维点图、等高线图和密度图,不仅能反映细胞两个参数的关系,还能反映细胞数量,了解细胞分布情况和细胞数量的频度。等高图以等高线形式显示细胞集中程度,密度图的细胞数量密度有不同颜色代表。

(二)数据分析

数据分析的目的是鉴别出检测样本中的细胞构成及是否存在异常细胞。借助专用的FCM分析软件通过"设门"的方法,应用单参数或多参数流式图,圈出感兴趣的细胞群,即确定所要分析的区域,再对区域内细胞各个参数的表达情况进行定性、定量分析。

1.散射光(FSC/SSC)设门　应用细胞大小和颗粒度这两个物理参数,将FSC和SSC相似的细胞划为一个区域。人外周血细胞的FSC/SSC散点图中,每一个点代表一个细胞,按照细胞大小和颗粒度分为三群。正常淋巴细胞体积最小(FSC较小)且形态规则无颗粒(SSC较小),而粒细胞稍大(FSC较强)且含有大量颗粒(SSC较强),单核细胞介于两者之间。骨髓中存在不同发育阶段的即过渡期细胞,细胞构成复杂,单纯应用FSC/SSC设门分析无法将各个细胞亚群完全区分开,需应用不同的设门组合进行分析。

2.散射光和荧光设门 可应用FSC/荧光、SSC/荧光设门,也可应用系列标记抗原进行设门。CD45/SSC设门是目前国际上通用的白血病/淋巴瘤设门策略,依据白细胞表达CD45强弱不同和细胞颗粒度大小的不同,将骨髓细胞分为淋巴细胞(lymphocyte)、单核细胞(monocyte)、粒细胞(granulocyte)、幼稚细胞(CD45 dim)、有核红细胞(CD45neg)几个细胞群体。应用系列标记抗原进行设门,如应用CD45/CD38或CD38/CD138设门寻找浆细胞。血液疾病的骨髓标本成分较复杂,要想准确设门就需要应用多参数数据来区分正常和异常的细胞群体。

3.数据分析 检测的组合每种抗体都要分析,以评估血细胞的抗原表达情况,并充分结合临床表现、形态学检测、细胞遗传学检测和分子学检测等,对疾病进行综合分析,并给出建议、解释和结论。

二、血细胞流式细胞学异常

造血干细胞分化发育成不同系列的造血细胞,在分化、发育、成熟的各个阶段,细胞胞膜和胞内的抗原成分会发生变化,这些抗原成分是细胞种系和分化阶段的特征性标志。FCM鉴别恶性细胞的能力是基于它能鉴别正常和异常细胞的不同抗原表达。造血系统的恶性克隆性细胞通常表达与其同源非肿瘤细胞相似的抗原,同时又会违背正常发育规律,并且不同疾病有各自特异性的抗原表达谱。

血细胞流式细胞学异常特征包括以下内容。

1.细胞构成比异常 正常特定组织或样本中血细胞数量稳定并有一定的比例关系。一些反应性疾病或肿瘤性疾病,细胞构成比和构成成分会变化,如骨髓标本中$CD34^+$细胞比例增多。

2.细胞物理特性异常 表现为散射光信号异常,即FSC和SSC异常。如成熟大B细胞淋巴瘤,FSC增大;骨髓增生异常综合征,中性粒细胞颗粒减少,表现为SSC减低。

3.免疫表型异常或紊乱 免疫表型异常或紊乱表现为抗原跨系列表达和抗原非同步表达(跨阶段表达),如AML时,髓系原始细胞同时表达CD7、CD56等淋系抗原;AML的异常细胞CD34和CD11b共表达是非同步表达。

4.抗原表达量异常 与同系列、同期分化的正常造血细胞相比,白血病细胞的某些抗原表达明显异常,表现为荧光强度的增强、减弱或缺失。

三、流式细胞术的临床应用

FCM在血液疾病中的应用,包括急性白血病免疫表型分析、非霍奇金淋巴瘤的诊断、微量残留病检测、$CD34^+$造血干细胞计数检测、阵发性睡眠性血红蛋白尿症的检测、免疫功能检测等。

(一)急性白血病免疫表型分析

FCM对诊断急性白血病的最大优势在于对肿瘤细胞进行系列鉴定(髓系、淋系、单核系、红系、巨核系)及细胞分化程度的判断。FCM的免疫表型分析是对形态学的重要补充,在疾病诊断、预后判断、治疗策略和发病机制的研究上起着举足轻重的作用。

1.确定急性白血病的系列来源和分化阶段 通过免疫表型分析区分急性髓细胞性白血病(AML)和急性淋巴细胞白血病(ALL,B/T-ALL),并帮助鉴别急性白血病的亚型。急性白血病的亚型分类在一定程度上反映了白血病细胞的分化程度,可依据正常细胞的分化规律,通过不同的抗体搭配进行鉴别和分类。

髓系细胞包括粒系、单核系、红系及巨核系细胞,各系细胞在分化发育的早期阶段发生恶性克隆性改变则会出现相应的急性白血病改变。AML 中分析急性粒细胞白血病常用到的免疫标记包括 CD34、HLA-DR、CD117、CD13、CD33、CD15、CD11b、CD16、CD45 等;单核细胞相关的标记包括 CD36、CD64、CD14、CD4 等;红系细胞相关的标记包括 CD71、CD235a 等,巨核细胞相关的标记包括 CD41、CD61、CD42 等。CD34 及 HLA-DR 是造血干/祖细胞相关的抗原标记,表达于原始细胞,而幼稚阶段的粒细胞包括早幼粒细胞及成熟阶段分化的粒细胞不表达,这两个抗原可用来区分白血病细胞的分化程度。CD117 是 *C-Kit* 原癌基因细胞表面分化抗原,表达于髓系干/祖细胞、早幼粒细胞阶段及原始/早幼红细胞。

髓细胞性白血病细胞区别于正常的髓系细胞主要有以下几点:①原始细胞上的正常抗原表达不同步,如 CD34 与晚期抗原 CD15、CD11b 等共表达。②抗原的跨系列表达,如原始髓系细胞表达淋系抗原 CD7、CD2、CD19、CD56 等;③正常髓系抗原的表达强度改变,表现为低表达、过表达或不表达。

ALL 的流式最低诊断分型可以参考 1995 年欧洲白血病免疫学分型协作组(EGIL)标准(表9-15)。

表 9-15　急性淋巴细胞白血病(ALL)的免疫学分型(EGIL,1995)

亚型	免疫学标准
B 系 ALL(CD19、CD79a、CD22 至少两个阳性)	
早期前 B-ALL(B-Ⅰ)	无其他 B 细胞分化抗原表达
普通型 B-ALL(B-Ⅱ)	CD10$^+$
前 B-ALL(B-Ⅲ)	胞质 IgM$^+$
成熟 B-ALL(B-Ⅳ)	胞质或膜 κ 或 λ$^+$
T 系 ALL(胞质/膜 CD3$^+$)	
早期前 T-ALL(T-Ⅰ)	CD7$^+$
前 T-ALL(T-Ⅱ)	CD2$^+$和/或 CD5$^+$和/或 CD8$^-$
皮质 T-ALL(T-Ⅲ)	CD1a$^+$
成熟 T-ALL(T-Ⅳ)	膜 CD3$^+$,CD1a$^-$
α/β$^+$T-ALL(A 组)	抗 TCRα/β$^+$
γ/δ$^+$T-ALL(B 组)	抗 TCRγ/δ$^+$
伴髓系抗原表达的 ALL	表达 1 或 2 个髓系标志,但又不满足
(My+ALL)	杂合性急性白血病的诊断标准

注:α/β$^+$T-ALL、γ/δ$^+$T-ALL 是 T-ALL 中根据膜表面 T 细胞受体(TCR)的表达情况进行的分组。

2. 确定急性系列不明型白血病　急性系列不明型白血病(acute leukaemias of ambiguous lineage,ALAL)是指没有明确证据表明肿瘤细胞沿单一谱系分化的急性白血病,包括急性未分化型白血病(AUL)和混合表型急性白血病(MPAL)。AUL 不表达谱系特异性抗原,MPAL 的原始细胞表达一个系列以上标志,以至于不能肯定地将其归为任何单一系列的白血病。MPAL 包括双表型急性白血病和双系列急性白血病。《WHO 造血与淋巴组织肿瘤分类》的标准(表9-16),可以同时参考 EGIL 标准(表9-17)。

表9-16　WHO诊断混合表型急性白血病的标准

系列	诊断标准
髓系	髓过氧化物酶阳性(FCM、免疫组化或细胞化学)
	或单核细胞分化特征(至少2个标志阳性:NSE、CD11c、CD64、CD14、溶菌酶)
T系	胞质CD3(FCM应用抗CD3ε链抗体,而免疫组化应用的多克隆抗体可与CD3 ζ链结合,这不是T细胞特异性的)
	或胞膜CD3阳性(在MPAL中很少见)
B系	CD19强表达,加上至少1个标志强表达:CD79a、cCD22、CD10
	CD19弱表达,加上至少2个标志强表达:CD79a、cCD22、CD10

表9-17　EGIL计分法(1995)

积分	B系	T系	髓系
2	CD79a	胞质/膜CD3	MPO
	CD22	抗TCRα/β	溶菌酶
	cIgM	抗TCRγ/δ	
1	CD19	CD2	CD65s
	CD10	CD5	CD13
	CD20	CD8	CD33
		CD10	
0.5	TdT	TdT	CD14
	CD24	CD7	CD15
			CD64
			CD117

注:EGIL,欧洲白血病免疫学分型协作组;每一系列>2分才可以诊断。

3.特定的基因型抗原表达情况　判断与某些核型异常或特异性分子学改变相关的亚型,如AML伴t(8;21)(q22;q22)/RUNX1-RUNX1常见的基因型免疫表型为CD19$^+$CD56$^+$CD33$^{dim/+}$CD34$^+$CD117$^+$。当FCM检测到基因型相关的免疫表型时,常常提示存在相关的遗传学异常,但不能作为确诊的依据,仍需结合细胞遗传学和分子生物学检测以明确诊断。

4.预后评估　如应用FCM检测慢性淋巴细胞白血病/小淋巴细胞淋巴瘤(CLL/SLL)细胞的CD38、ZAP-70、CD49 d高表达,是影响CLL预后的不良因素。

(二)非霍奇金淋巴瘤的诊断

非霍奇金淋巴瘤(non-Hodgkin lymphoma,NHL)是一组异质性很大的淋巴细胞增殖性疾病,起源于T、B、NK细胞。FCM应用相关系列抗体,不仅可检测淋巴瘤细胞表型,还可以对细胞克隆性进行鉴别,并对部分NHL亚型进行区分。检测的样本包括细胞学样本(血液、骨髓液等)、组织学样本(淋巴结、结外器官或组织)和体液样本(胸腔积液、腹水、脑脊液等)。《流式细胞学在非霍奇金淋巴瘤诊断中的应用专家共识》总结了成熟B细胞淋巴瘤的典型免疫表型鉴别诊断流程(图9-10)以及常见 T/NK 细胞淋巴瘤的典型免疫表型鉴别诊断流程(图 9-11)。

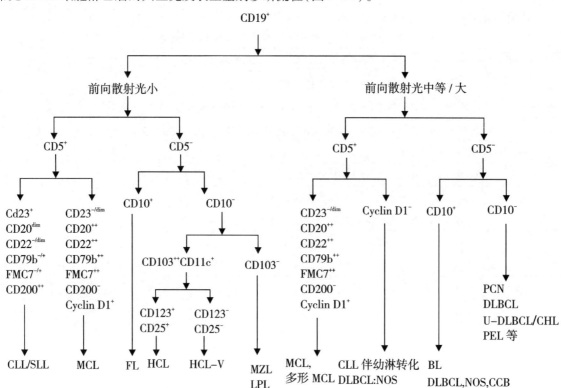

CLL/SLL:慢性淋巴细胞白血病/小淋巴细胞淋巴瘤。MCL:套细胞淋巴瘤。FL:滤泡性淋巴瘤。HCL:毛细胞白血病。HCL-v:毛细胞白血病-变异型。MZL:边缘区淋巴瘤。LPL:淋巴浆细胞淋巴瘤。PLL:幼淋巴细胞白血病。DLBCL,NOS:非特指型弥漫性大 B 细胞淋巴瘤。BL:伯基特淋巴瘤。PCN:浆细胞肿瘤。GCB:生发中心 B 细胞。U-DLBCL/CHL:介于 DLBCL 和经典霍奇金淋巴瘤之间的 B 细胞淋巴瘤。PEL:原发渗出性淋巴瘤

图 9-10 成熟 B 细胞淋巴瘤的典型免疫表型鉴别诊断流程图

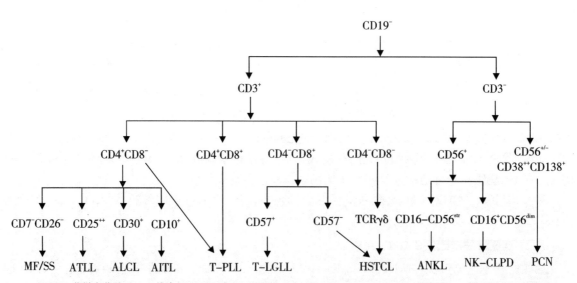

MF/SS:蕈样肉芽肿/Sezary 综合征;ATLL:成人 T 细胞白血病/淋巴瘤;ALCL:间变大细胞淋巴瘤;AITL:血管免疫母细胞 T 细胞淋巴瘤;T-PLL:T 细胞幼淋巴细胞白血病;T-LGLL:T 细胞大颗粒淋巴细胞白血病;HSTCL:肝脾 T 细胞淋巴瘤;ANKL:侵袭性 NK 细胞白血病;NK-CLPD:NK 大颗粒淋巴细胞白血病;PCN:浆细胞肿瘤

图 9-11 常见 T/NK 细胞淋巴瘤的典型免疫表型鉴别诊断流程图

1. 成熟 B 细胞淋巴瘤

(1)免疫表型检测:用于大多数成熟 B 细胞淋巴瘤分析的标记有 CD19、CD20、CD22、CD79b、FMC7、CD23、CD103、CD25、CD200 等,结合前向散射光(FSC)和 CD5、CD10 的抗原表达特征,对成熟 B 细胞淋巴瘤进一步区分亚类(图 9-10)。

(2)克隆性评估:绝大多数成熟 B 细胞肿瘤限制性表达膜表面分泌型免疫球蛋白(SIg)轻链 κ 或 λ(κ/λ>3:1 或<1:3)。如果 B 细胞不表达 SIg,建议进一步行胞质轻链检测,通常可检测出限制性表达。

2. T 细胞淋巴瘤　T 细胞淋巴瘤的诊断与分型主要依靠病理活检、免疫组织化学染色和 TCR 基因重排检测,但 FCM 检测到以下免疫表型时需考虑 T 细胞淋巴瘤的可能性。

(1)免疫表型分析:CD4:CD8 比例失衡,大于 10:1 或小于 1:10;CD4$^+$CD8$^+$或 CD4$^-$CD8$^-$T 细胞比例增高;泛 T 抗原表达异常,主要表现为 CD7、CD5、CD2、CD3 抗原表达强度减弱或增强;淋巴细胞群中某些抗原,如 CD16、CD25、CD56、CD57 等表达增多;伴异常抗原表达,如 CD30、CD10、CD20、CD103、CD13、CD33 等。当样本中肿瘤细胞比例较低时需通过多参数分析设门进行判断(图 9-11)。

(2)克隆性评估:应用 FCM 检测 TRBC1/TRBC2 及 αβT 细胞 TCRvβ 的 24 种表位鉴定其克隆性,出现其中 1 种 TCRvβ 抗原的显著增高或者 24 种表位总和的显著减低,提示 T 细胞克隆性增殖。需要注意的是,该方法只能覆盖所有 TCRvβ 家族的 70%,并且某些免疫反应,如病毒感染、自身免疫病也会出现 T 细胞克隆性增生。

3. NK 细胞淋巴瘤　临床上用 FCM 对 NK 细胞淋巴瘤辅助诊断的疾病主要有 NK 大颗粒淋巴细胞白血病(NK-CLPD)、侵袭性 NK 细胞白血病(ANKL)、结外鼻型 NK/T 细胞淋巴瘤等。

(1)免疫表型分析:通常 sCD3$^-$、CD5$^-$,伴有 NK 细胞标志物 CD16、CD56 或 CD57 的表达,部分可出现 CD2 和 CD7 表达减弱或缺失,少数病例可伴有 CD5 的表达。不同类型的 NK 细胞淋巴瘤 NK 细胞表型有各自的特点(图 9-11)。

(2)克隆性检测:通常选择 CD158a/h、CD158b、CD158e、CD158k、CD158i 等杀伤细胞免疫球蛋白样受体(killer cell immunoglobulin-like receptor,KIR)系列抗原鉴别 NK 细胞克隆性,目前这些抗原的检测仅能覆盖部分 CD158 抗原簇。检测到 NK 细胞克隆性并不意味着恶性,仍需要结合临床表现等进行综合分析。

(三)微量残留病检测

微量残留病(minimal residual disease,MRD)是指恶性血液病经化疗或骨髓移植达到血液学完全缓解后体内残存的形态学上不能检测到的微量白血病细胞状态。2018 年欧洲白血病网(ELN)提出 MRD 术语的含义应为 measureable residual disease,即可检测的残留病。

遗传学特征是初诊白血病在治疗前最重要的预后判读指标,FCM-MRD 作为白血病治疗后的检测指标,与遗传学结合可更好地判读预后并指导个体化治疗,对高复发风险的患者可及时调整化疗方案和强度,对低复发风险的患者可避免过度治疗引起的毒副作用。

1. 多参数流式细胞术分析 MRD(LAIP 和 DFN)　多参数流式细胞术(multiparameter flow cytometry,MFC)用于血液肿瘤 MRD 检测,可高敏感、高特异性地识别导致复发的白血病细胞。MFC-MRD 由两种不同的方法来评估。

(1)白血病相关免疫表型(leukemia-associated immunophenotypes,LAIP)方法:其特点是在初诊时定义 LAIP,在随后的检测样本中根据初诊时所定义的 LAIP 设计特异性抗体组合,并跟踪这些 LAIP。

LAIP 包括几种形式:抗原跨系表达、抗原跨阶段(非同步)表达、抗原表达量的异常、散射光信号异常以及表达少数白血病特异性抗原(如 NG2)。

(2)不同于正常细胞表型(different from normal,DFN)方法:原理是始终以同系列相同分化阶段的正常细胞作为对照,在每次检测时,观察是否存在与正常细胞免疫表型不同的细胞群体,从而判断是否存在 MRD。它是基于在随访时识别出肿瘤细胞的异常分化/成熟曲线。

没有初诊免疫表型做参考时,可以应用 DFN 方法,并且还可以检测到新的异常。实质上,LAIP 在绝大多数情况下是 DFN 异常。建议将这两种方法的优点有机结合起来,以确定 MRD 负荷,并且注意在随访时检测新出现的异常。

2. MRD 检测的临床相关问题　白血病不同亚型、不同治疗阶段,不同危险度分层下的 MRD 检测与疾病的复发、无事件生存(EFS)、总生存(OS)等均有关系。

(1)检测样本的选择:检测样本通常用 EDTA 或肝素抗凝,两者无显著差异性。选择骨髓还是外周血,由于不同类型血液病的细胞起源、遗传背景、生物学特性、药物敏感性,以及化疗后肿瘤细胞在外周血和骨髓中的凋亡、倍增时间的不同,MRD 的敏感性存在一定的差异。

AML 形态学达完全缓解后,骨髓标本的检测敏感性明显优于外周血标本,可相差一个对数级。对于 B-ALL 的 MRD 检测,外周血敏感性较骨髓低 1~3 个对数级,所以建议首选骨髓。为了最大限度地提高检测敏感度,避免骨髓样本的血液稀释,建议选取第一管骨髓样本用于 MRD 分析。

(2)检测的时机和频率:从诱导治疗开始,不同时间点的 MRD 检测对预后的指导意义不同。MRD 的检测频率没有统一的标准。肿瘤细胞的增殖动力因细胞的遗传学特征不同而不同,所以从分子水平复发到血液学复发的时间也不一致。需根据疾病类型、遗传学特征和患者的年龄、治疗方案、结合一些权威指南或共识选择检测时间和频率。

(3)检测的阈值:MRD 阳性阈值即阴性、阳性界限(cut off 值)的界定。主要取决于以下几个方面:白血病细胞的 LAIP 特异性和敏感性、治疗后不同时间点标本中正常细胞的背景干扰程度、不同治疗方案对白血病克隆选择性清除和表型漂移的影响等。

(4)检测的灵敏度:目前血液肿瘤微量残留病的检测有几种常用方法,形态学能检测到 10^{-2} 水平的白血病细胞,MFC 可达 10^{-4} 检测水平,PCR 检测灵敏度达到 10^{-4} 水平,NGS 可达到 10^{-6} 水平。PCR 和 NGS 具有更高的敏感性和特异性,但仅适用于部分白血病患者。MFC 则适用于更多患者,但对检验人员的技术和经验有较高要求。

MRD 各检测方法应相互结合,以提高检测阳性率。评估时需结合临床特征和其他指标综合判断,不能将 MRD 值作为临床评价缓解的单一指标。

(四)CD34⁺造血干细胞计数检测

1. CD34⁺造血干细胞计数的意义

(1)造血干细胞移植(hematopoietic stem cell transplantation,HSCT)时,采集物中 CD34⁺细胞的数量和质量是决定能否快速移植成功的关键因素,应用 FCM 精确检测 CD34⁺细胞的绝对值计数,对确定造血干细胞采集时机、判断移植后植活和免疫重建状态非常重要。

(2)用于再生障碍性贫血(aplastic anemia,AA)的诊断。2017 年的《再生障碍性贫血诊断与治疗中国专家共识》提出 FCM 检测 CD34⁺细胞数量为诊断的必检项目。

2. CD34⁺造血干细胞计数的方法

(1)双平台法:CD34⁺细胞绝对计数由流式细胞仪测得的 CD34⁺细胞百分比和全血细胞分析仪测定的白细胞计数计算得到。白细胞密度与抗体用量同单平台方法相比,不需要采用已知数量的荧光微球管或加入荧光微球悬液。

(2)单平台法:单平台 CD34⁺细胞计数法是在计数管中加入已知数量的荧光微球,采用 FCM 获取 CD34⁺细胞百分比的同时,根据获取的已知密度的荧光微球数来计算出 CD34⁺细胞绝对数。单平台计数法裂解红细胞后不需洗涤,不需要采用血细胞计数仪计数白细胞,因此,系统误差小,被认为是首选的 CD34$^+$ 细胞计数方法。

3. CD34$^+$ 造血干细胞计数检测的注意事项 CD34$^+$ 细胞在骨髓(BM)、动员外周血(MPB)和脐带血(CB)中的含量非常低,推荐采用全血溶血法进行 CD34$^+$ 造血细胞计数,建议单平台法进行绝对数检测。标本的采集和制备、抗体选择、检测方法、流式细胞仪的质量控制、数据获取和分析、结果报告和审核,以及数据储存等诸多环节应严格按照规章流程进行。

(五)阵发性睡眠性血红蛋白尿症的检测

阵发性睡眠性血红蛋白尿症(PNH)的传统检测方法有以补体溶血为基础的血清酸化溶血试验(Ham 试验)、糖水试验(蔗糖溶血试验),以及尿含铁血黄素染色试验(Rous 试验),其敏感性和特异性较差。FCM 检测并计数 PNH 克隆细胞,是诊断 PNH 最直接、最敏感、最特异的方法,包括以下两种检测方法。

1. 锚定蛋白检测(CD55、CD59) 用荧光素标记的 CD55、CD59 单克隆抗体与血细胞膜上的糖基磷脂酰肌醇(glycosylphosphatidylinositol,GPI)锚定蛋白抗原分子进行结合,经 FCM 检测,正常人造血细胞 CD55 和 CD59 均为阳性表达,PNH 患者由于细胞表面锚定蛋白部分或完全缺失,而呈现 CD55 和/或 CD59 部分或完全阴性表达。

分析未输血的 PNH 患者红细胞,可将红细胞分为 3 种类型:Ⅰ型细胞(正常表达)、Ⅱ型细胞(部分缺失)、Ⅲ型细胞(完全缺失)。临床溶血程度主要取决于Ⅲ型细胞的多少。

单纯 CD55 缺乏并不能导致溶血,这在先天性 CD55 缺乏症患者中已经得到证实,所以不能单纯检测 CD55。CD59 的敏感度要高于 CD55,检测粒细胞的 CD59 有早期诊断价值,并且受输血影响小。PNH 红细胞寿命短,特别是在严重溶血或输血后,GPI 的红细胞比例减少,此时如果仅检测红细胞的 CD55、CD59,会造成假阴性。

2. 嗜水气单胞菌溶素变异体检测 嗜水气单胞菌溶素变异体(aeromonas hydrophila lysin variant,FLAER)可特异性地与血细胞膜上的 GPI 锚定蛋白结合,可用 FCM 检测。PNH 患者由于细胞表面锚定蛋白部分或完全缺失,表现为 FLAER 阴性或部分阴性表达。

FLAER 是诊断 PNH 更敏感、更特异的方法。由于成熟红细胞表面没有嗜水气单胞菌溶素前体产生所需要的蛋白水解酶,所以 FLAER 主要用于有核细胞的检测,不能评价红细胞的 PNH 克隆。

与 CD55、CD59 检测相比,FLAER 具有更敏感、更特异的特点,特别是对检测微小 PNH 克隆更敏感,而且不受输血和溶血的影响。FLAER 检测可精确区分Ⅱ、Ⅲ型细胞,为判断病情轻重提供依据,有助于 PNH 患者的疾病进展和疗效判断。对于长期应用免疫抑制剂治疗的血细胞减少的患者,特别是再生障碍性贫血、骨髓增生异常综合征等疾病,可检测是否发生了 PNH 克隆改变,及早发现病情变化。

(六)免疫功能检测

免疫系统具有免疫防御、免疫监视、免疫自稳三大功能,由免疫器官、免疫细胞、免疫分子组成。免疫细胞间相互作用导致多种细胞因子的释放,因此,免疫功能的检测不仅涉及免疫细胞数量和功能的检测,还包括细胞因子的测定,但目前对免疫细胞功能的检测程序复杂,还没有标准化。应用 FCM 对免疫细胞表型进行分析不仅对免疫细胞的分化、功能,以及鉴别新的亚群有重要意义,关键是在疾病的诊断、疗效评估、病情监测等方面发挥着越来越重要的作用。

1. 淋巴细胞亚群检测

(1)淋巴细胞亚群数量检测:包括淋巴细胞亚群的相对计数(百分比)和绝对计数检测。FCM 可直接测定淋巴细胞亚群的百分比,而绝对计数的检测包括 2 种方法。

1)单平台法:采用定量微球,直接获得淋巴细胞亚群绝对计数。

2）双平台法：采用 FCM 测定的淋巴细胞百分比，结合血常规中总淋巴细胞数量，计算得到各亚群淋巴细胞的绝对计数。建议采用单平台方法进行绝对计数以减少室间变异，并避免多台仪器间的系统误差。

在应用时需百分比和绝对计数相互结合，如果仅检测百分比，对评估疾病的免疫状态有较大局限性。

（2）淋巴细胞亚群检测：淋巴细胞来源于骨髓的造血干细胞，分化成熟后分布于血液、淋巴液及淋巴组织中，当受到不同抗原刺激后，活化、增殖、分化为不同阶段、不同功能的效应细胞，执行不同的免疫功能。

1）淋巴细胞常规亚群检测：包括 T 细胞（$CD3^+$）、B 细胞（$CD3^-CD19^+$）、NK 细胞（$CD3^-CD16^+$ $CD56^+$），其中 T 细胞包括两个亚群：辅助性 T 细胞（Th，$CD3^+CD4^+$）和杀伤性 T 细胞（Ts，$CD3^+$ $CD8^+$）。

淋巴细胞亚群具有高度异质性，仅仅检测 T、B、NK 三大细胞亚群，不能完全解释疾病发生、发展过程中的免疫状态，如同样都是 T 细胞增高，但增高的 T 细胞有抑制状态和活化状态，那么产生的免疫应答不同，临床结局也大不相同，对疾病的预后判断也不一样。所以，有必要详细了解淋巴细胞的精细亚群，以评估淋巴细胞不同分化阶段、不同活化状态对疾病的影响。

2）淋巴细胞精细亚群检测：T 细胞检测根据 T 细胞 TCR 的不同分为 $\alpha\beta$ T 细胞和 $\gamma\delta$ T 细胞；依据分泌的细胞因子谱不同将辅助性 T 细胞分为 Th1（$CD4^+IFN-\gamma^+$）、Th2（$CD4^+IL-4^+$）、Th9（$CD4^+$ $IL-9^+$）、Th17（$CD4^+IL-17^+$）、调节性 T 细胞（Treg，$CD4^+CD25^+127^-$）。B 细胞检测依据细胞来源、功能及免疫表型可分为多个亚群。从细胞来源上，B 细胞分为非骨髓来源的 B1 细胞和骨髓来源的 B2 细胞。B1 细胞又依据 CD5 的表达情况分为 $CD5^+$ 的 B1a 和 $CD5^-$ 的 B1b 细胞。依据膜表面标记 CD19、CD27、CD38、CD24、IgD 又可将外周血 B 细胞分为过渡型 B 细胞（$CD19^+CD27^-CD38^{high}$ $CD24^+$）、初始 B 细胞（$CD19^+CD27^-IgD^+$）、记忆 B 细胞（$CD19^+CD27^+CD38^{dim}IgD^-$）和浆母细胞（$CD19^+CD27^{high}CD38^{high}IgD^-$）等。

T 细胞活化状态可用 CD25、CD69、CD38、HLA-DR 将 T 细胞分为早期、中期、晚期活化 T 细胞；其分化状态可应用 CD45RA、CD45RO、CD62L、CCR7 等将 T 细胞分为初始 T 细胞（$CD3^+CD4^+$ $CD45RA^+CCR7^+$）、效应 T 细胞（$CD3^+CD4^+CD45RA^+CCR7^-$）和记忆 T 细胞，记忆 T 细胞又可分为效应记忆 T 细胞（$CD3^+CD4^+CD45RA^-CCR7^-$）和中心记忆 T 细胞（$CD3^+CD4^+CD45RA^-CCR7^+$）。

免疫表型往往可以反映细胞的功能，但并不能完全替代淋巴细胞功能的检测。目前淋巴细胞功能的检测和应用尚无统一标准，仍需更多的临床研究以探明淋巴细胞免疫表型与细胞功能，以及与疾病间的关系。

2. 细胞因子检测　细胞因子是免疫细胞和非免疫细胞合成、分泌，以及发挥功能的具有多种生物活性的多肽或蛋白质。通过检测细胞因子对进一步研究免疫细胞的功能有重要意义。用于临床的主要有 3 种方法：ELISA 法、细胞内染色法和流式细胞微球芯片捕获技术（cytometric bead array，CBA），后两种方法通过 FCM 检测。

（七）流式细胞术在血小板分析中的应用

与血小板相关的血液疾病，如先天性血小板功能异常所致的巨血小板综合征、血小板无力症，免疫介导的血小板减少相关的免疫性血小板减少性紫癜等疾病，应用 FCM 对血小板进行分析，其应用越来越广泛。

1. 血小板膜表面糖蛋白分析　血小板膜表面糖蛋白主要存在于静止的血小板膜表面，其中 GP Ⅰb/Ⅸ/Ⅴ复合物（CD42b/CD42a/CD42d）、GPⅡb/Ⅲa（CD41/CD61）分别与巨血小板综合征和血小板无力症的发病有关。FCM 分析健康人的 GPⅠb、GPⅨ、GPⅤ、GPⅡb、GPⅢa 阳性血小板>98%。

（1）诊断巨血小板综合征:患者血小板膜糖蛋白 GP Ⅰ b/Ⅸ/Ⅴ复合物缺乏,不能使血小板黏附到损伤的血管内皮下启动止血。FCM 直接检测血小板膜 GP Ⅰ b/Ⅸ/Ⅴ复合物数量的减少或缺如,是诊断巨血小板综合征的重要方法。

（2）诊断血小板无力症:患者的血小板膜糖蛋白 GP Ⅱ b(CD41)和/或 GP Ⅲ a(CD61)质或量的异常,导致血小板对各种生理性诱导剂的聚集大大减少或缺如。FCM 检测 GP Ⅱ b/Ⅲ a 的数量是诊断血小板无力症的重要方法。

巨血小板综合征和血小板无力症均属于先天性血小板功能异常,对于获得性血小板功能异常可由多种原因引起,如原发病、肿瘤、药物、手术等,FCM 通过分析血小板膜糖蛋白的改变,协助诊断获得性血小板功能异常。

2. 血小板自身抗体检测　血小板自身抗体包括血小板相关免疫球蛋白（PAIg:PAIgG、PAIgA、PAIgM),血小板特异性膜糖蛋白自身抗体、抗同种血小板抗体等。血小板自身抗体的检测主要用于免疫性血小板减少症的协助诊断。

应用单克隆抗体特异性捕获血小板抗原试验（MAIPA 法)和流式微球检测抗原特异性自身抗体,特异性较高,可以鉴别免疫性与非免疫性血小板减少,有助于免疫性血小板减少症的诊断,但不能鉴别原发性与继发性免疫性血小板减少症。

（1）免疫性血小板减少症（ITP),90% 以上的患者检测到 PAIg 增高。PAIg 可以结合在血小板膜上,而血浆中的一些免疫复合物或免疫球蛋白也会非特异性的与血小板结合,所以 PAIg 特异性较差。抗体捕获流式细胞术检测的方法可检出血清中血小板特异性自身抗体,当 PAIg 检测阳性时,应进一步应用 MAIPA 等方法进行确认。

（2）作为免疫性血小板减少症观察疗效及估计预后的指标。

（3）自身免疫性疾病的辅助检测,如系统性红斑狼疮、Evans 综合征、多发性骨髓瘤、恶性淋巴瘤和药物性免疫性疾病等。

第四节　细胞遗传学与分子遗传学检测技术

一、显带法染色体检测技术

染色体核型分析可用于遗传病的诊断及胎儿染色体病的产前诊断。不少恶性肿瘤的核型常出现不规则的非整倍体、多倍体或标记染色体,肿瘤细胞的核型分析已被应用于临床诊断、预后及药物疗效的观察等方面。染色体核型分析在临床血液病检验项目中占有非常重要的地位,是其他检测项目所不能取代的。

（一）染色体核型分析的结果解读

1. 染色体数目变化　人类体细胞染色体为 23 对 46 条的二倍体,如染色体若干条或成倍增减时,为染色体数目异常（变异)。主要分为整倍体与非整倍体变化。(+)或(-)号置于某染色体前面,表示该染色体的增加或缺失。

（1）多倍体:在某些病理情况下,细胞内染色体数目成倍地增加,称为多倍体,如三倍体和四倍体。多倍体、二倍体和单倍体为整倍体。

（2）非整倍体:又称为异倍体,为染色体数目增减不是成倍的。亚二倍体(46±)为染色体数目在35～45 的核型,超二倍体为染色体数目在 47～57 的核型。

（3）单亲源二体：一对染色体均来自父母一方的称单亲源二体，即 UPD，是同源染色体来自同一亲体的情况，有时这种情况在特定的环境下能在细胞遗传学水平上予以鉴定。

2. 染色体结构变化类型

（1）易位（t）：染色体片段位置的改变称为易位。易位发生在一条染色体内时称为移位或染色体内易位；易位发生在两条同源或非同源染色体之间时称为染色体间易位。涉及两条染色体的易位，命名时将性染色体或具有最低编码的常染色体首先列出，三条染色体的易位也同样遵循这个原则。重排中，接着列出的染色体是从首先列出的染色体中接受片段的染色体，最末列出的染色体是向第一个列出染色体提供片段的染色体。

（2）未知来源的染色体（附加）片段（add）：可用于表示附加于染色体区带的未知来源的染色体片段，add 并不表示任何导致畸变产生的重排类型。

（3）缺失（del）：为染色体长臂或短臂部分节段的丢失，包括末端缺失和中间缺失。

（4）衍生染色体（der）：两条或两条以上染色体的重排或者是由于一条染色体（内部）发生多种畸变而产生的结构重排的染色体，该术语常用于表示具有完整着丝粒的染色体。

（5）倒位（inv）：为一条染色体发生两处断裂后，形成三个断片，其中间片段作 180°倒转后又重新接合者。

（6）标记染色体（mar）：不能被常规显带方法分辨或明确识别的发生结构畸变的染色体。一个结构重排的染色体，其任何部分均不能被识别，一般对其大小不需要进一步说明。

3. 克隆和克隆演化

（1）克隆和克隆大小

1）克隆：单个的祖细胞衍生而来的细胞群就叫一个克隆。当一些细胞具有同样的或者是密切相关的染色体异常时，那么通常可说他们源于同一克隆。

组成克隆的细胞数在核型之后置于方括号中。即使所有的细胞都正常，细胞数也要注明。在肿瘤细胞遗传学中，克隆按照复杂性增加的顺序排列，而不管克隆的大小。

2）主系（mL）：是指一个肿瘤细胞群中最常见的染色体组成，它是仅仅用于描写最大克隆的数量术语，但不一定是最初或最基本的克隆。在某些情况下，当两个或更多克隆的大小是完全相同时，肿瘤便有一个以上的主系。若同时存在 2 个或更多克隆时，凡大小相同的克隆均可视为主系。

如：46,XX,t(9;22)(q34;q11.2)[3]/47,idem,+8[17]。主系是有 47 条染色体的克隆，虽然它很有可能是从有 46 条染色体的克隆中演化而来的。

（2）干系、旁系和克隆演化：有亚克隆的肿瘤中可以使用 idem，使用时排在干系后面，再在其后写上跟干系相比所增加的畸变。idem 总是代表最先列出的那个克隆，这就意味着所有亚克隆跟第一个克隆核型的不同之处都必须列出，也意味着在旁系中增加或减少的染色体异常核型是在第一个克隆核型基础上的增减。

如：46,XX,t(9;22)(q34;q11.2)[3]/47,idem,+8[17]/48,idem,+8,+9[3]/49,idem,+8,+9,+11[12]。有 46 条染色体的克隆代表干系，47、48 和 49 三条染色体的亚克隆代表旁系。有 47 条染色体的克隆是旁系 1，表示该染色体是干系中的一个异常染色体，如除+8 外还有 t(9;22)(q34;q11.2)。有 48 条染色体的克隆为旁系 2，表示该染色体是克隆 1 中的一个异常染色体，如除+9 外还有 t(9;22)(q34;q11.2)，+8，依此类推。

（二）染色体核型分析的临床检测意义

在白血病诊断的 MICM 模式中染色体核型分析是的一项重要指标，许多特异性染色体畸变和特定的白血病亚型相联系。髓系肿瘤 WHO 分型中，把伴重现性遗传学异常的急性髓细胞性白血病（AML）单独列为一个类型，其中包括 AML 伴 t(8;21)(q22;q22)/*RUNX1-RUNX1T1*、AML 伴 inv

（16）（p13.1q22）*CBFB-MYH*11、AML 伴 t（15;17）（q22;q12）/*PML-RARA*（WHO 2016 年版血液系统肿瘤分类修订为 APL 伴 *PML-RARA*）、AML 伴 t（9;11）（p22;q23）/*MLLT3-MLL*、AML 伴 t（6;9）（p23;q34）/*DEK-NUP*214、AML 伴 inv（3）（q21q26.2）/*RPN1-EVI*1、AML 伴 t（1;22）（p13;q13）/*RBM*15-*MKL*1 等。诊断慢性髓细胞性白血病时，异常核型 t（9;22）（q34;q11）对诊断尤为重要。对于骨髓增生异常综合征，5q 则是一个独立的亚型。

染色体核型也是血液病最有价值的独立预后因素，对于治疗方案的选择具有指导意义，如典型的 t（8;21）（q22;q22）、t（15;17）（q22;q21）、inv（16）（p13q22）被分类为低危险性 AML。具有 t（11;19）（q23;p13.1）、t（6;11）（q27;q23）、t（10;11）（p11;q23）、t（11;17）（q23;q21）被分类为高危险性细胞遗传学异常。

染色体畸变可作为检测疾病缓解和复发的重要参考指标。初治的血液病患者出现的染色体畸变，在以后的治疗过程中可作为患者治疗是否缓解、复发的检测靶标，以及微小残留病的检测依据。

二、荧光原位杂交技术

荧光原位杂交（Fluorescence in situ hybridization，FISH）是一种非放射性标记分子杂交技术，弥补了传统染色体核型分析无法对间期细胞、复杂核型及染色体微小缺失检出的局限。作为基于细胞形态基础上的分子检测，已经在临床血液病实验诊断、肿瘤相关分子检测等实验研究中广泛应用。

（一）检测原理

利用 DNA 碱基对的互补性，将直接标记了荧光素的单链 DNA 作为探针和与其互补的待检目标样本的 DNA 杂交，探针能特异性地结合在细胞涂片或组织切片细胞中的 DNA 序列互补区域，通过观察荧光信号在染色体上的位置反映相应染色体的情况，可进行定性、定位或相对定量分析。

（二）检测结果分析与解读

以计数探针标记一段特异性 DNA 片段，该片段可以是某条染色体或某段基因特有，由于正常人的染色体是二倍体，那么正常人的检测信号就是 2 个。当信号多于或者少于 2 个（排除切片影响），该染色体或基因的异常就会被检测出来。正常细胞为 2 红 2 绿，基因缺失或扩增的阳性信号模式为 2 红 1 绿或 2 绿 1 红。

当采用结构探针时，某基因发生重排时会在相对恒定位置断开，通过不同颜色荧光素标记断裂点两端特异性 DNA 片段。若该基因没有发生重排时，不同颜色（如红、绿）靠近会发生混色形成其他颜色（如黄）；若发生断裂，则形成单独的颜色（如单独的红或绿）。采用融合探针时，正常信号为 2 红 2 绿。检测的染色体一条发生融合时，显示为 1 红 1 绿 2 黄。

染色体上的细带丢失，普通核型显带法检测不易发现，用特定基因探针检测时，在正常应该有荧光信号的部位若不出现信号，则表示有染色体丢失。FISH 还能有效检测染色体上定位扩增的特定 DNA 的可能来源，特别是当细胞遗传学发现在染色体均质染色区（HSR）或异常的显带区域（ABRS）来源及位置不明时，推测可能扩增的肿瘤基因，从而有目的地检测某些基因，并快速获取基因扩增信息。

（三）临床应用

FISH 技术在临床诊疗中的应用主要集中在产前诊断、血液肿瘤诊断、感染性疾病诊断及实体瘤的诊断与药物靶向治疗等领域。在血液肿瘤的应用中，FISH 可以检测任何组织类型染色质和基因异常，利用合适的探针可对血液病患者发挥辅助诊断、预后评估、残余病灶、早期复发及评估治疗方案等的效能。常见的恶性血液病 FISH 检测靶点分述如下。

1. 急性粒细胞白血病　常用 FISH 检测靶标：*AML1-ETO* 基因融合、*PML-RARA* 基因融合、*CBFB*

基因断裂、*MLL* 基因断裂。如 *AML1-ETO* 基因融合在 AML 患者中的发生率为 20% ~40% ,在 WHO 分型中列为独特的伴重现性遗传学异常的亚型。*AML1-ETO* 基因融合阳性是预后好的标志,患者对治疗反应佳,完全缓解率可达 90% ,5 年无病生存率可达 50% ~70% 。*MLL* 基因断裂在成人 AML 中,则主要见于 M4/M5 亚型,除 t(9;11)、t(10;11) 以外,大部分 *MLL* 重排白血病缓解率低,并且第一次缓解后极易复发,生存率短,预后很差。

2. 急性淋巴细胞白血病　常用 FISH 检测靶标:*ETV6(TEL) -AML1* 基因融合、*TCF3(E2A)* 基因断裂、*BCR-ABL* 基因融合、*KMT2A(MLL)* 基因断裂及 4、10、17 号染色体数目异常。ALL 中遗传学改变发生的频率可达 80% ~90% ,遗传学变异较大,但大部分是特异性改变,与特定的形态学和免疫表型有关。ALL 中遗传学改变主要是两种形式,一是染色体结构异常,二是染色体数目异常。

3. 慢性髓细胞性白血病　常用 FISH 检测靶标:*BCR-ABL*1 基因融合,患者可检可测出 t(9;22) (q34;q11) 易位。有些慢性髓系白血病(CML)患者通过普通的核型分析难以检测到 Ph 染色体,但用 FISH 技术或 PCR 扩增技术检测出基因融合存在,仍被归为 Ph$^+$CML 分类。

4. 慢性淋巴细胞白血病　常用 FISH 检测靶标:13q-、+12,17p-、11q-。由于 CLL 细胞增殖低下,体外培养增殖慢,进入分裂中期的细胞少,传统的核型分析有困难。常规染色体显带技术仅 22% CLL 可检测到克隆性染色体异常。近年来,随着间期 FISH 技术的应用,CLL 染色体异常的检出率大大提高。

5. 骨髓增生异常综合征　常见的细胞遗传学异常主要是染色体缺乏或非整倍体,因此,FISH 检测靶标多选择 5q、7q、20q、8、X/Y,其中 5q-是 MDS 的一个独立亚型。

6. 淋巴瘤　常见异常包括:*MYC-IGH*、*BCL2-IGH*、*CCND*1(*BCL*1) -*IGHALK* 基因融合,以及 *IGH*、*MALT*1、*BCL*6 等基因断裂。用于辅助诊断伯基特淋巴瘤、滤泡性淋巴瘤、套细胞淋巴瘤等,也有助于评估预后和选择治疗方案。

7. 嗜酸性粒细胞增多症　常用 FISH 检测靶标:*PDGFRA* 基因断裂、*PDGFRB* 基因断裂和 *FGFR*1 基因断裂。WHO 将具有 *PDGFRA*、*PDGFRB* 或 *FGFR*1 基因断裂异常,伴嗜酸性粒细胞增多的髓系和淋巴系肿瘤独立成一个新类,这类患者具有 *PDGFRA* 基因重排、*PDGFRB* 基因重排或 *FGFR*1 基因重排,即使不伴有 *BCR-ABL* 基因融合,依然对酪氨酸激酶抑制剂伊马替尼治疗敏感,治疗后完全缓解率高。

对于 G 或 Q 显带难以确定的染色体结构改变,运用 FISH 技术可以帮助解决。许多不能归类的标记染色体,FISH 技术可以确定畸变的来源。

三、核酸扩增的分子诊断技术

聚合酶链反应(polymerase chain reaction,PCR) 能对目的基因片段进行百万倍的体外扩增,极大提高了核酸分子检测的灵敏度。PCR 技术发展至今,在方法学上有了诸多发展和延伸,如实时 PCR 检测技术、数字 PCR 检测技术、多重连接依赖式探针扩增技术等。

(一)实时 PCR 检测技术

实时 PCR(real-time PCR) 检测技术是在 DNA 扩增反应中,加入示踪物质,可实时监测经 PCR 扩增后产物总量的变化,其测定速度快、特异性强、灵敏度高,可进行定量而得到广泛应用。

1. 检测原理　PCR 技术的基本原理是依据 DNA 半保留复制机制,通过变性、退火、延伸三步反应循环完成。理论上每完成一个循环,目的 DNA 扩增一倍,即靶标 DNA 数目以 2^n 倍数扩增。实时 PCR 技术是在 PCR 反应体系中加入荧光标记探针或荧光染料,通过仪器检测这些荧光物质的特定波长。随着 PCR 反应进行,反应产物不断累积,荧光信号强度也等比例增加。利用荧光信号积累实时监测整个 PCR 进程,最后通过标准曲线对未知模板进行定量分析。

2.临床应用 实时荧光 PCR 技术已被广泛应用于基础科学研究、临床诊断及药物研发等领域，其中临床应用主要集中在以下几个方面。

(1)血液病相关基因检测：实时荧光 PCR 技术不但能有效地检测基因的突变，而且能准确测定表达量，可用于确诊一些遗传性血液病。另外，对血液肿瘤通过相关融合基因、突变基因的定量测定可早期诊断、明确诊断、评估治疗效果及判断转归预后，指导临床对患者实行个体化治疗。

(2)血液肿瘤微量残留病(MRD)检测：实时定量 PCR 以其速度快、灵敏性高、特异性强、重复性好的特点，已被广泛应用于 MRD 的检测。白血病初发时，患者体内白血病细胞数量为 $10^{12} \sim 10^{13}$。诱导治疗缓解后，虽然显微镜下骨髓形态正常，但患者体内白血病细胞仍有 $10^{8} \sim 10^{9}$，这就是 MRD，如慢性髓细胞性白血病(CML)、急性早幼粒细胞白血病(APL)经药物治疗达到细胞遗传学完全缓解后可通过实时定量 PCR 技术分别检测 *BCR-ABL*1、*PML-RARA* 融合基因来了解是否存在微量残留病灶。血液肿瘤需要多次巩固和强化治疗以进一步减少体内肿瘤细胞数，使 MRD 降到 10^{-4} 以下，减少疾病复发的可能性。MRD 检测的时间点及检测灵敏度对于复发预测尤为重要。MRD 检测结果常与临床表现、细胞遗传检测和其他分子学数据一起被评估。

(3)肿瘤耐药基因检测：利用化疗药物进行抗肿瘤过程中，经常会导致耐药性的产生。目前研究发现主要的耐药机制有：ATP 结合基因超家族的膜转运蛋白介导的耐药、凋亡基因介导的耐药、酶介导的耐药。多药耐药是多因素、多种机制共同作用的结果。实时荧光 PCR 技术可以通过检测耐药基因表达量，来了解肿瘤耐药，指导临床治疗策略。通过检测用药前后及复发时肿瘤细胞耐药基因 mRNA 表达的变化，从而及时调整治疗方案和评价疾病的预后。

(4)病毒检测：实时荧光 PCR 技术可以对 EB 病毒、巨细胞病毒、人乳头瘤病毒、乙型肝炎病毒、丙型肝炎病毒、甲/乙型流感病毒、淋球菌、沙眼衣原体、结核分枝杆菌等病原体进行快速、准确检测，有助于各种病原体和病毒的临床诊断。

(二)数字 PCR 检测技术

数字 PCR(digital PCR，dPCR)检测技术是一种核酸分子绝对定量技术，通过对 PCR 产物 DNA 分子进行逐个计数的方法对标本进行精确定量，是对起始标本的绝对定量。

1.检测原理 对待测标本进行稀释，使其达到单分子水平。将稀释好的标本随机分配到几十到几万个反应单元中，进行 PCR 扩增。将扩增产物与荧光探针杂交，然后对每个反应单元的荧光信号进行统计，从而实现对待测标本原始拷贝数的定量检测。

2.临床应用 数字 PCR 系统的敏感性和准确性比传统的定量 PCR(quantitative PCR，qPCR)更高，其在临床应用方面也日趋广泛，可体现在以下几个方面。

(1)血液病检测：数字 PCR 与常规 qPCR 相比，通过单分子扩增降低了背景 DNA 的影响，提高了阳性反应的信噪比，具有更高的准确性、灵敏性和重复性。对于血液肿瘤的 MRD 检测来说，应用数字 PCR 检测技术可在更低的水平上获得更为精确的检测结果，可达到更深度地 MRD 检测。

(2)病原微生物检测：当病原微生物含量较低或标本中存在抑制剂，这些因素对 qPCR 的定量都会产生一定偏差，而数字 PCR 技术对标本量的要求非常小，可以有效地解决这些问题。目前已经证明数字 PCR 在乙型肝炎病毒、甲型流感病毒、艾滋病病毒等病毒检测中，比传统 qPCR 方法具有更高的敏感性和准确性。

四、基因芯片技术

基因芯片(gene chip)是利用原位合成或微量点样技术将大量的基因片段(如寡核苷酸片段、基因组 DNA 等)有序地、高密度地固定排列在特定载体(如玻璃片、硅片或纤维膜等)上制成点阵，故又称为 DNA 芯片或 DNA 微阵列。

(一)检测原理

基因芯片的基本原理与分子杂交实验一样,是将经过标记的待测标本 DNA 与芯片上特定序列的核酸探针按碱基配对原理杂交后,检测系统对芯片进行扫描获取杂交信号,杂交信号的强度与标本中待测靶分子的含量呈一定的线性关系。通过对芯片杂交信号强度的检测可获取标本中核酸分子的序列信息和总量信息,从而对基因序列及功能进行大规模、高通量的研究,其本质是将核酸杂交技术的制样、杂交、检测分析等过程进行集成化和微型化。

(二)临床应用

常用于白血病分型、淋巴瘤基因谱分型、感染性疾病诊断、耐药基因筛查和遗传性疾病诊断。

五、测序技术 ﹥﹥﹥

核酸是生物遗传信息传递、表达及调控的储存和传递者,DNA 的碱基序列决定其表达与功能,序列的改变意味着生物学含义的改变,因此,核酸序列分析是现代分子生物学的一项重要技术,分析基因的结构、功能及其相互关系在疾病的分子诊断中具有重要作用。从 1977 年一代测序开始,经过 30 多年的发展,测序技术经历了三代,以双脱氧链终止法、化学降解法为基础的测序技术称为第一代测序技术,具有准确性高、速度慢、成本高的特点,故只适于少量序列测定,第二代测序技术包括合成法测序和连接法测序,具有操作简单、速度快、成本低、高通量的优点,正逐步趋于成熟,现已被广泛应用于临床试验,最近几年出现的第三代测序技术以单分子测序为特点,其中 SMRT 单分子实时合成测序技术和纳米孔单分子测序技术最为热门。

(一)第一代测序技术

分为双脱氧链终止法和化学降解法两种。

(二)新一代测序技术

第一代测序技术的主要特点是测序读长可达 1 000 bp,准确性高达 99.999%,但其测序成本高、通量低等方面的缺点,影响了大规模应用。因此,第一代测序技术并不是最理想的测序方法。经过不断的技术开发和改进,新一代测序(next generation sequencing,NGS)技术出现了,随着不断研发和更新,NGS 又分为第二代和第三代测序,其方法的思路是边合成边测序,具有很高的测序通量。

(三)结果分析与解读

通过核酸测序技术得到的大量数据,需要利用生物信息学的方法和软件进一步处理分析。全基因组测序是将测序序列与参考基因组序列进行比对发现不同个体或群体的差异,如单核苷酸多态性(SNP)、拷贝数变异(CNV)、插入缺失(insertion-deletion,InDel)等。分析内容如下。

1. 原始数据预处理　通过过滤、质量控制、统计获得有效的读段。

2. 数据比对及结果统计　将预处理的读段与参考基因组序列进行比对分析,得到标本基因组的一致性序列,统计单碱基的覆盖深度。

3. SNP、InDel 及结构变异检测　通过 SAMtools 等工具并结合测序质量、深度、重复性等因素进一步筛选可得到全基因组中的可信度高的 SNP、InDel 及 CNV,并利用 Annovar 进行注释。

4. 直系同源分析　利用直系同源基因簇数据库(cluster of orthologous groups,COG)将功能相似的蛋白质进行聚类并按功能分类,再将上述得到的突变序列与 COG 数据库进行比对,可得到突变位点在 COG 数据库中的功能标识。

5. 基因本体富集分析(GO)　通过已获得的 GO 注释数据表推断出突变基因涉及的功能相关信息。

6. 信号通路分析　经信号通路显著性富集能确定目的基因参与的最主要的生化代谢和信号转

导途径。

（四）临床应用

1. 基因组测序　包括全基因组测序（whole genome sequencing，WGS）技术和全外显子组测序（whole exome sequencing，WES）技术主要用于基因点突变、插入、缺失、拷贝数变异及基因组结构变异的检测，如慢性髓细胞性白血病（CML）、急性早幼粒细胞白血病（acute promyelocytic leukemia，APL）、原发性骨髓纤维化（primary myelofibrosis，PMF）等。通过基因组测序发现 *PRPS*1 基因突变是急性淋巴细胞白血病（ALL）耐药和复发的重要原因。基因突变的检测在急性髓细胞性白血病（AML）、遗传易感性髓系肿瘤，以及骨髓增殖性肿瘤（MPN）的诊断中具有关键性的作用，也是各类血液肿瘤预后判断的重要依据。

2. RNA 测序　包括转录组测序、非编码 RNA 测序和小 RNA 测序，主要通过比较 RNA 水平的基因表达差异来推断信号通路的改变，并可用于药物靶点的筛选，AML 中 *DHH–RHEBL*1 的突变率高达 40%，另有报道烟酰胺磷酸核糖转移酶（nicotinamide phosphoribosyl transferase，NAMPT）可能作为有效的急性淋巴细胞白血病治疗靶点。

3. DNA 甲基化测序　主要检测 DNA 的甲基化，目前在血液系统的恶性肿瘤治疗中已有多个去甲基化药物进入临床试验并取得了初步成效。

第五节　溶血检测技术

发生溶血的原因可能是红细胞膜缺陷、红细胞内环境稳定或代谢相关的酶缺陷、血红蛋白肽链结构或组合异常、红细胞膜上缺乏灭活补体的物质、体内存在红细胞自身抗体或凝集素等。

一、红细胞溶血筛查检验

（一）网织红细胞计数

1. 检测原理　网织红细胞（reticulocyte，Ret）为尚未完全成熟的红细胞，其胞质内有嗜碱性的 RNA 物质，经新亚甲蓝或煌焦油蓝活体染色后呈浅蓝或深蓝色网状结构。

2. 结果分析与解读

（1）网织红细胞比例：成年人 0.005~0.015；新生儿 0.03~0.06；儿童 0.005~0.015。

（2）网织红细胞绝对数：成年人和儿童（24~84）$\times 10^9$/L。

（3）网织红细胞生成指数（reticulocyte production index，RPI）：正常人 RPI 为 2。

3. 临床应用

（1）Ret 增加：表示骨髓造血功能旺盛。见于各类增生性贫血和溶血性贫血增加尤为显著；巨幼细胞贫血、缺铁性贫血分别应用维生素 B_{12}、叶酸或铁剂治疗后显著增多，表示有治疗效果；也是放疗和化疗后，以及骨髓移植和促红细胞生成素治疗后骨髓造血功能恢复的指标。

（2）Ret 减少：常见于骨髓增生受抑制、再生障碍性贫血和纯红细胞再生障碍性贫血。

（3）RPI>3 时，提示溶血性贫血或急性失血性贫血；RPI<2 时，则提示红细胞生成减少所致的贫血。

（二）尿含铁血黄素检测

1. 检测原理　尿含铁血黄素试验又称 Rous 试验。当血管内红细胞被大量破坏时，血红蛋白可直接通过肾滤过，部分铁离子以含铁血黄素的形式沉积于上皮细胞，并随尿液排出。尿中含铁血黄素是不稳定的铁蛋白聚合体,其中的高铁离子与亚铁氰化钾作用,在酸性环境下产生蓝色的亚铁氰化铁沉淀。

2.结果分析与解读　加盖片后,以油镜观察:有分散或成堆蓝色颗粒(直径 1~3 μm,尤其存在于细胞内),为阳性。正常人为阴性。

3.临床应用　阳性结果主要见于慢性血管内溶血,如阵发性睡眠性血红蛋白尿症。也见于溶血性输血反应、机械性红细胞损伤、烧伤、药物性溶血和重型血红蛋白病等。血管内溶血初期,上皮细胞内尚未形成可检出的含铁血黄素,可呈阴性反应。

二、红细胞膜渗透脆性的检验 ▶▶▶

(一)检测原理

红细胞在低渗盐溶液中出现溶血的特性即红细胞渗透脆性,其主要取决于红细胞的表面积与体积之比。表面积大而体积小者对低渗盐水溶液的抵抗力较大(脆性较小);反之则抵抗力较小(脆性增加)。

(二)结果分析与解读

1.开始溶血　3.8~4.6 g/L。

2.完全溶血　2.8~3.2 g/L。

(三)临床应用

1.渗透脆性增加　见于遗传性球形红细胞增多症和遗传性椭圆形红细胞增多症,亦可见于自身免疫性溶血性贫血。

2.渗透脆性降低　见于各型珠蛋白生成障碍性贫血,HbC、HbD、HbE 病,缺铁性贫血,脾切除术后及其他一些红细胞膜有异常的疾病如肝疾病等。

第六节　出血、凝血及血栓检测技术

一、血管壁和血管内皮细胞相关检验 ▶▶▶

(一)出血时间测定

1.检测原理　出血时间(bleeding time,BT)是指皮肤受特定条件的外伤出血后,出血自行停止所需要的时间。BT 反映了皮肤毛细血管与血小板的相互作用,包括皮肤毛细血管的完整性与收缩功能、血管内皮细胞的功能、血小板的数量与功能,血管周围结缔组织成分等。与这些反应相关的血管和血液成分,如血管性血友病因子(vWF)和纤维蛋白原含量(Fbg)等有缺陷时,BT 也可出现异常。

2.参考区间　(6.9±2.1)min。

3.临床应用

(1)BT 延长:①血小板数量异常,如血小板减少症;②血小板质量缺陷,如先天性和获得性血小板病和血小板无力症等;③一些凝血因子缺乏,如血管性血友病(vWD)和弥散性血管内凝血(DIC)等;④血管疾病,如遗传性出血性毛细血管扩张症等。

(2)BT 正常:并不能完全除外初期止血缺陷。如果有出血家族史,而且又无凝血因子异常,应进一步做其他有关实验检查。

（3）BT 缩短：见于一些严重的血栓前状态和血栓性疾病。

（二）血管性血友病因子测定

1. 检测原理　血管性血友病因子（von Willebrand factor，vWF）是一种多聚体大分子蛋白，具有与胶原、肝素、FⅧ轻链、GPⅠb 和 GPⅡb-Ⅲa、瑞斯托霉素等结合的多个功能区。vWF 检测包括含量、活性、功能、多聚体等多个指标的检测。

2. 参考区间

（1）血浆 vWF：Ag（比浊法）示 41.1%～125.9%（O 型），61.3%～157.8%（A、B、AB 型），O 型人群明显低于 A、B、AB 型人群。

（2）血浆 vWF：A（比浊法）示 38.0%～125.2%（O 型），49.2%～169.7%（A、B、AB 型），O 型人群明显低于 A、B、AB 型人群。

（3）血浆 vWF：RC 70%～150%；RIPA RIS（0.5 g/L）<20%，RIS（1.5 g/L）>60%。vWF：CBCc 2.1%～40.5%。vWF：FⅧ BC 924 U/L±216 U/L。

3. 临床应用

（1）血管性血友病诊断与分型：vWF 抗原、vWF 活性及多聚体分析是诊断 vWD 和对 vWD 分型的重要依据。vWF：Ag 浓度减低是诊断 vWD 的重要指标。

（2）血栓性疾病：vWF：Ag 升高，见于周围血管病变、缺血性心脑血管疾病、糖尿病、尿毒症、肺部疾病和妊娠高血压综合征等。

（3）急性时相反应：vWF 作为一种急性时相反应蛋白，在大手术后、恶性肿瘤、血管炎及器官移植后等，可显著升高。

（三）凝血酶调节蛋白

1. 检测原理　凝血酶调节蛋白（thrombomodulin，TM）包括抗原含量（TM：Ag）和活性（TM：A）检测。

（1）凝血酶调节蛋白抗原含量（TM：Ag）测定：应用放射免疫分析法（RIA）检测，以抗人凝血酶调节蛋白（TM）单克隆抗体或抗血清包被聚苯乙烯放免小杯，样品中的 TM 结合于包被的放免小杯上，加入 125-抗人 TM 单抗，根据结合的 125 放射性强度计算样品中 TM：Ag 的含量。

（2）凝血酶调节蛋白活性（TM：A）测定：TM 可加速凝血酶激活蛋白 C 的速率，所以，加入一定浓度的凝血酶，活化蛋白 C（APC）的生成量与待测血浆中的 TM 活性成比例关系。APC 分解发色底物 S-2336 释放出黄色对硝基苯胺（pNA），pNA 的最大吸收峰在 405 nm 处，通过自动凝血分析仪动态监测吸光度的变化量可检测 TM 的活性（TM：A）。

2. 参考区间

（1）血浆 TM：Ag（RIA 法）20～35 μg/L。

（2）血浆 TM：A（发色底物法）68%～120%。

3. 临床应用　TM：Ag 是血管内皮损伤的最佳标志物之一，通常作为首选，结合 TM：A 有助于与 TM 缺乏症相鉴别。

（1）血浆 TM 增高：常见于累及血管内皮损伤的疾病，如糖尿病、系统性红斑狼疮、肾小球疾病、弥散性血管内凝血、脑梗死和急性心肌梗死等，TM 增高与 vWF 升高呈正相关。

（2）血浆 TM 减低：常见于 TM 缺乏症，其血栓性疾病的发病率增高。

二、血小板检验

(一)血小板黏附试验

1. 检测原理　血小板黏附试验(platelet adhesion test,PAdT)血小板具有黏附于损伤的血管表面或异物表面的特征。以玻珠柱法为例,当一定量的抗凝血与一定表面积的玻璃珠表面接触一定时间后,血小板可黏附于带负电荷的玻璃表面,测定黏附前后血小板数量之差,可计算出血小板的黏附百分率。

2. 参考区间　62.5%±8.61%(玻珠柱法)。

3. 临床应用

(1)血小板黏附率增高:见于血栓前状态和血栓性疾病,如急性心肌梗死、心绞痛、深静脉血栓形成、妊娠高血压综合征等。

(2)血小板黏附率降低:见于遗传性和获得性血小板功能缺陷病,如血小板无力症、巨血小板综合征、肝硬化、尿毒症和单克隆高球蛋白血症等。另外血小板黏附率减低还见于血管性血友病、低(无)纤维蛋白原血症,以及应用抗血小板药物等。

(二)血小板聚集试验

1. 检测原理　血小板聚集试验(platelet aggregation test,PAgT)包括光学比浊法、全血电阻抗法、剪切诱导法等。以光学比浊法为例,在富血小板血浆(PRP)中加入不同种类、不同浓度的诱导剂,如ADP、胶原(COL)、肾上腺素(EPI)、花生四烯酸(AA)、瑞斯托霉素(RIS)等,使血小板聚集或凝集,导致PRP浊度降低,透光度增加。血小板聚集仪可自动计算出血小板聚集曲线的斜率、不同时间的聚集百分率和最大聚集率等参数。

2. 参考区间　血小板聚集图像的参考值见表9-18。

表9-18　血小板聚集图像的参考值

聚集剂	浓度	2 min/%	4 min/%	最大聚集率/%
ADP	0.5 mmol/L	31.6±11.5	34.6±15.3	37.4±14.3
ADP	1.0 mmol/L	52.7±14.5	60.7±17.8	62.7±16.1
肾上腺素	0.4 mg/L	37.0±12.9	61.0±18.9	67.8±17.8
胶原	3 mg/L	43.5±19.4	70.9±19.6	71.7±19.3
瑞斯托霉素	1.5 g/L	73.8±17.0	87.5±11.4	87.5±11.4

3. 临床应用

(1)遗传性血小板功能缺陷病。血小板无力症:ADP、COL、AA诱导的血小板聚集减低或不减低,RIS诱导的血小板聚集正常。巨血小板综合征:ADP、COL、AA诱导的血小板聚集正常,但RIS诱导的血小板聚集减低或不聚集。血小板储存池缺陷症(SPD):α颗粒缺陷时,血小板聚集正常;致密颗粒缺陷时,ADP诱导的血小板聚集减低,COL和AA诱导的血小板聚集正常。血小板花生四烯酸代谢缺陷症:ADP诱导的血小板聚集减低,COL和AA均不能诱导血小板聚集。

(2)获得性血小板功能缺陷症:骨髓增殖性疾病、肝硬化、异常球蛋白血症、尿毒症等,血小板聚集功能减退。

(3)抗血小板药物影响:如阿司匹林、氯吡格雷、双嘧达莫等可显著抑制血小板聚集功能。

(4)血栓前状态和血栓性疾病:急性心肌梗死、心绞痛、高血压、糖尿病等。

(三)血小板膜表面糖蛋白检测

见本章第三节的"三:流式细胞术临床应用"。

(四)血小板自身抗体检测

见本章第三节的"三:流式细胞术临床应用"。

三、凝血因子检验 »»

(一)血浆凝血酶原时间测定

1.检测原理　37 ℃条件下,在待检血浆中加入足量组织凝血活酶(含组织因子和磷脂)和钙离子,通过激活 FⅦ而启动外源性凝血途径。从加入钙离子到血浆开始凝固所需要的时间为 PT。

2.参考区间

(1)血浆凝血酶原时间(PT)测定手工法:男性 11.0 ~ 13.7 s,女性 11.0 ~ 14.3 s,男女平均为 12 s±1 s;待测者的测定值较正常对照值延长超过 3 s 以上才有临床意义。仪器法:不同品牌仪器及试剂间结果差异较大,需要各实验室自行制订。

(2)凝血酶原时间比值(PTR):0.82 ~ 1.15(1.00±0.05)。

(3)国际标准化比值(INR):依 ISI 不同而异,一般在 1.0 ~ 2.0。

3.临床应用

(1)PT 延长:见于先天性 FⅡ、FⅤ、FⅦ、FⅩ缺乏或低(无)纤维蛋白原血症;获得性凝血因子缺乏,如严重肝病、维生素 K 缺乏;血液循环中有抗凝物质或口服抗凝剂等。

(2)PT 缩短:见于先天性因子Ⅴ增多症、长期口服避孕药、高凝状态和血栓病等。

(3)口服华法林等抗凝剂的监测:使 PT 维持在正常对照值的 1.5 ~ 2.0 倍,PTR 维持在 1.5 ~ 2.0 倍,INR 在 1.5 ~ 2.5 最佳。

(二)活化部分凝血活酶时间测定

1.检测原理　在 37 ℃条件下,在待检血浆中加入足量的活化接触因子激活剂(如白陶土等)和部分凝血活酶,再加入适量钙离子,可激活 FⅫ从而启动内源性凝血途径。从加入钙离子到血浆凝固所需时间即为 APTT。

2.参考区间

(1)手工法:男性 31.5 ~ 43.5 s;女性 32 ~ 43 s。较正常对照值延长 10 s 以上为异常。

(2)仪器法:不同品牌仪器及试剂间结果差异较大,需要各实验室建立相应的参考区间。

3.临床应用

(1)APTT 延长:①FⅧ、FⅨ水平减低的血友病 A、B,FⅪ缺乏症;FⅧ减少还见于部分血管性血友病;②严重的 FⅠ、FⅡ、FⅤ、FⅩ缺乏,如严重肝疾病、维生素 K 缺乏等;③纤溶活性增强,如继发性弥散性血管内凝血、原发性弥散性血管内凝血(后期);④血液循环中存在病理性抗凝物质,如抗 FⅧ或 FⅨ抗体、狼疮抗凝物等;⑤口服抗凝剂、应用肝素等。

(2)APTT 缩短:①高凝状态,如 DIC 高凝期、促凝物质进入血流,以及凝血因子的活性增强等;②血栓性疾病,如心肌梗死、不稳定型心绞痛、脑血管病变、糖尿病伴血管病变、肺栓塞、深静脉血栓形成、妊娠高血压和肾病综合征,以及严重灼伤等。

(3)监测肝素抗凝治疗的疗效,APTT 延长正常对照值的 1.5 ~ 2.0 倍使治疗效果最佳。

(三)血浆凝血酶时间测定

1.检测原理　37 ℃条件下,将一定量"标准化"的凝血酶加入乏血小板的待检血浆中,将纤维蛋白原转变为纤维蛋白,使血浆发生凝固所需时间。

2. 参考区间   凝固法:16 ~ 18 s,超过正常对照值 3 s 为异常。每个实验室应建立相应的参考区间。

3. 临床应用   TT 延长见于低(无)纤维蛋白原血症、异常纤维蛋白原血症、获得性低纤维蛋白原血症、肝素增多或类肝素抗凝物质存在、原发性或继发性纤溶亢进。

(四)血浆纤维蛋白原测定

1. 检测原理   纤维蛋白原(fibrinogen,Fg)检测是被检血浆中加入足量凝血酶使其凝固,血浆凝血时间和 Fg 浓度呈负相关,从国际标准品 Fg 参比血浆测定的标准曲线中获得 Fg 的浓度。

2. 参考区间   正常人纤维蛋白原含量为 2 ~ 4 g/L。

3. 临床应用

(1)Fg 增高:见于糖尿病和糖尿病酸中毒、动脉血栓栓塞(急性心肌梗死发作期)、急性传染病、结缔组织病、急性肾炎和尿毒症、放射治疗后、灼伤、骨髓瘤、休克、老年人外科大手术后、妊娠晚期和妊娠期高血压疾病、轻型肝炎、败血症、急性感染和恶性肿瘤等。

(2)纤维蛋白原减少:见于弥散性血管内凝血和原发性纤溶症、重症肝炎和肝硬化等。

(3)作为溶栓治疗监测的指标:溶栓治疗时,Fg 通常不应低于 1.2 ~ 1.5 g/L,低于 1.0 g/L 时出血风险增加。

(五)D 二聚体检测

1. 检测原理   酶联双抗体夹心法(ELISA):将待测样品加入微孔板中,待测物 D-二聚体与板孔中包被的抗体结合,再加入酶标抗体后形成包被抗体-D-二聚体-酶标抗体复合物,最后加入底物显色,根据吸光度判定 D-二聚体的量。

2. 参考区间   0 ~ 0.256 mg/L。

3. 临床应用   D-二聚体是交联纤维蛋白降解中的一个特征性产物,在深静脉血栓、肺栓塞、弥散性血管内凝血、重症肝炎、肺栓塞等疾病中升高,也可作为溶栓治疗有效的观察指标,陈旧性血栓患者 D-二聚体并不升高。凡有血块形成的出血,本试验均可阳性,其特异性有局限。

(六)凝血因子ⅩⅢ检测

1. 检测原理   在 Ca^{2+} 的参与下,FⅩⅢa 能使可溶于 5 mol/L 尿素溶液的可溶性纤维蛋白单体聚合物变为纤维蛋白。因此,含 FⅩⅢ的血浆凝固后不再溶于上述溶液。如果受检血浆中缺乏 FⅩⅢ,则聚合物可溶于 5 mol/L 尿素溶液。

2. 参考区间   正常情况下,血浆 FⅩⅢ:C 70% ~ 140%。

3. 临床应用   若纤维蛋白凝块在 24 h 内完全溶解,表示 FⅩⅢ有先天性或获得性缺乏。获得性者见于肝病、系统性红斑狼疮、类风湿关节炎、淋巴瘤、转移性肝癌、恶性贫血、弥散性血管内凝血及原发性纤溶等。

四、抗凝系统检验 >>>

(一)抗凝血酶测定

1. 检测原理

(1)抗凝血酶活性(antithrombin activity,AT:A)测定:采用发色底物法。受检血浆中加入过量肝素和 FⅩa,使 AT 与 FⅩa 形成复合物,剩余的 FⅩa 水解发色底物,释放发色基团,颜色的深浅与剩余 FⅩa 的量呈正相关,与血浆中 AT:A 呈负相关。

(2)抗凝血酶抗原(antithrombin antigen,AT:Ag)测定:采用酶联免疫吸附法。

2. 参考区间   血浆 AT:A 为(108.5±5.3)%,AT:Ag 为(290±30.2)mg/L。

3.临床应用　　①先天性 AT 缺陷,按 AT:Ag 及 AT:A 测定结果分为两型:交叉反应物质(cross reaction material,CRM)阴性型(CRM⁻),AT:Ag 与 AT:A 均减低;CRM 阳性型,AT:Ag 正常而 AT:A 减低。②获得性 AT 缺乏见于肝疾病、弥散性血管内凝血、应用肝素等。

(二)血浆蛋白 C 测定

1.检测原理

(1)蛋白 C 活性(protein C activity,PC:A)测定:采用发色底物法。向受检血浆中加入 PC,PC 被激活为活化蛋白 C(APC),后者作用于特异性发色底物,释放显色基团,颜色的深浅与受检血浆 PC 的活性呈正相关。

(2)蛋白 C 抗原(protein C antigen,PC:Ag)测定:采用免疫火箭电泳法。在含抗人 PC 抗体的琼脂板中,加入一定量的受检血浆(抗原)于检测孔中,定向抗原在电场中向正极泳动,在一定时间内形成火箭样沉淀峰,峰的高度与抗原浓度成正比。

2.参考区间　　PC:A 为(100.24±13.18)%,PC:Ag 为(102.5±20.1)%。

3.临床应用

(1)先天性 PC 缺陷:Ⅰ型者 PC:Ag 与 PC:A 均降低,Ⅱ型者 PC:Ag 正常而 PC:A 降低。

(2)获得性 PC 减少:可见于 DIC、肝功能不全、手术后及口服双香豆素抗凝剂等。

(三)血浆蛋白 S 测定

1.检测原理

(1)血浆游离蛋白 S 活性(free PS:axtivity,FPS:A):血浆总 PS(TPS)包括游离 PS(FPS)和与补体 C_{4bp} 结合蛋白结合的 PS(C_{4bp}-PS),前者约占 40%,后者约占 60%,只有 FPS 能辅助 APC 发挥灭活因子Ⅴa、Ⅷa 功能。在待测血浆中加入组织因子、钙离子、磷脂和 APC,测定其 PT,通过标准曲线可计算出相当于正常血浆 FPS:A 的百分率。

(2)血浆蛋白 S 抗原(free PS:antigen,PS:Ag):采用免疫火箭电泳法。血浆总 PS(TPS)包括游离 PS(FPS)和与补体 C_4 结合蛋白结合的 PS(C_{4bp}-PS)。火箭电泳法在琼脂板上可同时检测 TPS 和 FPS。在待测血浆中加入一定量聚乙二醇 6000,则 C_{4bp}-PS 会沉淀下来,上清部分即为 FPS。

2.参考区间　　血浆 FPS:A 63%～135%;TPS:Ag 77%～116%。

3.临床应用

(1)先天性 PS 缺陷:PS 作为 PC 的辅助因子,对因子Ⅴa、Ⅷa 有加速灭活作用,测定 FPS 更有临床价值。先天性 PS 缺陷者常伴发严重的深静脉血栓栓塞。

(2)获得性 PS 缺乏:见于肝功能障碍、口服双香豆素类抗凝药物。

(四)血浆组织因子途径抑制物

1.检测原理

(1)组织因子途径抑制物活性(tissue factor pathway ingibitor activity,TFPI:A):待检血浆与过量的 TF-FⅦa 和 FX 作用,剩余的 TF-FⅦa 水解发色底物,释放出对硝基苯胺(pNA)发色基团,通过颜色深浅检测其活性。

(2)组织因子途径抑制物抗原(TFPI:antigen,TFPI:Ag):应用双抗夹心法定量检测血浆 TFPI 抗原含量。

2.参考区间　　血浆 TFPI:A 78%～154%;TFPI:Ag 44.3～151.0 μg/L。

3.临床应用

(1)TFPI 缺乏:多为获得性缺乏,可引起血液高凝状态。如 DIC、脓毒血症、大手术等。

(2)TFPI 增多:见于致死性败血症、慢性肾衰竭等。老年人和妊娠期间,TFPI 可增多。

五、病理性抗凝物质检验

（一）血浆肝素浓度测定

1. 检测原理 发色底物法：在 AT 和 FXa 均过量的反应中，肝素对 FXa 的抑制速率与其浓度成呈正比，用特异性 FXa 发色底物法检测剩余 FXa 的活性，发色强度与血浆肝素浓度呈负相关。

2. 参考区间 正常人用本法检测肝素为 0，根据抗凝治疗的强度不同，本检测值有相应变化。本法检测肝素的范围是 $0 \sim 0.8 U/mL$。

3. 临床应用 在过敏性休克，使用氮芥或放疗后，严重肝病或 DIC，肝叶切除后或肝移植术后等患者血浆中肝素增多。主要应用于肝素治疗的监测。

（二）狼疮抗凝物检测

1. 检测原理 用蛇毒试剂激活 FX，加入 Ca^{2+} 和低浓度磷脂，观察血浆发生凝固的时间，称为 Russell 蝰蛇毒时间（Russell viper venom time，RVVT），作为狼疮抗凝物（lupus anticoagulant，LA）的过筛试验。

若 RVVT 明显延长时，提示有凝血因子缺陷或存在 LAC。加入正常血浆后，RVVT 缩短，为凝血因子缺陷；若 RVVT 仍延长，表明存在 LAC。加入高浓度的磷脂中和 LAC 后，可使延长的 RVVT 缩短或恢复至正常，确证血浆中存在 LAC，称为 LAC 确认试验（LAC confirm）。

通过计算 LAC screen 或 LAC confirm 与正常人血浆 RVVT 的比值，得到 LAC 过筛试验比值（screen ratio，SR）和确认试验比值（confirm ratio，CR），用筛查除以确认比值，得到标准化 LAC 比值（normalized LAC ratio，NLR），根据 NLR 的大小，判断待测血浆中有无 LAC。

2. 参考区间 NLR：正常人<1.2；>2.0 为强阳性；1.5~2.0 为中度阳性；1.2~1.5 为弱阳性。

3. 临床应用 LAC 是一组抗磷脂或磷脂与蛋白（如 β-2-glycoprotein1 和凝血因子）复合物的抗体，可以干扰磷脂依赖的止血反应和体外凝血试验（如 APIT、SCT、RVVT 等）。血浆 LAC 阳性，可见于自身免疫病（如系统性红斑狼疮）、病毒感染、骨髓增生性疾病、复发性流产等，有 24%~36% 患者可发生血栓形成。

（三）凝血因子Ⅷ抑制物测定（Bethesda 法）

1. 检测原理 通常采用 Bethesda 法进行检测。将患者血浆梯度稀释后与正常血浆混合，然后应用一期法 APTT 检测凝血因子活性。将可中和正常血浆凝血因子活性 50% 的抑制物含量定义为 1 个 Bethesda 单位。

2. 参考区间 正常人体内无抑制物。

3. 临床应用 多用于血友病 A 患者出现抗因子Ⅷ:C 抗体者，获得性血友病 A 者；也可用于测定其他凝血因子所产生的抗体。

六、纤维蛋白溶解系统的检验

（一）纤维蛋白溶解系统相关组分检验

1. 检测原理

（1）组织型纤溶酶原激活剂活性（tissue plasminogen activator activity，t-PA:A）测定：发色底物法。

（2）组织型纤溶酶原激活剂抗原（tissue plasminogen activator antigen，t-PA:Ag）测定：酶联双抗体夹心法。

2. 参考区间 正常情况下，t-PA:A 为 $0.3 \sim 0.6$ U/mL，t-PA:Ag 为 $1 \sim 12$ μg/L。

3.临床应用　①t-PA 活性增高表明纤溶活性亢进,见于原发性和继发性纤溶亢进症(弥散性血管内凝血等)。②t-PA 活性降低表明纤溶活性减低,见于血栓前状态和血栓病。

(二)α2-抗纤溶酶活性测定

1.检测原理　发色底物法。

2.参考区间　正常情况下,α$_2$-抗纤溶酶活性(α$_2$-antiplasmin activity,α$_2$-AP:A)为(95.6 ~ 12.8)%。

3.临床应用　①α$_2$-AP:A 升高见于动脉和静脉血栓形成、产后和恶性肿瘤等。②α$_2$-AP:A 降低见于肝病、术后、弥散性血管内凝血和先天性 α$_2$-AP 缺乏症。

(三)纤溶酶-抗纤溶酶复合物测定

1.检测原理　酶联双抗体夹心法。

2.参考区间　正常情况下,纤溶酶-抗纤溶酶复合物(plasmin-antiplasmin complex,PAP)为 0 ~ 150 ng/mL。

3.临床应用　用于高纤溶酶血症和溶栓治疗的临床检测。α$_2$-AP 在溶栓治疗过程中被消耗。PAP 复合物的检测可了解纤溶酶血症的程度和出血的可能性。伴随纤维蛋白形成增加和高纤溶酶血症的疾病,PAP 复合物含量也增加。除溶栓治疗外,一旦 PAP 浓度高于 150 ng/mL,则可视为血栓形成倾向或预示纤溶亢进。

(四)血栓弹力图测定

血栓弹力图(thromboela stography,TEG)是一种通过采集全血样本测定凝血功能的方法,用仪器记录血液凝固过程中血凝块的物理特性(形成速率、血凝块强度和稳定性)的变化特征形成曲线,通过分析可快速全面地了解血液凝固过程、纤溶过程全貌,以及血小板功能。其主要影响因素有红细胞聚集状态、红细胞刚性、血凝速度,以及纤维蛋白溶解系统活性高低等。

1.检测原理　血栓弹力图是用血栓弹力仪描绘出的特殊图形。弹力仪主要部件包括自动调节恒温(37 ℃)不锈钢盛血杯,插入杯中的不锈钢小圆柱体及可连接圆柱体的传感器。盛血杯安置在能以 4o45′角度来回转动的反应池上,杯壁与圆柱体中间容放血液。当血液标本呈液态时,杯的来回转动无法带动圆柱体,通过传感器反映到描图纸上的信号是一条直线,当血液开始凝固时,杯与圆柱体间因纤维蛋白黏附性而产生阻力,杯的转动带动圆柱体同时运动,随着纤维蛋白的增加,阻力也不断增大,杯带动圆柱体的运动也随之变化,圆柱体运动切割磁力线产生电流,电流转换为数字信号此信号通过传感器描绘到描图纸上形成特有的血栓弹力图(图9-12)。

根据检测目的及激活剂的不同,血栓弹力图主要类型有:普通检测、肝素酶对比检测及血小板图检测。目前应用较多的是普通检测和肝素酶对比两种。

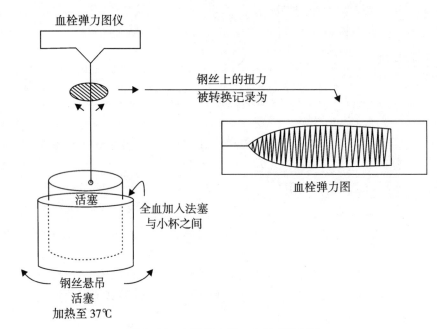

图9-12　血栓弹力图工作原理示意图

2.参考范围　应用不同抗凝剂 TEG 各参数的参考范围不同。表9-19 显示的是以白陶土为激活剂的参考值。

表9-19　以白陶土为激活剂的参考值

参数指标	R（min）	K（min）	α（deg）	MA（mm）	LY30（%）	EPL（%）	CI
参考范围	5~10	1~3	53~72	50~70	0~8	0~15	-3~3

3.临床意义

（1）TEG 普通杯检测:全面评估患者凝血状态,监测和预防血栓形成,判断抗凝或促凝药物疗效,指导成分输血,了解机体纤溶状态,以及 DIC 分期。

（2）肝素酶对比检测:观察肝素、低分子肝素治疗效果,有无肝素抵抗等。

（3）血小板图检测:测定抗血小板治疗药物的疗效,评估服用抗血小板药物患者出血风险,查找抗血小板药物服用后出血原因等。

（郭荣群　岳保红）